ワクチンと予防接種のすべて 第3版

編著
尾内一信
川崎医科大学小児科学講座主任教授
高橋元秀
国立感染症研究所免疫部客員研究員
田中慶司
(一社)日本医療安全調査機構専務理事
三瀬勝利
国立医薬品食品衛生研究所名誉所員

Introduction to
Vaccines and Vaccination

Remarkable Effects Recently Recognized

見　直　さ　れ　る　そ　の　威　力

金原出版株式会社

Introduction to Vaccines and Vaccination

Remarkable Effects Recently Recognized

3rd Edition

Written by

Kazunobu Ouchi, Motohide Takahashi, Keiji Tanaka, Katsutoshi Mise

第3版・序

月並みな言葉ですが、月日が経つのは早いもので、『ワクチンと予防接種の全て』の初版が2009年7月に刊行されて早くも10年以上の月日が流れています。その間、2013年の夏には改訂第2版が刊行されています。この10年の間には、日本のワクチン分野では激しい変化がありました。中でも新しいワクチンが次々と承認され、多くの人に接種されるようになってきたことが眼を引きます。同時に、2013年以降、特に顕著になった傾向としては、任意接種ワクチンから、定期接種ワクチンに昇格したワクチンが増加してきたことが挙げられます。こうした情勢の変化のために、記述が現状に適合しなくなっているという意見も頂くようになりました。今回新たに刊行した改訂第3版では、過去の記述を全面的に見直し書き直すとともに、新情報を収載しています。理解を容易にするために、新たに多数の図表を加えています。執筆陣にも尾内一信と高橋元秀が加わり、従来からの弱点であった臨床分野や新薬審査分野の記述の強化が図られました。

本書の刊行以降、起こったもう一つの顕著な変化としては、一般の人たちの間にあったワクチンに対する拒否反応が弱まったように思われることです。ワクチンは抗菌薬以上に医療分野に偉大な貢献をなしてきましたが、我が国では過去に重大な予防接種による副作用事件が出たこともあって、国民の間にワクチンに対する拒否反応が蔓延していました。こうした拒否反応に適正な処置が取られなかったために、日本は世界でもまれなワクチン後発国になり下がっていましたが、近年は徐々にワクチンラグも解消に向かいつつあります。国民の健康に資するという観点からは好ましい傾向です。さりながら、我が国では、新ワクチンの承認制度などに少なからぬ問題を残しています。それが端的に表れたのが、近年メディアの話題をさらった子宮頸がんワクチンの副作用裁判や、化血研などのGMP違反事件です。本書では、これらの事件についても正面から取り扱っており、その解決案なども提案しています。

初版の『序』でも書いたことですが、ワクチンは今後も医療分野で、ますます重要な役割を果たすことは確実です。近年は乱用によって、抗菌薬が効かない病原細菌が多くなっています。こうした手強い細菌どもを制御するためには、ワクチンが重要な役割を果たすはずです。また、死亡率が高いエボラ出血熱やマーズの国内侵入も懸念されています。危険なウイルス性疾患に効果のある治療薬はほとんど無く、ワクチン以外に有力な防止対策は存在しないというのが現状です。がんや心疾患をはじめとする循環器疾患や、リュウマチなどの自己免疫疾患なども、微生物感染が引き金を引くことがあるのです。がんの場合は、先に触れた子宮頸がんだけでなく、肝臓がんの大半も肝炎ウイルスの感染によって発症することが明らかになっています。心疾患や脳血管障害もある種の微生物が血管などに感染し、損傷を与えることが原因の一つではないかと言われ始めました。こうした様々な病気を起こす微生物をワクチンで制御できれば大変な朗報でしょう。今後は生活習慣病も、ある程度ワクチンで予防できる時代が来るはずです。

事態は改善されつつありますが、日本は依然としてワクチン後発国に留まっています。日本人は感染症が流行すると大騒ぎをするくせに、感染症の予防にはあまりお金をかけたがらない人種のようです。国民の一部に存在するワクチンに対する不信感が、こうした事態を招いてきたのです。不信感が生じている理由の一つは、完全に副作用のないワクチンができるはずだという誤解からも来ているようです。過去に起こったワクチンの副作用禍を、ジャーナリストが過大に取り上げたことも不信感を増幅しました。ワクチンのもつ大きな可能性を広く認識し、ワクチンの本質と限界を理解してもらうことを通じて、ワクチンに対する不信感を除く必要があります。それが本書の刊行を続けている最大の目的です。

本書は病原微生物学の紹介を兼ねたワクチン全体の解説書でもあります。感染症を専門にする医療関係者には常識的と思われるところも少なくありませんが、多くの人々にワクチンの重要性を認識して欲しいと考え、初歩から書き起こしています。その点はお許し願いたいのです。また、専門的と思われる箇所は「コラム」で説明しました。すでにワクチン関係の本は何冊も刊行されていますが、それらはワクチン接種を行う医療関係者向けの実用書か、子どもに予防接種を受けさせる保護者向けの説明書です。ワクチンに関する全体的な解説書がないことが、ワクチンに対する誤解を助長していると思います。本書を読まれることによって、多くの方々にワクチンに関する理解と関心が得られれば、それは我々にとって大きな喜びです。

改訂第２版と同様に本書の構成も４部に分かれており、予防接種全体に対する多様な内容を含んでいます。このため、項目の表題から、関心のあるところを拾い読みできるようにも工夫しています。また、巻末には索引をつけていますので、多忙な方は興味のある項目を索引から見つけて読まれても良いでしょう。索引では、主要な解説がされているページは太字で示してあります。本書の第１部では、ワクチンの全体像と予防接種の目的などについて、総論的な解説をしています。第２部では、個別のワクチンごとに、ワクチンの効果や副作用、使用目的などを紹介しています。この中には現在、使用されているワクチンだけでなく、これから登場すると思われるワクチンも含まれます。本書の中心をなす部分です。第３部では、予防接種における微生物学の立場からの具体的な注意事項と、ワクチン関係の法律などを取り扱っています。最後の第４部では、多くの人が持つワクチンに関する疑問を、一問一答形式で回答しています。なお、本書は医学生物学の啓蒙書を目指しており、科学者の人名はすべて敬称を略しています。

改訂第３版の刊行は、初版と改訂第２版の主著者であり、国立感染症研究所の所長でもあった故・大谷 明の存在を抜きにしては考えられません。本書の共著者４人はいずれも大谷 明の指導を受けた者であり、本書を、感謝の念をもって大谷にささげます。また、金原出版編集部の大塚めぐみさんには一方ならずお世話になり、立派な本を上梓していただいたことに対し、ここに謹んでお礼申し上げる次第です。

2019年８月

著 者 識

第1版・序

医療関係者の方々はご存知の通り、現在の医療では予防を重視する傾向が一段と強まっています。「21 世紀の医療が目指すものは、治療よりも予防である」という言葉はいろいろなところで語られています。これに伴い、公衆衛生の見直しと再評価がされつつあることは、国民の健康を守るという観点からも好ましい傾向と言えるでしょう。しかし、我が国では予防医学の中核をなすワクチンに対して、拒否反応を示す人が多いことも事実です。これはワクチンに対する正しい理解が普及していないためと思われます。とりわけ、ワクチンが持つ副作用に対する嫌悪感が拒否反応を増幅しています。

ワクチンには副作用の問題は避けて通れませんが、ワクチンが医療分野で果たした貢献度は、とてつもなく大きいのです。多くの感染症の専門家は、ワクチンが医療分野で果たした貢献度の方が、抗生物質が果たした貢献度よりも大きいと信じていますし、我々も同様の考えを持っています。ワクチンは確実に医療分野における最高の発明と言えるでしょう。幸い、今日では科学の進展に伴い、副作用の弱い、優れたワクチンが数多く開発されています。

現在は日本人の平均寿命は女性 85 歳、男性は 79 歳を超えています。歴史上、これまで経験してこなかった長寿を保てるようになった最大の理由は、感染症が制御されたためです。近年､乳幼児の死亡率が低くなったことが平均寿命を大きく押し上げているのです。何よりも、病原微生物感染による呼吸器感染症や下痢症の死者数が少なくなっています。ハード・ソフト両面での公衆衛生の向上も有力な理由になっていますが、感染症の死者数を減少させた最大の功労者がワクチンなのです。

ワクチンは今後も医療分野で、ますます大きな役割を果たすことは確実です。近年は乱用によって、抗生物質の効かない病原細菌が多くなっています。こうした手強い細菌どもを制御するためには、ワクチンが重要な役割を果たすはずです。また、死亡率が 60％以上と言われる新型インフルエンザの流行なども懸念されています。危険なウイルス性の病気に効果のある治療薬はほとんどなく、ワクチン以外に有力な防止対策は存在しないというのが現状です。さらにワクチンは癌の予防にも応用されており、例えば子宮頸癌の予防ワクチンも近く我が国でも使われるようになるでしょう。すでに評判の高い子宮頸癌予防ワクチンが開発されており、欧米では使用されています。

癌や心疾患を初めとする循環器疾患や、リウマチなどの自己免疫疾患などは、微生物感染が引き金を引くことがあるのです。癌の場合は、先に紹介した子宮頸癌だけでなく、肝臓癌の大半も肝炎ウイルスの感染によって発症することが明らかになっています。胃癌も、胃に巣くうピロリ菌が発症に関わりを持っていることが確実視されています。心疾患や脳血管障害も、ある種の微生物が血管などに感染し、損傷を与えることが原因の一つではないかと言われ始めました。病原微生物が作る毒性物質が直接、循環器系の細胞に悪い作用を発揮するだけでなく、生体防御機構の一環である炎症が過剰に発現し、循環器系細胞を傷つける可能性も考えられています。こうした様々な病気を起こす微生物をワクチンで制御できれば、大変な朗報でしょう。今後は生活習慣病も、ある程度ワクチンで予防できる時代が来るはずです。本書ではこうしたワクチン開発に関する取り組みなども、その一端を紹介するつもりです。

本書を執筆した目的は、このように大きな可能性を持つワクチンの役割を、多数の人達に知っていただきたいと考えたことにあります。残念ながら欧米に比べて、我が国ではワクチンの接種率が低く、余計な病気の被害者を数多く生み出しています。例えば2007年には大学生を中心に、全国的な麻疹の流行がありましたが、最大の理由は彼等が就学前の乳幼児期に麻疹ワクチンの定期接種をしてこなかったことにあります。一方、アメリカでは、麻疹はほぼ完全に制圧されています。

ワクチンに関する限り、日本は世界水準を下回る後発国になり下がっています。日本人は感染症が流行すると大騒ぎをするくせに、世界中で感染症の予防に一番お金をかけない人種のようです。国民の一部に存在するワクチンに対する誤解と不信感が、こうした事態を招いているのです。不信感が生じている理由の一つは、完全に副作用のないワクチンができるはずだという誤解からも来ているようです。過去に起こったワクチンの副作用禍を、ジャーナリストが過大に取り上げたことも不信感を増幅しました。ワクチンのもつ大きな可能性を広く認識し、ワクチンの本質と限界を理解してもらうことを通じてワクチン不信を除く必要があります。

本書は病原微生物学の紹介を兼ねたワクチン全体の解説書です。できるだけ平易な説明をすることに心がけています。感染症を専門にする医療関係者には常識的と思われるところも少なくありませんが、できる限り多くの人々にワクチンの重要性を認識して欲しいと考え、初歩から書き起こしています。その点はお許し願いたいのです。また、少し専門的と思われる箇所は「コラム」で説明しました。コラムは興味がなければ、読み飛ばされても結構です。既に一般向けのワクチン関係の本は何冊も刊行されていますが、それらはワクチン接種を行う医療関係者向けの実用書か、子供に予防接種を受けさせる保護者向けの説明書です。ワクチンに関する全体的な解説書がないことが、ワクチンに対する誤解を助長していると思います。本書を読まれることによって、多くの方々にワクチンに関する理解と関心が得られれば、それは我々にとって大きな喜びです。

本の構成は４部に分かれており、予防接種全体に対する多様な内容を含んでいます。このため、項目の表題から、関心のあるところを拾い読みできるようにも工夫しています。また、巻末には索引をつけていますので、多忙な方は興味のある項目を索引から見つけて読まれてもよいでしょう。索引では、主要な解説がされているページは太字で示してあります。

本書の第１部では、ワクチンの全体像と予防接種の目的について総論的な解説をしています。第２部では、個別のワクチンごとに、ワクチンの効果や副作用、使用目的などを紹介しています。この中には現在、使用されているワクチンだけでなく、これから登場すると思われるワクチンも含まれます。本書の中心をなす部分です。第３部では、予防接種における微生物学の立場からの具体的な注意事項と、ワクチン関係の法律などを取り扱っています。最後の第４部では、多くの人が持つワクチンに関する疑問を、一問一答形式で回答しています。なお、統一をとる必要もあり、失礼ながら人名は全て敬称を略してあります。

本書の出版にあたり、金原出版編集部の大塚めぐみさんには、一方ならずお世話になりました。制作部の井上拓夫さん共々、美しい本を作って下さったことを嬉しく思っています。ここに謹んでお礼申し上げます。

2009年１月　　著 者 識

目 次

第3部　予防接種時の注意とワクチン関連の法令

第4部　予防接種に関するQ&A

Column

わが国で使用されている主なワクチンの種類（2016年10月以降～2019年2月現在）

（出典：『予防接種に関するQ＆A集 2018』（一社）日本ワクチン産業協会[24]，表より一部改変）

定期接種（A類疾病）：平成28（2016）年10月以降

対象疾患（ワクチン）		接種		
			対象者	標準的な接種期間*1
ジフテリア・百日せき・破傷風・急性灰白髄炎（ポリオ）	沈降精製百日せき・ジフテリア・破傷風・不活化ポリオ混合ワクチン（DPT-IPV）	1期初回	生後3ヵ月から生後90ヵ月に至るまでの間にある者	生後3ヵ月に達した時から生後12ヵ月に達するまでの期間
		1期追加	生後3ヵ月から生後90ヵ月に至るまでの間にある者〔1期初回接種（3回）終了後、6ヵ月以上の間隔をおく〕	1期初回接種（3回）終了後12ヵ月に達した時から18ヵ月に達するまでの期間
	沈降精製百日せき・ジフテリア・破傷風・混合ワクチン（DPT）	1期初回	生後3ヵ月から生後90ヵ月に至るまでの間にある者	生後3ヵ月に達した時から生後12ヵ月に達するまでの期間
		1期追加	生後3ヵ月から生後90ヵ月に至るまでの間にある者〔1期初回接種（3回）終了後、6ヵ月以上の間隔をおく〕	1期初回接種（3回）終了後12ヵ月に達した時から18ヵ月に達するまでの期間
	不活化ポリオ（ソークワクチン）（IPV）	1期初回	生後3ヵ月から生後90ヵ月に至るまでの間にある者	生後3ヵ月に達した時から生後12ヵ月に達するまでの期間
		1期追加	生後3ヵ月から生後90ヵ月に至るまでの間にある者〔1期初回接種（3回）終了後、6ヵ月以上の間隔をおく〕	1期初回接種（3回）終了後12ヵ月に達した時から18ヵ月に達するまでの期間
	沈降DT トキソイド（DT）	1期初回	生後3ヵ月から生後90ヵ月に至るまでの間にある者	生後3ヵ月に達した時から生後12ヵ月に達するまでの期間
		1期追加	生後3ヵ月から生後90ヵ月に至るまでの間にある者〔1期初回接種（2回）終了後、6ヵ月以上の間隔をおく〕	1期初回接種（2回）終了後12ヵ月に達した時から18ヵ月に達するまでの期間
	沈降DT トキソイド（DT）	2期	11歳以上13歳未満の者	11歳に達した時から12歳に至るまでの期間
麻しん*3	乾燥弱毒生麻しん・風しん混合（MR）ワクチン、または乾燥弱毒生麻しんワクチン	1期	生後12ヵ月から生後24ヵ月に至るまでの間にある者	
		2期	5歳以上7歳未満の者であって、小学校就学の始期に達する日の1年前の日から当該始期に達する日の前日までの間にある者	
風しん*3	乾燥弱毒生麻しん・風しん混合（MR）ワクチン、または乾燥弱毒生風しんワクチン	1期	生後12ヵ月から生後24ヵ月に至るまでの間にある者	
		2期	5歳以上7歳未満の者であって、小学校就学の始期に達する日の1年前の日から当該始期に達する日の前日までの間にある者	
日本脳炎	乾燥細胞培養日本脳炎ワクチン	1期初回	生後6ヵ月から生後90ヵ月に至るまでの間にある者	3歳に達した時から4歳に達するまでの期間
		1期追加	生後6ヵ月から生後90ヵ月に至るまでの間にある者〔1期初回（2回）終了後、6ヵ月以上〕	4歳に達した時から5歳に達するまでの期間（標準的には1期初回終了後おおむね1年おく。）
		2期	9歳以上13歳未満の者	9歳に達した時から10歳に達するまでの期間

回 数	間隔（標準的な間隔）	接種量	方 法	備 考
3 回	20 日以上（20～56 日）	各 0.5 mL	皮下*2	・初回免疫は、標準的には 20 日から 56 日までの間隔をおいて行う。 ・第 1 期は DPT-IPV，DPT＋IPV，DT＋IPV のいずれかで実施。 なお、原則として同一種類のワクチンを必要回数接種する。
1 回	初回免疫終了後 6 ヵ月以上（12 ヵ月～18 ヵ月未満）	0.5 mL		
3 回	20 日以上（20～56 日）	各 0.5 mL	皮下*2	
1 回	初回免疫終了後 6 ヵ月以上（12 ヵ月～18 ヵ月未満）	0.5 mL		
3 回	20 日以上（20～56 日）	各 0.5 mL	皮下	平成 24(2012) 年 9 月 1 日より前に OPV を 1 回接種した者については、平成 24(2012) 年 9 月 1 日以降は、ポリオの初回免疫を 1 回受けたものとみなす。OPV を 2 回受けた者は定期接種としては受けることはできない。
1 回	初回免疫終了後 6 ヵ月以上（12 ヵ月～18 ヵ月未満）	0.5 mL		
2 回	20 日以上（20～56 日）	各 0.5 mL	皮下*2	第 1 期で DT トキソイドを用いる場合は 1 期初回 2 回＋追加。
1 回	初回免疫終了後 6 ヵ月以上（12 ヵ月～18 ヵ月未満）	0.5 mL		
1 回		0.1 mL	皮下*2	
1 回		0.5 mL	皮下	・第 1 期は 1 歳になったらできるだけ早期に行うこと。 ・麻疹流行時には生後 12 ヵ月未満の者に対して任意接種として緊急避難的に麻しんワクチンの接種を行うことができる。ただし、生後 6 ヵ月以上とする。この場合も定期接種として第 1 期および第 2 期に接種を行う*4。 ・同じ期内に麻しんあるいは風しんワクチンを受けた者、特に麻しん単抗原ワクチン、風しん単抗原ワクチンを希望する場合以外は、麻しん風しん混合（MR）ワクチンを接種する。
1 回		0.5 mL		
1 回		0.5 mL	皮下	
1 回		0.5 mL		
2 回	6 日以上（6～28 日）	各 0.5 mL（3 歳以上） 各 0.25 mL（3 歳未満）	皮下	・平成 30(2018) 年度に 18 歳になる者（平成 12(2000) 年 4 月 2 日から平成 13（2001）年 4 月 1 日までに生まれた人）については、第 2 期の予防接種が十分に行われていないことから、平成 30（2018）年度中に第 2 期接種の不足分について、積極的な勧奨を行うこととしている。 ・平成 19(2007) 年 4 月 2 日から平成 21(2009) 年 10 月 1 日までに生まれた人に対しては、生後 6 ヵ月～90 ヵ月未満に加えて 9～13 歳未満の間に、第 1 期（3 回）の不足分を定期接種として受けることができる。
1 回	初回免疫終了後 6 ヵ月以上（おおむね 1 年）			
1 回		0.5 mL		

対象疾患（ワクチン）		接種		
		対象者		標準的な接種期間*1
結核	BCGワクチン	生後1歳に至るまでの間にある者*5		生後5ヵ月に達した時から生後8ヵ月に達するまでの期間
小児の肺炎球菌感染症	沈降13価肺炎球菌結合型ワクチン	生後2ヵ月から生後60ヵ月に至るまでの間にある者		初回免疫開始は、生後2ヵ月から生後7ヵ月に至るまで 追加免疫は、初回免疫後60日以上の間隔をおいて生後12ヵ月以降（標準的には生後12ヵ月から生後15ヵ月に至るまで）
Hib感染症	乾燥ヘモフィルスb型ワクチン	生後2ヵ月から生後60ヵ月に至るまでの間にある者		初回免疫開始は、生後2ヵ月から生後7ヵ月に至るまで 追加免疫：初回免疫終了後7ヵ月以上（標準的には7ヵ月から13か月まで）の間隔をおく
ヒトパピローマウイルス感染症 子宮頸がん	組換え沈降ヒトパピローマウイルス様粒子ワクチン	2価	12歳となる日の属する年度の初日から16歳となる日の属する年度の末日までの間にある女子	13歳になる年度（中学1年生）（2回目、3回目は、各々1回目の接種の1ヵ月後、6ヵ月以上後）
		4価		13歳になる年度（中学1年生）（2回目、3回目は、各々1回目の接種の2ヵ月後、6ヵ月以上後）
水痘	乾燥弱毒生水痘ワクチン	生後12ヵ月から生後36ヵ月に至るまでの間にある者		1回目の接種は生後12ヵ月から生後15ヵ月に至るまでの間にある者。2回目の接種は1回目の接種終了後3ヵ月以上（標準的には6ヵ月から12ヵ月に至るまで）の間にある者
B型肝炎	組換え沈降B型肝炎ワクチン	生後1歳に至るまでの間にある者		生後2ヵ月に至った時から生後9ヵ月に至るまでの期間（標準的には1回目は生後2ヵ月、2回目は生後3ヵ月、3回目は生後7〜8ヵ月）

＊1　標準的な接種期間とは、定期接種実施要領（厚生労働省健康局長通知）により、市区町村に対する技術的助言として定められている。

＊2　接種部位は上腕伸側で、かつ同一接種部位に反復して接種することはできるだけ避け、左右の腕を交替で接種する（このワクチンはアルミニウム塩に吸着されているので注射局所のアルミニウム塩の吸収が遅く、硬結が1〜2ヵ月残存することがある）。

＊3　接種前3ヵ月以内に輸血またはガンマグロブリン製剤の投与を受けた者は、本剤の効果が得られないおそれがあるので、3ヵ月以上過ぎるまで接種を延期すること。またガンマグロブリン製剤の大量療法、すなわち川崎病、特発性血小板減少性紫斑病（ITP）等の治療において200 mg/kg以上投与を受けた者は、6ヵ月以上（麻しん感染の危険性が低い場合は11ヵ月以上）過ぎるまで接種を延期すること。

回数	間隔（標準的な間隔）	接種量	方法	備考
1回		規定のスポイトで滴下	経皮*6 規定の管針で2回圧刺する。	結核の発生状況等市区町村の実情に応じて、標準的な接種期間以外の期間に行うことも差し支えない。
初回免疫：通常3回	27日以上	各0.5 mL	皮下	・標準スケジュール 接種開始：2ヵ月齢以上7ヵ月齢未満（初回免疫3回＋追加免疫1回） ・接種もれ者への接種スケジュール① 接種開始：7ヵ月齢以上12ヵ月齢未満（初回免疫2回＋追加免疫1回） ・接種もれ者への接種スケジュール② 接種開始：12ヵ月齢以上24ヵ月齢未満（2回免疫） ・接種もれ者への接種スケジュール③ 接種開始：24ヵ月齢以上5歳未満（1回免疫） （生後60ヵ月以上6歳未満は任意接種）
追加免疫：1回	3回目の接種後60日以上かつ12ヵ月齢から15ヵ月齢の間	0.5 mL	皮下	
初回免疫：通常3回	27日以上（27〜56日） ただし医師が必要と認めた場合には20日間隔で接種可	各0.5 mL	皮下	・標準スケジュール 接種開始：2ヵ月齢以上7ヵ月齢未満（初回免疫3回＋追加免疫1回） ・接種もれ者への接種スケジュール① 接種開始：7ヵ月齢以上12ヵ月齢未満（初回免疫2回＋追加免疫1回） ・接種もれ者への接種スケジュール② 接種開始：1歳以上5歳未満（1回免疫）
追加免疫：1回	初回免疫終了後7ヵ月以上（7〜13ヵ月未満）	0.5 mL	皮下	
3回	初回接種後1ヵ月、6ヵ月以上	各0.5 mL	筋肉内	・標準スケジュールは、13歳となる日の属する年度の初日から当該年度の末日までの間に1ヵ月あけて2回、1回目から6ヵ月以上あけて1回行う。 ・当該方法をとることができなかった場合は、1ヵ月以上の間隔をおいて2回行った後、初回1回目から5ヵ月以上、初回2回目から2.5ヵ月以上の間隔をおいて1回行う。
	初回接種後2ヵ月、6ヵ月以上	各0.5 mL		・標準スケジュールは、13歳となる日の属する年度の初日から当該年度の末日までの間に2ヵ月以上あけて2回、1回目から6ヵ月以上あけて1回行う。 ・当該方法をとることができなかった場合は1ヵ月以上の間隔をおいて2回行った後、初回2回目の接種から3ヵ月以上の間隔をおいて1回行う。
2回	3ヵ月以上（6〜12ヵ月未満）	各0.5 mL	皮下	任意接種としてすでに水痘ワクチンの接種を受けたことがある者は、すでに接種した回数分の接種を受けたものとみなす（経過措置対象者も含む）。
3回	1回目と2回目は27日以上、1回目と3回目は139日以上	各0.25 mL （10歳以上の者は各0.5 mL）	皮下 （10歳以上の者は皮下または筋肉内）	・HBs抗原陽性の母親から生まれた児は定期接種の対象とはならない（健康保険が適用）。 ・平成28（2016）年10月1日より前にB型肝炎ワクチンを接種し、3回目接種が完了していない場合、残りの回数を定期接種として実施する。

＊4　生後12ヵ月未満の者が任意接種を受けた場合、母親からの移行抗体の影響で予防接種による免疫が賦与されない可能性を考えて規定どおりの回数で定期接種を行う。
＊5　平成17（2005）年4月1日からツベルクリン反応を実施しない直接接種が開始となった。接種後10日までに接種部位に明らかな発赤・腫脹・針跡部位の化膿等（コッホ現象）がみられた場合は、結核に感染している可能性が高いので、速やかに医療機関を受診すること。
＊6　接種部位は、上腕外側のほぼ中央とし、肩峰に近い部分はケロイド発生率が高いので避けなければならない。

定期接種（B 類疾病）

対象疾患（ワクチン）	接種 対象者	回数	接種量	方法
インフルエンザ	・65 歳以上の者 ・60 歳以上 65 歳未満の者であって、心臓、腎臓もしくは呼吸器の機能の障害またはヒト免疫不全ウイルスによる免疫の機能に障害を有する者	毎年 1 回	0.5 mL	皮下
高齢者の肺炎球菌感染症（23 価肺炎球菌多糖体ワクチン）	・65 歳の者〔経過措置*終了後の平成 31（2019）年度より実施〕 ・60 歳以上 65 歳未満の者であって、心臓、腎臓もしくは呼吸器の機能の障害またはヒト免疫不全ウイルスによる免疫の機能に障害を有する者 *平成 26（2014）年度から平成 30（2018）年度までの間は、前年度の末日各 64 歳、69 歳、74 歳、79 歳、84 歳、89 歳、94 歳、99 歳の者（各当該年度に 65 歳、70 歳、75 歳、80 歳、85 歳、90 歳、95 歳、100 歳となる者）を対象とする。	平成 30（2018）年度までの間に 1 回	0.5 mL	筋肉内または皮下

任意の予防接種

種類	接種 対象年齢または対象者	回数	間隔	接種量	方法	備考
インフルエンザ	6ヵ月以上で定期接種(B類疾病)の対象者を除く全年齢			3歳未満 各0.25 mL	皮下	6ヵ月以上で接種可能なワクチンと1歳以上で接種可能なワクチンがあるので、接種前に要確認。
	6ヵ月以上3歳未満	2回	2～4週(4週が望ましい)			
	3歳以上13歳未満	2回	2～4週(4週が望ましい)	3歳以上 各0.5 mL		
	13歳以上	原則1回、医師が必要と認めた場合2回	1～4週(4週が望ましい)			
おたふくかぜ	1歳以上の者	2回 (推奨)	1歳で1回 小学校入学前1年間で1回	各0.5 mL	皮下	・ときに接種2～3週間後に一過性の耳下腺腫脹や発熱がみられることがある。 また、まれに髄膜炎の報告もある。 ・2回の接種により免疫が強化され、発症予防効果が高くなる。
B型肝炎	①HBs抗原陽性の母親から生まれた乳児*1	3回	生後0, 1, 6ヵ月 1回目は出生直(生後12時間以内が望ましい)	各0.25 mL	皮下	・①では出生直後(できるだけ早く、生後12時間以内を目安)に接種する。それとともに抗HBsヒト免疫グロブリン(HBIG)*1を通常1 mL筋注*2。B型肝炎ワクチンは、1回目から1ヵ月後、1回目から6ヵ月後にそれぞれ1回、合計3回接種。 ・必要に応じて追加接種を行う。 ・③では、業務上は労災保険、業務外では健康保険が適用。 ・平成28(2016)年10月より、平成28(2016)年4月以降に生まれた0歳児を対象に定期接種(A類疾病)。
	②ハイリスク者*3 医療従事者、腎透析を受けている者、海外長期滞在者等	3回	4週間間隔で2回、さらに1回目から20～24週を経過した後に1回	各0.5 mL (10歳未満の小児は各0.25 mL)	皮下または筋肉内 (10歳未満の小児は皮下)	
	③汚染事故時(事故後のB型肝炎発症予防)*4	3回	事故発生後7日以内、その後1ヵ月後および3～6ヵ月後			

沈降13価肺炎球菌結合型ワクチン	①65歳以上	1回		各0.5 mL	筋肉内	小児(2ヵ月齢〜5歳未満)については定期接種(A類疾病)(定期接種(A類疾病)小児の肺炎球菌感染症) ※成人(筋肉内)と小児(皮下)では接種方法が異なるため注意。
	②5歳以上6歳未満	1回			皮下	
A型肝炎	全年齢	初回2回 追加1回	2〜4週 初回1回目の接種後24週	各0.5 mL	皮下または筋肉内	・平成25(2013)年3月15日に16歳未満の者への適応が追加された。 ・全年齢で接種可能。ただしWHOは1歳以上を推奨。
狂犬病	全年齢	曝露前3回	4週間間隔で2回 6〜12ヵ月後1回	各1.0 mL	皮下	小児も大人も同量接種。
		曝露後6回	1回目を0日として以降3、7、14、30、90日	各1.0 mL	皮下	曝露後免疫を受け、6ヵ月以内の再咬傷の場合はワクチン接種は不要。 6ヵ月以上の場合は、初めて咬まれた場合と同じ6回接種する。
破傷風	全年齢	初回2回 追加1回	3〜8週 初回接種後6ヵ月以上 (標準12〜18ヵ月)の間隔	各0.5 mL	皮下または筋肉内	
ロタウイルス	1価 生後6〜24週まで	2回	4週以上あけて2回	各1.5 mL	経口	初回接種は生後14週6日までに行うことが推奨されている。
	5価 生後6〜32週まで	3回	4週以上あけて3回	各2.0 mL	経口	
黄熱	生後9ヵ月以上	1回		0.5 mL	皮下	・検疫所および指定医療機関において接種。 ・接種後に予防接種証明書(イエローカード)が発行される。 ・1回の接種で、接種10日後から生涯有効。
髄膜炎菌(4価結合体)	全年齢(国内臨床試験は2〜55歳を対象として実施されていることから、2歳未満の小児等に対する安全性および有効性は確立していない。)	1回		0.5 mL	筋肉内	エクリズマブを投与する発作性夜間ヘモグロビン尿症、非典型溶血性尿毒症症候群、全身性重症型筋無力症の患者への接種には健康保険が適用。
水痘(帯状疱疹予防の場合)	50歳以上	1回		0.5 mL	皮下	明らかに免疫機能に異常のある疾患を有する者および免疫抑制をきたす治療を受けている者に接種してはならない。

＊1　健康保険適用。
＊2　新生児に対する筋注の部位は、大腿前外側（上前腸骨棘と膝蓋骨を結ぶ線の中点付近で、これより内側＜脛側＞に寄らない）に行う。体重によって筋注の量は異なる。
＊3　血友病患者に「B型肝炎の予防」を目的として使用した場合は、健康保険適用。
＊4　HBsAg(+) かつ HBeAg(+) の血液による汚染事故後のB型肝炎発症予防（抗HBsヒト免疫グロブリンとの併用)」の目的で使用した場合で、汚染の原因が業務上の場合は労災保険適用。業務外の場合は健康保険等適用。

第1部

ワクチン概論

予防接種の昨日、今日、明日

■ ワクチン分野は完全に新しい時代を迎えている

現在では世界中で、実に多種多様のワクチンが開発されています。治療用のがんワクチンも開発されつつありますが、感染症用ワクチンの大半は病気の予防に使うもので、治療に使うことはほとんどありません。ワクチンを使った予防接種は治療ほど、目に見えるような劇的な効果を示してくれないだけに過小評価されがちですが、治療以上に重要です。予防接種で感染症が発症しなければ、患者は苦しむことがありません。この事実だけでも、ワクチンによる予防は抗菌薬を使った治療以上に重視されるべきものです。今日の長寿社会をもたらしてくれた最大の貢献者が、予防の中核をなすワクチンです。**ワクチンの医療における貢献度はとてつもなく大きく、確実に抗菌薬の貢献度を凌駕しています。**この事実は特に強調しておかねばなりません。

一方では、ワクチンには毀誉褒貶が付きまといます。ワクチンに対して否定的な見解が投げつけられるのは、ワクチンには副作用による健康被害が出るためです（**コラム1**）。**この世に完全に安全なワクチンは存在しません。将来も如何に医学が進展しようとも、感染症の予防に有効で、副作用ゼロというワクチンは開発されないでしょう。**副作用はワクチンの本質と深く関わっており、切り離すことができないものなのです。

こうした書き方をすると、「地震、風水害、殺人などの不愉快なニュースが続出しているときに、不景気な見通しを書かないでくれ」と抗議されそうですが、われわれがどんなに努力しても、達成できないものがたくさんあります。たとえば不老不死の薬は、絶対に見つけることはできません。同時に副作用ゼロというワクチンも永遠に開発できないはずです。理由は後で説明しますが、如何に安全性が高いワクチンでも（事実、流通しているワクチンの大多数は非常に安全性の高いものですが）、少数とはいえ副作用で苦しむ人が出るのです。一方、副作用を恐れてワクチン接種を止めれば、今度は感染症が流行し、多くの人が苦しんだり、死亡することになります。可能な限り良いワクチンを作り出す努力は続けなければなりませんが、**誤解を恐れずに書けば、大規模なワクチン接種では誰か副作用の被害者になることが前提になっているのです。このためには、ワクチン接種による副作用の被害者の救済は、可能な限り厚くする必要があります。**

最近は、少しずつ（正確に書けば、「ほんの少しずつ」ですが）、ワクチンに対する理解が

Column 1

ワクチン接種による健康被害と副反応

ワクチン接種で期待される主要な反応は、ヒトの免疫力を高め感染症を予防することにあります。しかし、ワクチンの接種を受けたことで、免疫機構を通じて起こる、発熱や炎症といった期待されない「反応」を起こすことも多いのです。そうした反応を指して、ワクチン学の多くの専門家たちは「副作用」ではなく「副反応」と呼んでいます。しかし、読者には「副反応」よりも「副作用」という言葉がなじみ深いと思われることもあって、本書では「副作用」で統一しています。一般に「有害事象」と言いかえられます。両者の差異ですが、「副作用」という言葉よりも「副反応」の方が、一般の方たちには拒否反応を与えないと言えるでしょう。われわれの知る限り、行政当局は「副作用」と「副反応」の違いなどに関して、公的な見解を発表していないようです。

得られつつありますが、日本では過去に副作用が過大に取り上げられ、それがワクチン全体に対する不信感を招いてきました。行政によるワクチンや予防接種に関する啓蒙活動が、なおざりにされてきたことも原因の一つです。世界の開発国の中でも、反ワクチン運動は日本で、とりわけ盛んなようです。良く言えば、日本人の真面目な性格が、副作用というマイナス因子を含んでいるワクチンと相容れないものを感じているためかも知れません。一方では、日本社会は思想的に成熟した社会ではないと言われますが、ワクチンに対する不信感は、それが原因という意見もあります。どちらの理由も正しそうですが、後の方がより大きな理由のように思われてなりません。

ワクチンの健康面での大きな貢献と、今後の更なる可能性を思うと、わが国の現状は全く残念な事態です。とりわけ、現在深刻化している薬が効かない薬剤耐性菌の蔓延に対抗するには、ワクチンによる予防が最も効果的な手段になっています。近年の肺炎球菌ワクチンなどの開発と承認は、耐性菌の蔓延と重大な関わりがあります。第２部でも紹介しますが、WHO は 2017 年２月に特に抗菌薬が効かない 12 種の薬剤耐性菌を掲げ、この面での注意を促すともに、薬剤耐性菌をこれ以上増やさないためにも、抗菌薬の適正使用を訴えています（**表 1**）。一方では、交通機関の発達によって、世界は確実に狭くなり、エボラ出血熱や新型インフルエンザなどの致死率の高い新興感染症による大流行が憂慮されています。新興感染症（特にウイルス性感染症）には、有効な治療薬はほとんどありません。ワクチンの開発こそが、新興感染症に対する唯一の有効な対策になります（167 ページ）。

また、ワクチンは感染症の予防だけでなく、今日では、がんなどの病気の予防にも使われ始めています。**表２**に、がん発生に関係する病原微生物と、がんの種類を纏めておきます。表には、確実にがん発生のリスクを高めるものだけを掲げています。研究が進めば、将来はがんを引き起こす微生物の種類も増えてくるでしょう。すでにＢ型肝炎ウイルスによる肝臓がんや、ヒトパピローマウイルス（HPV）による子宮頸がんには予防ワクチンが開発されており、これらのがん発生は確実に減少することが期待されます。このうち、HPV ワクチンに関しては、副作用問題が浮上するとともに、定期接種化の承認の過程に不信感を持たれる事件が報ぜられ、接種率が激減しています（詳細は 29 ページ参照）。極めて残念な事態です。

がんだけでなく、心不全には肺炎クラミジアなどが、ギラン・バレー症候群にはカンピロバクターなどの微生物感染が、発症の引き金を引くことが疑われています。こうした見解が正しいとすれば、疾病の原因微生物感染を抑えれば、心不全などの循環器系疾患や、ギラン・

表 1　WHO が公表した警戒を要する薬剤耐性菌のリスト（2017 年）

1.	特に警戒を要する重大な薬剤耐性菌 緑膿菌（MDRP）*1、エンテロバクター、アシネトバクター
2.	高区分の警戒を要するもの ピロリ菌、サルモネラ、カンピロバクター、淋菌、黄色ブドウ球菌（MRSA）*2、腸球菌（VRE）*3
3.	中区分の警戒を要するもの 肺炎球菌（PRSP）*4、インフルエンザ菌、赤痢菌

薬剤耐性菌の略名を（　）で示している。
*1 多剤耐性緑膿菌（Multi Drug-resistant *Pseudomonas aeruginosa*）
*2 メチシリン耐性黄色ブドウ球菌（Methicillin-Resistant *Staphylococcus aureus*）
*3 バンコマイシン耐性腸球菌（Vancomycin-resistant *Enterococcus*
*4 ペニシリン耐性肺炎球菌（Penicillin-resistant *Streptococcus pneumoniae*）

表2　ヒトのがんの発症と関わりのある病原微生物[*1]

病原微生物	がんの種類	ワクチン	備　考
B型肝炎ウイルス（HBV）	肝臓がん	有り。定期接種	肝臓がんの約1割を占める。
C型肝炎ウイルス（HCV）	肝臓がん	無し	肝臓がんの約8割を占める。
ヒトパピローマウイルス（HPV）	子宮頸がん	有り[*2] 定期接種	大半の子宮頸がんの原因。一部の口腔がんや咽頭がんの原因にもなっている。遺伝子型16と18が特に悪質
ピロリ菌（*Helicobacter pylori*）	胃がん	無し	膨大な疫学データより証明されている。十二指腸がんの原因としても疑われている。
EBウイルス	バーキット・リンパ腫[*3]	無し	上咽頭がんや一部の胃がんの発生にも関わりがある。
ヒトT細胞白血病ウイルス（HTLV）	白血病	無し	年間800人前後の患者数。九州、四国、沖縄などの島部に多い。かつては不治の病であったが、有効な抗体医薬が開発された。

[*1] 2019年3月現在のデータ。本表に掲げる微生物以外にも、疫学研究などから、おたふくかぜウイルスに感染し、膀胱炎を発症した男性に精巣がんの発生率が高いこと；チフス菌の永続保菌者に胆嚢がんや膵臓がんの発生率が高いこと；肺結核の患者に肺がん患者が多く出ることなどの報告が出されている。これらの微生物感染によって誘導される炎症や免疫反応の低下が、間接的に発がんと関わりを持っているのではないかと疑われている。

[*2] 定期接種ワクチンであるが、副作用による健康被害問題で、2019年3月の時点では勧奨接種を外れている。

[*3] アフリカ中部のマラリア多発地帯で発生。

バレー症候群などの自己免疫疾患の発生を少なくすることができます。事実、こうした病気の予防のためのワクチン開発研究も、着手され始めたばかりですが、いろいろな所で進められています（36ページも参照）。

ワクチンには実に多くの可能性と重大な役割があることを再度、強調しておきたいと思います。

第1章 ワクチン開発の歴史と、安全面でも優れた多様なワクチン

1 ジェンナーによる最初のワクチン・種痘の開発

世界最初のワクチンは、天然痘予防のために開発された種痘です。この事実は高校時代の教科書でも習われたはずです。種痘はイギリス人医師ジェンナー(**図 1**)が、ジェームス・フィップスという名の 8 歳の少年に対して行ったのが、世界最初のワクチン接種とされています（**コラム 2**)。200 年以上前の 1796 年のことです。

天然痘は、天然痘ウイルスが起こす致死率 30％以上という恐ろしい感染症です。このウイルスは呼吸器経由で感染し、局所リンパ節内で増えた後、全身の皮膚にばらまかれます。患者は 2 週間近い潜伏期の後で高熱を発し、顔面や手足を中心に多数の発疹が出ます。幸い死を免れたヒトの皮膚にも醜い瘢痕（はんこん）(「あばた」とも言います。最近はあまり聞かれなくなりましたが、以前は「あばたもえくぼ」という言葉が「恋は盲目」という意味で使われていました）を残します。天然痘ウイルスは病原性が強いだけでなく、感染力も際立って強いウイルスなのです。

人類はそれまで、天然痘の流行によって多数の死者を出してきましたが、ジェンナーの開発した種痘のおかげで徐々に患者数が減少し、1979 年以降、世界中で一人の天然痘患者も出ていません。今日では、とりあえず根絶された疫病と言えます。なお、「とりあえず根絶された

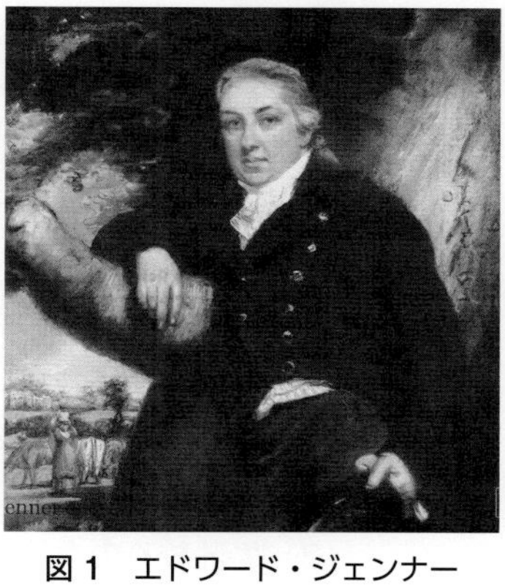

図 1　エドワード・ジェンナー

Column 2　最初に牛痘を使った予防接種を行った人はジェンナーではなさそうだ

本書では従来の教科書などの記述に従い、最初に牛痘を使った予防接種を行った人をジェンナーとしています。

しかし、近年行われた調査研究によると、ジェンナーが種痘を行った 22 年前にあたる 1774 年に、ベンジャミン・ジェスティという名の畜産業を営むイギリス人農夫が、天然痘の予防のために牛痘に感染した牛の膿を彼の妻と二人の息子に植えつけたそうです。この種痘は成功し、彼の家族はその後の天然痘の流行でも発症しませんでした。

しかし、周辺の迷信深い農民たちは『牛の病気を人間様に移すとは何事か』と騒ぎ出し、彼は牛痘を使う予防接種を続けることができませんでした。ジェンナーが、ジェスティの先駆的な仕事を知っていたかどうかは不明です。

疫病」などという勿体ぶった書き方をしましたが、**絶滅されたはずの天然痘ウイルスが、バイオテロ兵器として利用される可能性が大いに憂慮されているのです。シベリアやアラスカなどの永久凍土の中には、天然痘で死亡した死体の中に、感染した天然痘ウイルスが、生きた状態で存在し続けている**可能性が指摘されています。事実とすれば、テロ兵器の材料には事欠かないことになります（175 ページ参照）。

ジェンナーの種痘について、もう少し説明を加えます。彼は「牛痘」を使って、天然痘の予防に成功を収めたのです。ウシにはヒトの天然痘に似た病気があり、これを牛痘といいます。牛痘は天然痘とは違って、ヒトに感染しても症状は軽微です。ジェンナーは牛痘に感染した牛乳絞りの女性の病変部の膿を取って、フィップス少年の上腕部に接種しました。少年の接種場所が腫れましたが、全身感染には至らず、接種場所だけに瘢痕を残しただけでした。少年は、その後に病原体を含むと思われる天然痘患者の膿などを接種されましたが、天然痘を発症しないですみました。少年は牛痘の接種によって、天然痘に対する抵抗力を獲得したことが明らかになりました。「種痘」という言葉は、天然痘ワクチンの種を植え付けるところに由来しています。

2 ■ 牛痘が天然痘の予防に使われた理由

天然痘予防のためにジェンナーが牛痘を使った理由は、牛乳絞りの女性たちには天然痘に罹る人がほとんどいないという民間伝承を知っていたためです。彼女たちは多くの乳牛に接するために、牛痘に感染する機会が多かったのです。先にも触れましたが、牛痘はヒトには軽い発熱や発疹を起こすだけで、天然痘のような重症の感染症を起こしません。牛乳絞りの女性たちの手には、牛痘に感染したことを示す瘢痕が残されていました。当時は天然痘や牛痘の病原体が、どのようなものか分かっていませんでしたが、ジェンナーの慧眼は以下のことを見通していました。すなわち、

1）牛痘に感染したヒトやウシの膿には、病気を起こす原因物質が残っているだろう。

2）ヒトに対する病気の重症度には大きな差があるが、牛痘と天然痘は互いに似通った病気であろう。

3）牛乳絞りの女性たちは、牛痘に感染した後で体の中に抵抗力が生まれ、その後は牛痘だけでなく、牛痘に似た天然痘にも罹らないのだろう。

4）それゆえ、牛痘を接種して、あらかじめ弱い病気を起こしておけば、牛痘に自然感染した牛乳絞りの女性たちのように体の中で抵抗力が生まれ、後から天然痘のような恐ろしい疫病が流行しても発症しないですむだろう。

こうした仮説に従い、彼はフィップス少年に対して行った人体実験で、**「あらかじめ弱い病気に罹らせておけば、それに似た恐ろしい病気が流行しても罹らないで済む」**ことを実証したのです。なお、ジェンナーがフィップス少年に対して、牛痘や天然痘の病原体を植え付けた人体実験は、著しく人道に反した行為と見なされるかも知れません。しかし、天然痘が猛威を振るっていた十八世紀末の状況を考慮すると、今日の倫理基準を基にして、ジェンナーを非難することは、必ずしも正当ではないでしょう。

3 ■ 免疫学の父・パスツールによる炭疽ワクチンと狂犬病ワクチンの開発

自然界には天然痘以外にも、恐ろしい感染症（**コラム３**）がたくさん存在します。炭疽、ペスト、コレラ、結核、破傷風、ポリオ、麻しん、エボラ出血熱、デング熱、新型インフルエンザなど、実にさまざまです。これらの感染症のうちで、炭疽から破傷風までの病原体は細菌です。残りのポリオ以下がウイルスです。

こうした疫病にも、天然痘における牛痘のような、似た弱い病気を起こすものが自然界にあれば、それを使って「あらかじめ人工的に弱い病気を起こさせて、それに似た恐ろしい病気を予防する」ことができます。しかし、似た弱い病気は滅多に自然界から見つかりません。こうした中で、「免疫学の父」とも呼ばれるパスツールが登場します（**図２**）。

パスツールの考えは、自然界から似た弱い病気が見つからなければ、強い病気を起こすものから、弱い病気を起こすものを人工的に作り出し、それを予防接種に使えばよいというものでした。いわゆる発想の転換です。

彼にこうした考えを与えたのは偶然の出来事でした。ニワトリに「家禽コレラ」と呼ばれる恐ろしい感染症を起こす細菌がいます。パスツールは家禽コレラを起こす細菌を培養して放置していたのですが、古くなった細菌培養液をニワトリに注射したところ、細菌が生きているにもかかわらず、ニワトリは元気で病気の症状も示しませんでした。このニワトリに新しく培養したばかりの強毒の家禽コレラを起こす細菌を注射しても、平然としていました。要約すると、『牛痘のニワトリ版』が起こっていたのです。古くなった培養液の中には毒力が弱まった家禽コレラのミュータント（遺伝的な変異株）が生残しており、それが最初の接種でニワトリに弱い病気を起こさせ、免疫力を付与していたのです。なお、家禽コレラは幸い、ヒトには厳しい病気を起こしません。

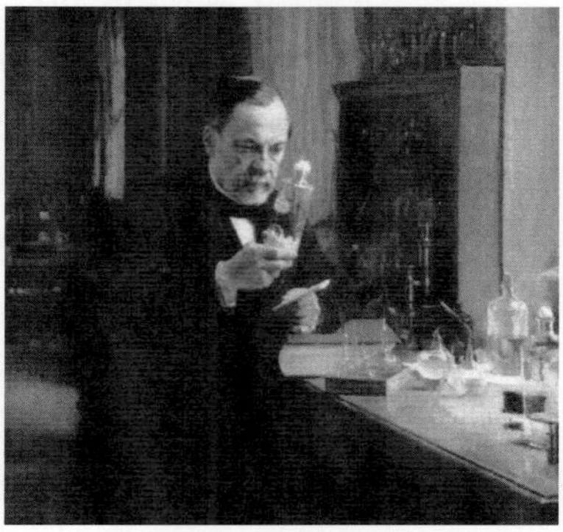
図２　パスツール
（パスツール博物館）

彼はそこで、ヒトや動物に致死率の高い感染症を起こす炭疽菌（171 ページ参照）を植え継ぐことで、病原性が弱い炭疽菌のミュータントを得ました。病原性の弱いミュータントを注射されたヒツジは、時間をおいた後で病原性の強い炭疽菌を注射されて

Column 3　伝染病より広い意味を持つ感染症

周知の通り、「感染症」に似た言葉に「伝染病」があり、両方ともに微生物が起こす病気を意味しています。ただし、伝染病はヒトからヒトに直接伝染する病気ということですから、感染症はやや広い意味を持っています。また、1999 年の明治年間に制定され、その後、約一世紀にわたって効力を持っていた『伝染病予防法』が『感染症法』に変わったこともあり、本書では特殊な例を除き「伝染病」は使わず、「感染症」で統一しています。

第３部の 218 ページも参照ください。

も、健康で平然としていました。パスツールは見事にヒツジの炭疽の予防に成功したのです。1881 年のことです。その後、彼は狂犬病予防ワクチンも開発しています。彼はこのワクチンを使って、狂犬に咬まれた少年を救っています。少年は後に命の恩人の研究所（有名なパリのパスツール研究所です）の忠実な守衛と墓守になりました。

4 ■ 副作用がないワクチンは存在しないし、将来も開発できない

話を元に戻しますと、パスツールは［人工的に弱い病気を起こさせて、それに似た恐ろしい病気を予防する材料全体］を指す言葉として、［ワクチン（vaccine)］という名前を提案しました。Vaccine は雌牛のラテン語 vacca から由来しているそうですが、パスツールは先人・ジェンナーの牛痘を使った業績（**コラム４**）に敬意を表したわけです。

本書の巻頭の文章中で、「この世に完全に安全なワクチンは存在しません。将来も如何に医学が進歩しようとも、感染症の予防に有効で、副作用ゼロというワクチンは開発されないでしょう」と書きました。この書き方に疑問や反感を持たれた方も、これまでの説明を読まれれば、それが事実であることを納得されるでしょう。**ワクチンのコンセプトは「弱い病気を起こさせて、それに似た恐ろしい病気を予防する材料」**だったからです。現在は、さまざまな工夫が凝らされ、副作用が極めて弱い、良質のワクチンが開発されていますが、それでも完璧に安全なワクチンはありえないのです。何しろワクチンの家元が、恐ろしい病原微生物や、それらが作る毒素ですから、当たり前の話ですが。

こうした理由がゆえに、医療関係者は予防接種を受ける側の人たちに「このワクチンは〈絶対に〉副作用は出ません」という説明は〈絶対に〉すべきではないと考えます。どのように良いワクチンでも、たとえば百万分の一といった微小な確率で有害な副作用が出ることは避けられないのです。ワクチン接種を受ける人を励ますためとはいえ、安心感の安売りは、かえってワクチンに対する不信感を助長する結果になりかねません。ワクチンに対する不信感を増幅させ、反ワクチン運動に資することになってしまいます。安全性が確認できた一定の工程で製造したワクチンを人に接種する場合に、接種される人側の問題として、性差、年齢、肉体的、精神的、遺伝学的な違いがあるために、低い確率で副作用がおこることは、現在の科学では制御できないのです。しかし、この多様性の研究は免疫学、遺伝子工学等の科学領域

Column 4 天然痘ワクチンの本体は、牛痘ウイルスではなかった！

ジェンナーは種痘に牛痘を使用したと伝えられていますし、本人もそう報告しています。しかし、近年なされた分子生物学的解析などによって、今、引き継がれている天然痘ワクチンの本体は牛痘ウイルスではなく、「ワクチニアウイルス」と名づけられた別ウイルスであることが判明しました。

このウイルスも牛痘や天然痘ウイルスの仲間ですが、どの動物に感染していたものか、よくわかりません。ジェンナー以降、長年にわたって種痘を続けている間に、牛痘ウイルスにワクチニアウイルスが紛れ込み、入れ替わってしまったのか、それともジェンナーがウシに感染していたワクチニアウイルスを種痘に使ったのか、今となっては謎が深まるばかりです。

なお、ワクチニアウイルスとは、ワクチンのウイルスという意味です。

の目覚ましい進歩により、近い将来は克服し、安心・安全な製品が使える時代が来ることが期待されています。

5 ■ 自然免疫と獲得免疫

牛痘を接種された子どもの体内には、牛痘を抑え込む物質が作られており、この物質が似た病気である天然痘も抑え込んでいると推定されます。また、天然痘やペストといった恐怖の疫病が流行した時には多くの人が死亡しますが、感染しても生き残る幸運なヒトもいます。こうした人は、その後に同じ疫病が流行しても感染しません。彼らの体の中にも、「疫」病を「免」れる物質、すなわち、「免疫」物質が作られていると考えるのが妥当でしょう。**われわれは主要な免疫物質を「抗体」と呼び、抗体を作らせる天然痘の病原体などを「抗原」と呼んでいます。要するに、ワクチンは抗原の一種であり、人工的に体の中で免疫物質を作らせるもの**と言い換えることができます。

免疫を扱う科学、免疫学はジェンナーによって最初のページが開かれ、パスツールによって体系化が始まったのです。免疫学は現在の医学・生物学分野で最も重要な研究テーマになっており、次々と新しい知見が発表されています。今日では、数々の免疫に関与する細胞や化学物質が発見され、それらが免疫機構に果たす役割も明らかにされつつあります。

免疫機構は、生まれながらに生体に備わっている「自然免疫」と、生まれ育っていく間に得られる「獲得免疫」に大別されます。前者を先天免疫、後者を後天免疫と言い換えることもできます。自然免疫は、広範な感染症の予防に役立っていますが、特定の疾患に対する予防効果は特別に強いものではありません。一方、獲得免疫は、たとえば天然痘の感染によって得た免疫のように極めて強力で、その後の天然痘の感染を効率よく防御します。しかし、獲得免疫の守備範囲は限定されており、天然痘に対する獲得免疫は、他の感染症、たとえばペストの予防には全く役立ちません。このように、自然免疫と獲得免疫は対照的な側面をもっています。免疫学の講義のおさらいになりますが、両者の違いを表にまとめておきます（**表３**）。

近年、ワクチンが及ぼす自然免疫の強化にも注目が集まっていますが、ワクチンの主な目

表３　自然免疫と獲得免疫の纏め

	自然免疫	獲得免疫
免疫の獲得	先天的。自然免疫は獲得免疫にも重要な役割を果たす。	後天的
感染防御システム	皮膚や粘膜などのバリアー、好中球、マクロファージ、樹状細胞、ナチュラルキラー細胞、および、補体、リゾチーム、ラクトフェリンなどの体液性因子	病原微生物や毒素に対して誘導される細胞性免疫や液性免疫
感染防御機構が発動されるまでの時間	常時、速やかに発動	防御機構の発動までには時間がかかる。通常は１週間以上
ターゲットになる病原体	不特定多数の病原体に対して、感染防御効果がある。	極めて限られた特定の病原体にしか、感染防御効果を示さない。
感染防御効果の強弱	対象は広範囲に及ぶが、特定の病原体に対する獲得免疫の感染防御効果に比べると弱い。	特定の病原体に対する感染防御効果は極めて強い。しかし、それ以外の病原体には無力

Column 5

多種混合ワクチンの開発の必要性

たとえば、麻しんワクチンで他の感染症の予防ができないように、あるワクチンが予防効果を示す感染症の種類は限定されています。ただし、DPT + IP（ジフテリア・百日せき・破傷風・不活化ポリオ）四種混合ワクチンのように、ジフテリア、百日せき、破傷風、およびポリオの４種類の感染症を予防できるものもあります。この場合は、ジフテリアワクチンなどの４種類のワクチンが混合されているためです。

欧米では五種、六種はおろか、七種混合ワクチンまでもが開発・使用されています。ワクチン後発国のわが国では、経済性のうえからも、利便性のうえからも、接種を受ける者に苦痛を与える機会を少なくするうえからも、多種混合ワクチンの開発・使用が進められるべきです。

なお、同じ疾患に使用するワクチンでは、種々の血清型や遺伝子型を混合したものが使用されることがあります。結合型肺炎球菌ワクチンでは13価、多糖体肺炎球菌ワクチンでは23価、季節性インフルエンザワクチンでは４価の異なる抗原が混合されています。

的は獲得免疫の強化にあります。獲得免疫の守備範囲が限定されているため、それぞれの感染症を予防するためには、感染症ごとにワクチンが必要となります。**一種類のワクチンで、多くの感染症に効果がある物は存在しません（コラム５）。**

6 ■ 日本では医聖と呼ばれる野口英世の悲劇

炭疽ワクチンなどの開発以降、二十世紀に入ると次々と良いワクチンが開発されてきます。有力な開発手法の一つは、パスツールが炭疽ワクチンを開発したアイディアを継承しています。すなわち、病原性の強い微生物を繰り返し植え継ぎ、その中から病原性の弱いものを選び出し、ワクチン用に使用するというやり方です。極めて根気のいる、危険が伴う仕事です。病原微生物の研究者は実験の間で、感染する危険性と隣り合わせになっています。実験中に誤って強毒微生物に感染し、死亡した研究者も多数います。

先人たちの血と汗のにじむ仕事によって、1921年には結核予防用のBCGが、1937年には黄熱ワクチンが、1953年にはポリオワクチンが、また1960年には麻しんワクチンが開発されました。これらのワクチンの中でも、タイラー（**図3-1**）らによって開発された黄熱ワクチン17D（詳細は128ページの**コラム35**を参照）は、効力の点でも安全性の点でも、これ以上のものは望めないワクチンの傑作といわれてきました。17Dの成功によって、それまで熱帯や亜熱帯で黄熱の犠牲になっていた多くの人命が救われました。タイラーらは来る日も来る日も実験ベンチにへばりつき、百回以上も繰り返し黄熱ウイルスを植え継ぎ、17Dを開発したのです。恐るべき根気と執念です。

黄熱といえば、われわれは千円札に刷られている野口英世（**図3-2**）を思い出します。野口が黄熱の研究の過程で感染し、悲劇的な死を迎えたことは大半の日本人が知っています。現在、日本人がもっとも尊敬する偉人のトップは、不思議なことに野口英世だそうです。しかし、タイラーの伝記では、野口はタイラーの惨めな引き立て役を演じているに過ぎません。野口もタイラーと同様、ロックフェラー研究所で研究生活を送っていたのです。

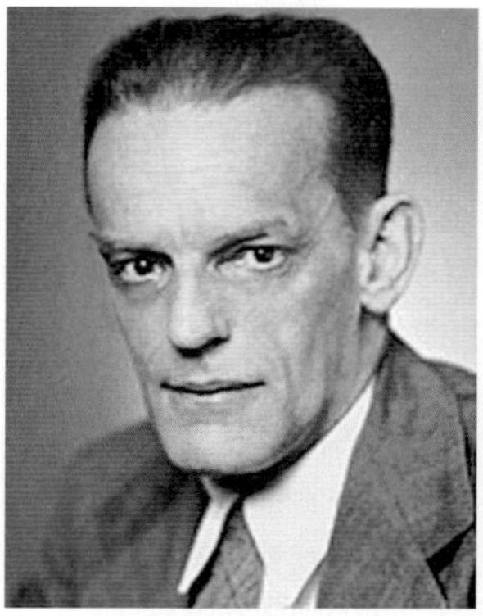

図 3-1　黄熱病ワクチン 17D の開発者・タイラー
(Les Prix Nobel：The Nobel Foundation より)

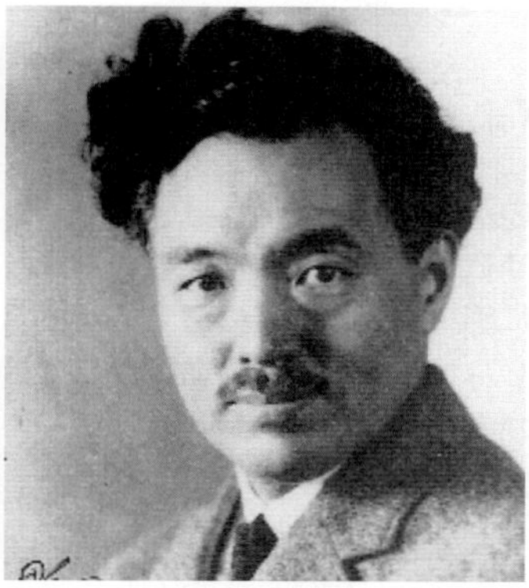

図 3-2　野口英世

17D の成功に先んじて、野口は黄熱を起す病原細菌を発見したと発表しました。しかし、タイラーは研究所の大先輩・野口の論文を全く信じませんでした。それがタイラーに大きな成功をもたらしたのです。現在では、黄熱はウイルスによって起こる病気であることが分かっています。野口による黄熱細菌の発見は完全な間違いでした。医療従事者の中にも、『細菌もウイルスも、われわれにとっては同じようなものだ』と放言される勇者がおられますが、両者は全く異なる微生物なのです（**コラム 6**）。野口は成果を焦りすぎて、取り返しのつかない大エラーを犯しました。彼のバイタリティーと学問に対する情熱は高く評価すべきでしょうが、日本の医学者には、北里柴三郎（血清療法の開発者；2024 年より野口に代わって千円札の顔になる）や山際勝三郎（世界で初めて人工的にウサギにがんを発生させた医学者）といった、偉大な業績をあげた人たちがいます。近年は日本人のノーベル医学賞の受賞者も増えています。こうした方々の素晴らしい業績は、野口のそれを確実に凌駕しています。

現在、外国での野口の評価は惨憺たるものがあります。ウイリアム・ブロード、ニコラス・ウェイド著、牧野賢治訳『背信の科学者たち—論文捏造はなぜ繰り返されるのか』講談社、2014 には、以下のような記述*があります。野口は偉大な科学者としてではなく、背信の科学者の一人として、紹介されています。

*「パスツールやコッホの研究は時の試練に耐えたが、野口の研究はそうではなかった。種々の病原体を培養したという野口の主張は、当初こそ丁重に議論されたが、その後はひっそりと、長い暗い忘れ去られた研究の回廊へと追いやられてしまった。彼は畏敬していた厳格な師フレクスナーのために、顕著な業績を規則的に生み出す必要に迫られていたのだろう。……〔中略〕……彼（野口英世）の死から約 50 年後、彼の業績の総括的な評価が行われたが、ほとんどの研究がその価値を失っていた。」

7 ■ 接種対象者別のさまざまなワクチンの開発

多くのワクチンは、免疫機構が十分に機能していない乳幼児期に集中的に接種され、十代の前半までに接種が完了します。ただし、近年は肺炎やインフルエンザなどの予防のために、高齢者や生活習慣病の患者たちを対象にしたワクチンも増加してきました。免疫機構が衰え

Column 6

さまざまな細菌とウイルス

細菌とウイルスの決定的な違いは、細菌は自分の力で子孫を増やすことができますが、ウイルスの方は生きた細胞に感染し、細胞中の酵素や器官を無断借用し利用しない限り、自分の力だけでは子孫を増やすことができない点にあります。細菌の方は、スープや食品などに紛れ込み、そこにある栄養素を利用して立派に増えることができます。一方、ウイルスはスープの中に入っても化学物質と同じように留まるだけで、スープの中で増えることはできません。こうしたこともあって、ウイルスは生物でないとする見解もありますが、本書では多くの病原微生物学の教科書同様に、ウイルスを生物の一員と見なして解説を進めています。種類によって違いがあるのですが、大雑把に言えば、1個の細菌の大きさは1mmの千分の一ぐらいで、ウイルスはそれより一桁小さいものです。

細菌の場合は、外見の違いから球菌、桿菌、およびラセン菌に分けられています。球菌は文字通り丸く、桿菌は棹状の長方形型の細菌です。ラセン菌は、これも名前どおりラセン状の構造をしています。ラセンの短いものから10回転以上に及ぶものまで多様です。**図I**に桿菌の内部構造が模式的に書かれていますが、構造や構成物については、球菌でもラセン菌でも、丸い、細長いなどの違いはあっても基本的にほぼ同じです。

細菌の外側は「細胞壁」と「細胞質膜」という二重の膜で覆われています。細胞壁は厚くて頑丈ですが、細胞質膜は逆に薄くて壊れやすいという性質を持っています。ヒトを含む動物の細胞には細胞壁は無く、細胞質膜だけが存在します。

細菌の内部には蛋白質合成の場である「リボゾーム」や、種々の酵素が含まれています。遺伝子の本体である染色体DNAがコンパクトに折りたたまれた状態で存在します。染色体DNAは、通常1個の細菌あたり1個しか存在しません。その他、染色体よりも小型のDNAを持つものが多く、こうした小型の細胞質DNAを「プラスミド」と呼んでいます。染色体DNAの中には細菌が生きてゆくために必要なすべての遺伝情報が含まれていますが、細胞質DNA、すなわちプラスミドにある情報は、細菌の生存に必須の情報ではありません。

細菌には細胞壁を突ききって、外側に向かって2種類の線状の器官が伸びています。太くて長い方を「鞭毛」と呼び、細くて短い方を「線毛」と呼びます。鞭毛は運動器官で、餌などがあるとその情報をキャッチして、鞭毛を回転させながら餌の方向に向かって泳いで行きます。線毛の方は付着器官で、気に入った場所（栄養がたくさんあるところなど）があると線毛を使って足場に付着して、わが世の春を謳歌します。鞭毛や繊毛を持たない細菌もいます。

図Iでは、細胞壁の外側の周囲に、厚い「莢膜」という構造が書かれています。莢膜は主に多糖類よりなる分泌物で、これを持たない細菌もいます。

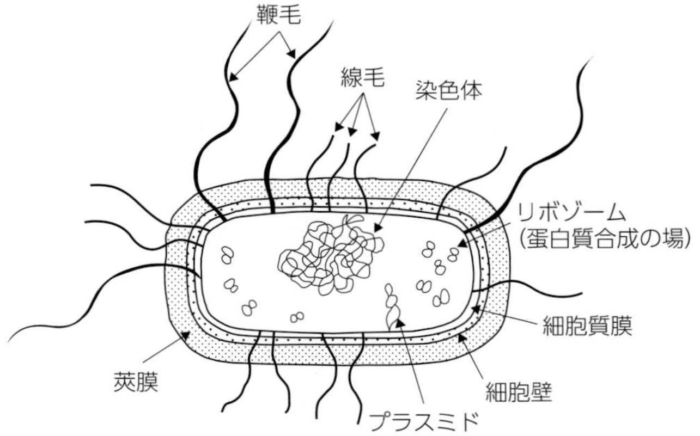

図I　桿菌の内部構造

（三瀬勝利『薬が効かない！』文藝春秋社より、一部書き換えて収載）

細菌の生存に不可欠なものではありませんが、病原性と密接な関わりがあります。たとえれば莢膜は覆いのようなもので、これを持つ細菌は、われわれの体内で防御機構を担当している大食細胞などによる食菌に抵抗し、悪さをします。後から述べる肺炎球菌ワクチン（87ページ）や、インフルエンザ菌血清型bワクチン（ヒブワクチン；92ページ）の主成分は、この莢膜多糖類を精製したものです。

一方、ウイルスは、細菌にある細胞壁、細胞質膜、鞭毛、線毛、莢膜等という構成物は持っていません。極めて小さい単純な生命体です。蛋白質からなる殻（カプシドと呼んでいる）の中に、遺伝子の本体である核酸を包み込んだ構造になっています（**図Ⅱ**）。ウイルスの種類によっては、カプシドの外側に脂質や糖蛋白よりなる被膜（「エンベロープ」という）を付けたものもあります。細胞の中で増えたウイルスが宿主とした細胞から飛び出すときに、細胞の外膜を引っかけてきたのがこのエンベロープです。動物や植物に感染するウイルスでは、基本構造は六型に分けられます（**図Ⅱ**、東匡伸らによる）。

細菌からヒトに至るまでのすべての生物の遺伝子はDNAです。一方、ウイルスには遺伝子としてDNAの代わりにRNAを持つものがあり、危険なウイルスにはRNA型が多いようです。ウイルスの分類は、まずDNAウイルスとRNAウイルスに分けられ、形態や感染する宿主などの違いで、さらに細かく分けられています。

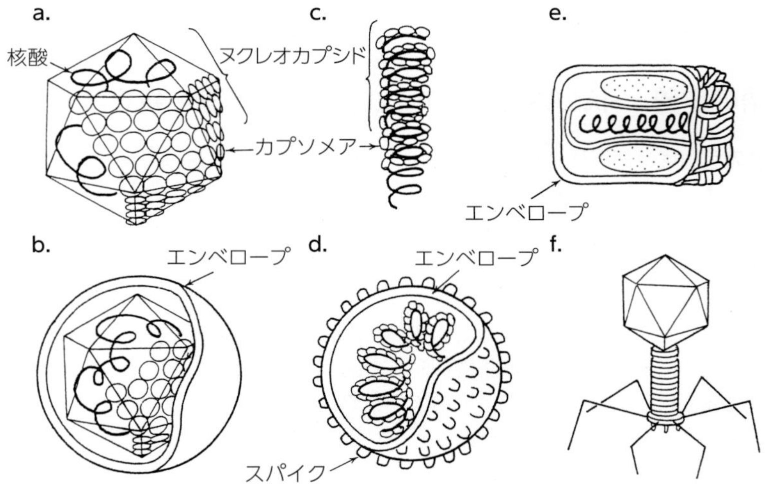

図Ⅱ　ウイルスの基本構造のいろいろ
（東 匡伸ほか編集『シンプル微生物学』南江堂より、一部書き換えて記載）

た高齢者や生活習慣病患者などには、薬剤耐性の病原菌やインフルエンザウイルスに感染することは、しばしば致命的だからです。二十世紀の終わりごろから、高齢者などの感染症に罹りやすい人（易感染者）向けのワクチンの開発が盛んになってきました。

免疫機構が十分に活動している健康な大人には、通常はワクチン接種の必要はありません。しかし、たとえば黄熱の流行地などを旅行するときは、成人といえども、黄熱ワクチンの接種を受けなければなりません。黄熱ワクチンは「トラベラーズ（渡航者用）ワクチン」の代表です。また死亡率50％強といわれる新型（H5N1）インフルエンザ患者が万一発生したときも、患者周辺の人々は、成人を含む大多数の人がワクチン接種の対象になります。ほとんどのヒトは、恐るべき新型インフルエンザに免疫をもっていないからです。このようなワクチンは「緊急接種ワクチン」と呼ばれています。トラベラーズワクチンや緊急接種ワクチンは、いずれも特殊なワクチンです。近年は、これまで人類は踏み込まなかった地域が開発されたことなどにより、未開地に定着していた恐るべき病気が人間社会に侵入してきています。こうした病気の代表が、エボラ出血熱、ラッサ熱、サーズといった新たな感染症（新興感染症）です。新興感染症に治療効果がある薬はほとんどないこともあって、予防ワクチンの開発が急務となっています。

言うまでもないことですが、病気を発症した後から、あわててワクチンを接種しても、多くの場合、治療効果は期待できません。特に毒力の強い病原微生物に感染・発症した場合はお手上げです。ワクチンが効果を発揮する前に（すなわちワクチンによって体内で抗体などが作られる前に）、全身を侵した病原微生物や、それらが作る毒素の作用で、患者が致命的な打撃を受けます。全く免疫を持たない人にワクチンを打っても、即座に抗体などができるわけではなく、感染防御に必要な抗体ができるまでには、最低でも１週間の時が必要なのです。

近年では、ワクチンは感染症の予防だけではなく、がんやアルツハイマーなどの「治療」

Column 7　用語の定義 ―抗生物質、抗菌薬、抗ウイルス薬、抗真菌薬―

抗生物質などの用語は、病原微生物学の専門家の間でも、しばしば、混乱して使われているのが現状です。これらの用語の区別に、それほど神経をとがらす必要はないでしょう。

抗生物質：抗生物質の本来の意味は「微生物が作る、他の微生物を抑制する物質」を指しています。このため定義上は、微生物が作る微生物抑制物質でも、化学合成されたものは抗生物質に含まれません。当初は、抗生物質はカビや放線菌などから作られていましたが、有機化学の発展によって、今では元来は抗生物質であっても化学合成されたものがたくさん出回っています。カビをこき使って抗生物質を作らせるよりも、化学合成した方が安上がりになる場合は、企業は当然のことながら化学合成法を採用します。このように定義に矛盾が出ているため、感染症の専門家たちは、抗生物質よりも広い意味を持つ「抗菌薬」という言葉を使うことも多くなっています。本書では、抗がん剤として使用される抗生物質もあるところなどから、一般になじみが深い抗生物質ではなく、抗菌薬を使用しています。また、臨床現場でよく使われる「抗生剤」や「抗生薬」は、本書では使用せず「抗菌薬」で代表しています。

抗菌薬：微生物が作るものであれ化学合成されたものであれ、細菌や真菌を抑制する薬を「抗菌薬」と呼びます。抗生物質に比べて、抗菌薬という言葉が含む意味は広いのです。

抗ウイルス薬：細菌や真菌に効果がある薬を「抗菌薬」や「抗生物質」と呼ぶのに対し、ウイルスに効果がある薬を「抗ウイルス薬」と呼んで区別しています。ウイルスは菌ではありませんので、ウイルスに効果がある薬を抗菌薬と呼ぶのは適切ではありません。抗菌薬や抗生物質に比べると、抗ウイルス薬は数も種類も非常に少なく、副作用の強いものが多いのです。こうした理由もあって、ウイルスによって起こる感染症は治療が難しいのです。抗菌薬や抗生物質は、ウイルスが起こす感染症には効果がありません。また、抗ウイルス薬も細菌が起こす感染症には無力です。

抗真菌薬：カビや酵母などの「真菌」に効果がある薬のこと。細菌感染症の治療薬になっているもので、真菌に効果のあるものは、ほとんどありません。また、逆に抗真菌薬も細菌感染症の治療には使われていません。細菌に効果のある薬に比べると、抗ウイルス薬ほどではありませんが、抗真菌薬も種類が少なく、しかも副作用の強いものが多いのです。

に使うものも出てきています。現状では顕著な治療効果を示すワクチンは開発されていませんが、こうした治療用ワクチンの大半は微生物を使ったものではありません。また、感染症予防用ワクチンとも、作用機構などが大きく異なっています。われわれは感染症の専門家であっても、がんや生活習慣病の専門家ではないこともあり、一部の例外を除き、治療用ワクチンは本書では取り扱っていません（184ページも参照）。

医療分野でワクチンと並ぶ、おなじみの言葉に抗菌薬があります。「ワクチン」と「抗菌薬」との本質的な違いは、ワクチンが感染症の予防に使うのに対し、抗菌薬は感染症の治療に使う点にあります。もっとも、抗菌薬は外科手術の前後などには、感染症の発症予防のために患者に投与されることは医療関係者の方々はご存じの通りです。また、強毒細菌に感染した恐れのある人には、発症する前に抗菌薬の予防内服も行われます。しかし、これらは例外的なケースです。

なお、抗菌薬と似た言葉に「抗生物質」や「抗ウイルス薬」といった言葉があります。これらの言葉は、それぞれ感染症の治療に使用される薬を指しますが、意味するところは微妙な違いがあります。違いは**コラム７**を参照していただくとして、**本書では病原細菌を叩くことで感染症を治療する薬を「抗菌薬」と呼ぶことにします。一方、病原ウイルスを抑える薬に対しては、「抗ウイルス薬」を使い、区別しています。**

多様なワクチン開発により、天然痘は制圧され、ポリオも制圧間近になっています。ジフテリア、百日せき、流行性髄膜炎、麻しんなどの小児に対する恐るべき感染症の患者数も激減しています。こうした感染症患者の激減の中で、ワクチンの副作用が目立ってきます。感染症の患者数に迫る数の副作用の被害者が出るケースも出てきました。ワクチンの強力な予防効果が、皮肉なことには、逆にワクチンの副作用を目立させてきています。こうした事態に対して、いろいろなワクチンでは、安全性が高いワクチンが希求され、結果として現在では、多くのワクチンでは副作用が弱い、安全性の高いワクチンが開発されています。特に、主要な副作用を起こす成分を除いた、免疫原性を保持した各種成分ワクチンが開発されてきています。詳しくは、次章以下を参照して下さい。

第2章　ワクチンの効果と予防接種の役割

1 ■ ワクチンが持つ効果とリスク

極めて弱い副作用であっても、すべてのワクチンにはリスクがつきまといます。このため、「わが子にワクチンを打つべきか、否か」は、多くの親たちの気がかりになっています。この気がかりに対して、答えを出すことは簡単です。すなわち、**それぞれのワクチンで、接種することで得られる効果と、起こるかも知れない副作用などのリスクを比較して、どちらが大きいかで判定する**ことになります。これがワクチンを評価する基本原則です。リスクの方が大きければ、わざわざ痛い思いをさせて、ワクチンを打つ必要はありません。さりながら、このリスクと効果は、ワクチン接種を受けるヒトによって、また、ワクチンの種類によって異なるという厄介な問題があります。なお、「リスク」と書くと「危険」を連想する人が多いのですが、ここで言う「リスク」は「危険」だけを指すのではありません。詳しくは**コラム８**を参照下さい。

日本のワクチンは「定期予防接種ワクチン」と「任意予防接種ワクチン」に分かれています。定期予防接種ワクチン（以下、定期接種ワクチンと略）は国が接種を勧めていますので「勧

Column 8　リスク（risk）とは安全性を測る逆の物差し

一般の人は「リスク（risk）」という言葉には「危険」という日本語を当てはめます。事実、大半の英和辞典でも、「リスク（risk）」は最初に「危険」と訳出されています。しかし、医薬品や食品の安全性を扱う分野では、**「リスク」は「危険」ではなく、「ある一定の状況の下で、障がい、疾病、死亡などの好ましくない事態が起こる確率、もしくは可能性」と定義されています**。すなわち、「リスク」には、高い確率で危険な状況が起こる可能性も含まれていますが、歩行者専用道路を歩いていて、交通事故に遭遇するほどの微小な確率（百万回に１回、もしくはそれ以下）で起こる可能性も含んでいます。医薬品分野などのリスク評価では、もっぱら微小なリスクの方が計測の対象になります。要するに、**「リスク」は「安全性を測る逆の物差し」と言い換えることができます。**

「リスク」が安全性を計る逆の物差しなら、わざわざ「リスク」を使わず、「安全性」という言葉を使って、ワクチンなどの安全性を保証すべきだという意見が出るかも知れません。残念ながら、現在の科学ではリスクを測ることはできるが、直接的に安全性のレベルを測る有力な手法は存在しないのです。別の言い方をすると、『科学はリスクを指摘し、定量することは得意であっても、安全性の指摘や定量化は不得意である』とも言えます。そのために、リスクのレベルを計測することで安全性を保証するやり方が取られています。当たり前のことですが、リスクが極めて微小であれば安全性は高いということになります。

奨接種ワクチン」とも言われていますが、すべての定期接種ワクチンが勧奨接種ワクチンになっているわけではなく、まれに例外があります。現在、ヒトパピローマウイルス（HPV；子宮頸がん予防）ワクチンは副作用による健康被害が問題化し、定期接種ワクチンとされているものの、勧奨接種ワクチンにはなっていません（29ページ参照）。定期接種ワクチンは接種を受ける側にとって、経済的負担が少ない（もしくは無料）ワクチンです。一方、任意予防接種ワクチン（以下、任意接種ワクチン）は、その名の通りワクチン接種を受けるかどうかは接種を受ける側の任意とされ、健康保険も適用されません。接種などに関わる金額は受ける側が負担するワクチンですから、経済的負担は大きくなります（ただし、任意接種ワクチンでも、例外的に健康保険が適用されたり、市町村などからの援助がなされるケースが増えてはいます）。これらのワクチンの種類や違いなどについては、**巻頭付表**や第３部213ページの解説なども参照してください。

巻頭付表に掲げられている定期接種ワクチン（百日せき・ジフテリア・破傷風・不活化ポリオ四種混合ワクチンなど）は、恐ろしい感染症を予防する効果が極めて大きく、原則として受けさせるべきワクチンです。有効率が高い､副作用の弱いワクチンが開発されていますので、リスクは微小です。ただし、ワクチン接種をするときは子どもの体調をみて、高熱を発したり、咳が止まらないときなどは避けるべきです。ワクチン接種時の注意事項などについては、198ページなどを参照してください。いずれにしても、ワクチン接種を受ける側は心配なことなどがあれば、何でもかかりつけの医師や医療関係者に相談すべきですし、医師たちもそうした疑問にキチンと答える責務があります。

十分な免疫力を持たない乳幼児が百日せき、ジフテリア、破傷風などの病気に罹ると、命を取られかねません。困ったことに、これらの病原細菌は生活環境中に生息している猛毒素を作る細菌です。たとえば、破傷風毒素はボツリヌス毒素並の地上最強の毒素の一つですから、ワクチンで免疫を持たせておかないと、感染した乳幼児は高い確率で死亡します。こうした毒素原性の病気は、ワクチンで予防する以外に決め手となる対処方法はありません。発症してしまうと、頼りは筋弛緩剤や人工呼吸などを主体とする対症療法だけです。

任意接種ワクチンは種類も多いので、一概には言えませんが、大半のものは受けた方が良いワクチンです。諸外国の大規模な調査研究から、おたふくかぜワクチンやロタワクチンなどは、リスクを上回る効果があることがわかっています。現実に、これらのワクチンは、アメリカなどでは定期接種に組み入れられています。**ワクチンに関する限り、日本は世界の後進国に留まっています。定期接種ワクチンや承認されているワクチンの種類も、ほかの先進国に比べて少ないのです。**

2 ■ ワクチン不足によって認識されるワクチンの効果

ワクチンの評価は、その時代の環境や医療の状態によっても変化します。流行する病原微生物の毒力や感染力などの性質によっても大きな影響を受けます。多種類のワクチンや抗菌薬を利用できなかった1950年以前に比べると、感染症による死亡者数は激減しています。このため現代では、副作用が強いワクチンは世間の非難を浴びます。ワクチンが持つ効果と、副作用によるリスクの差が縮まり、ある場合は逆転することもあり得ます。すなわち、ワクチン接種の副作用によって生ずる患者の数が、自然流行による患者の数を上回るケースなど

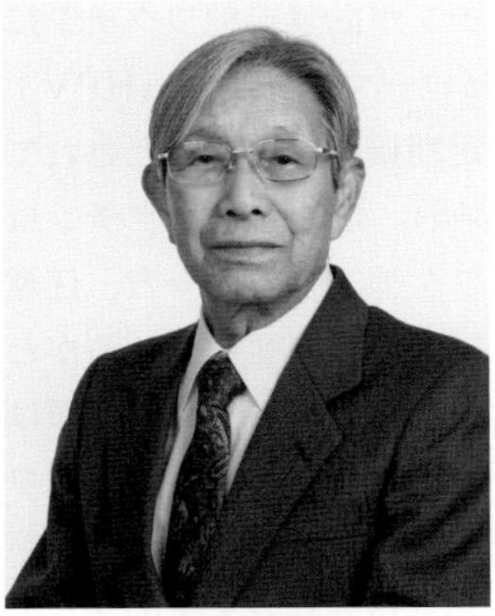

図４　佐藤勇治
（提供、本人）

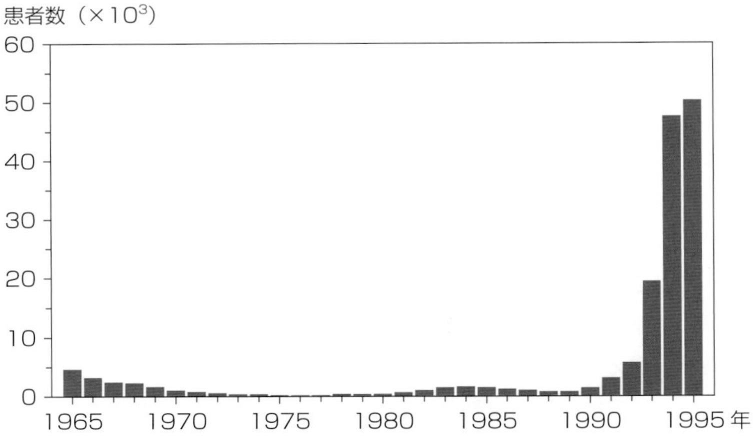

図５　旧ソビエト連邦崩壊時における混乱期でのワクチン不足によるジフテリアの流行
(Diphtheria epidemic. New Independent States of the former Soviet Union. January 1995- March 1996. MMWR, 1996；45：693-697. より)

です。感染症の犠牲者の減少に最大の貢献をなしてきたワクチンが、皮肉なことに、その功績によって非難を浴びることが間々あります。

一例をあげますと、1970 年代の半ばに、百日せきワクチン接種による副作用が社会問題になったことがあります。百日せきワクチンの導入などにより、自然感染による百日せき患者数も減少していました。一方では、当時の百日せきワクチンの副作用も強かったために、百日せきワクチンが敬遠され、ワクチンを打たない子どもが増えてきました。その結果、百日せきに免疫を持たない子どもたちが増加し、1970 年代の後半には免疫を持たない子どもたちの間に百日せき患者が急増しました。この困難な事態は 1980 年に、国立予防衛生研究所（現・国立感染症研究所）の佐藤勇治（**図４**）らが開発した、副作用の弱いワクチンが導入されることによって解決をみました。このワクチンは有効で、広く接種されたために、その後の百日せきの患者数は大幅に減少しました。

1980 年以前に使われていた百日せきワクチンは、殺菌した百日せき菌全体を含むワクチン（これを「全菌体ワクチン」と呼んでいます）でした。佐藤らは、全菌体ワクチンから主な副作用を起こす部分を除き、感染防御能力を保持している成分を含むワクチン（「成分ワクチン」と呼んでいます）の開発に成功したのです。今日では科学の進歩により、副作用の弱いいろいろな種類の優れた成分ワクチンが開発されていますが、佐藤らの研究はその先駆けとなりました。

ワクチンの効果は、一般には分かりにくいものです。しかし、上記の事例からも、ワクチンの供給停止や接種拒否がおこり、予防接種の中断により感染症が流行することによって、ワクチンの効果が認識されます。皮肉なことです。先の例は日本のものですが、世界的に有名な例としては、旧ソビエト連邦が崩壊した 1990 年代の初めに、ジフテリアの大流行が起こりました（**図５**）。連邦崩壊直後の混乱によって、DPT（ジフテリア、百日せき、破傷風）ワクチンが行き渡らず、さらに感染した軍人が近隣国の治安制圧に出かけたために患者が急増したのです。このジフテリアの流行は、ワクチンの普及によって、ストップをかけることができました。それにしても、大きな犠牲者を伴った流行でした。

3 ■ ワクチンの有効性の判定には時間がかかる

二十世紀の前半までは、結核菌や肺炎球菌、それに主要な下痢症を起す赤痢菌やチフス菌などが人々にとって最も恐るべき敵でした。現在は、がん、心臓病、肺炎が死亡率の高い三大疾患になっていますが、当時の三大疾患は結核、肺炎、下痢症でした。上記の細菌たちは至るところで犠牲者を出していたのですが、1940 年代以降に開発されたペニシリンをはじめとする抗菌薬は、まるで魔法の弾丸のように、悪辣な細菌どもを打ち抜いたのです。一方、ワクチン分野では、太平洋戦争直後の 1945 年当時は、結核予防ワクチン BCG や種痘などは実用化されていましたが、肺炎や下痢症に効果があるワクチンは開発されていませんでした。BCG にしても、成人の結核に対する予防効果はあまり期待できないのです（66 ページ参照）。

人間の習性として、目に見えない効果よりも眼前に繰り広げられる効果の方を高く評価しがちです。肺炎や下痢症で苦しんでいる患者たちが抗菌薬を注射されるだけで、みるみる健康を回復していく姿は誰でも観察できます。一方、ワクチンの効果の方は、すぐに現れるものではありません。たとえば、風しんに有効なワクチンを使ったおかげで、風しん患者が減ったといっても、成果が短時間のうちに判明するものでもありません。多数の風しんワクチンを受けた人と、ワクチンを受けない人を比較して、風しんの発症率を比較します。ワクチンを受けたグループが受けないグループよりも風しんの発症率が低ければ、「ワクチンの効果あり」と判定されますが、統計学上、意味のある結論を出すためには、ときとして百万人規模の集団を比較する必要があります。また、風しんの流行がワクチン接種後に、すぐに起こるとは限りません。抗菌薬の治療効果に比べると、ワクチンによる予防効果は地味であり、華々しさに欠けます。重要性が認識し難いところがあるのです。

しかしながら、何度も書きますが、医療分野におけるワクチンの重要度は抗菌薬のそれを確実に凌駕しています。天然痘、ポリオ、麻しん、炭疽、ジフテリア、百日せきなどの危険な感染症が制圧されたり、大幅に抑えられているのは、多くはワクチンの効果によっています。

4 ■ 最善は戦わずして勝つこと

治療が重要なことは言うまでもありませんが、われわれはそれよりはるかに予防が重要だと考えます。予防が上手くいけば治療は必要なく、患者は感染症に苦しむことはありません。そのうえ、**予防に要する費用は一般に、治療に要する費用よりも少なくてすみます。国民経済の上からも、ワクチンで予防できる感染症は効果がリスクを上回る場合は、原則としてワクチンを使用すべきでしょう。**アメリカなどではこうした考えが一般的です。アメリカの医療制度は貧困者には厳しく、日本の制度の方が勝っていると言われています。同感ですが、予防接種に関する限りは、アメリカの制度の方が優れているようです。明快でない表現をしていますが、それは 2016 年に就任した大統領は、ワクチンに対して好意的でない発言をしていたことが気がかりだからです。

古代中国の兵法家・孫武は、その書『孫子』の中で「百戦百勝は善の善なる者に非ざるなり。戦わずして人の兵を屈するは善の善なる者なり」と述べています。『孫子』によれば、善の善なる者、すなわち最善は百回戦争して百回必ず勝つことではなく、戦わずして敵に勝つことです。何故、百戦百勝が最善でないかといえば、戦えば、勝っても味方にも死傷者が出ます。戦争には金もかかりますので、経済的な損失も馬鹿になりません。政治的な駆け引き、脅し、策略などを通じて、戦わないで相手を屈服させることが最善であるということです。二千数百年前の人が、こうした非戦的な兵法書を書いたことには驚かされます。世界のいろいろな国で引き起こされている紛争をみるにつけても、人類はあまり賢くなっていない気がします。

同じことが病原微生物との戦争にも言えます。病原微生物がヒトに仕掛ける戦争、すなわち感染症に罹っても、そのたびごとに抗菌薬をはじめとする医薬品の力で、悪辣な病原微生物を叩きつぶして勝つよりは、ワクチンなどの予防効果で感染症に罹らないですむ方が、患者にとってはるかに良いはずです。感染症に罹ると、高熱、下痢、嘔吐などで苦しみ、寝込むこともありますし、痛い注射も打たれます。治療のための費用も馬鹿になりません。まずは病気になるとロクなことはありません。

Column 9　代表的な多剤耐性菌（スーパー細菌）

抗菌薬が効かない菌のことを「耐性菌」と呼ぶのに対し、抗菌薬が効く菌のことを「感受性菌」といいます。また、多数の抗菌薬が同時に効かなくなっている菌を「多剤耐性菌」、もしくは「スーパー細菌」とも呼んでいます。以下に悪名の高い代表的なスーパー細菌を紹介します。

XDR-TB（Extensive Drug-resistant Tuberculosis）：「超多剤耐性結核」のことです。結核の治療には、イソニアシド、リファンピシン、エタンブトール、ストレプトマシン、カナマイシンなどの抗結核薬が使われますが、XDR-TBでは、こうした抗結核薬の大部分もしくはすべてに耐性になっています。このため、XDR-TBに罹った患者の治療は難航します。アフリカを中心に世界規模で、XDR-TB菌が急増しています。特にXDR-TB感染者はエイズ感染者に急増しており、悲惨な状況を呈しています。結核菌は緑膿菌や黄色ブドウ球菌などとは違って、健康な人にも深刻な病気を起こす獰猛な細菌だけに、XDR-TBの発生と蔓延は、感染症分野に暗影を投げかけています。

MDRP（Multiple Drug-resistant *Pseudomonas aeruginosa*）：多くの抗菌薬が効かない「多剤耐性緑膿菌」のこと。MDRPの家元である緑膿菌は弱毒病原菌で、院内感染の原因菌としてとても重要です。緑膿菌には元々効果がある抗菌薬が少なく、治療薬としてはカルバペネム系、フルオロキノロン系、およびアミノグリコシド系の抗菌薬が多用されています。しかし、MDRPでは、こうした抗菌薬の効きが悪くなっているため治療は難航します。

MRSA（Methicillin-resistant *Staphylococcus aureus*）：「メチシリン耐性黄色ブドウ球菌」のこと。メチシリンは1960年代から使用され始めた、代表的な合成ペニシリンの一つです。MRSAはメチシリンを始めとするペニシリン系だけでなく、ほかの系列の抗菌薬にも耐性になっていることが多いので治療が難航します。スーパー細菌の代名詞になっており、「恐怖のマーサ（MRSA）」とも呼ばれているのは病院関係者の間で周知の事実です。

PRSP（Penicillin-resistant *Streptococcus pneumoniae*）：「ペニシリン耐性肺炎球菌」のこと。この菌に感染すると、ペニシリンが効かないだけでなく、ほかの多くの抗菌薬が効かず、治療が難航することが多いのです。近年はPRSPやPISP（ペニシリン中間耐性肺炎球菌）が増加傾向を示し、わが国で小児患者から見つかる肺炎球菌の約8割が、PRSPやPISPになっているというデータもあります。1年間の肺炎死亡数の約半数（6万人）が肺炎球菌感染で死亡しているだけに、由々しき事態です。健康な日常生活を営んでいる人でも、インフルエンザなどに罹った後にPRSPに感染し、激しい肺炎を起して死亡するケースが増えています。

5 ■ 抗菌薬が効かない薬剤耐性菌対策としてのワクチン開発

医療関係者の方々は痛感されているはずですが、**近年は抗菌薬の効果が低下しています。抗菌薬が効かない薬剤耐性菌（以下、耐性菌）が増えてきたためです。耐性菌が蔓延してきた理由は、抗菌薬を見境もなく乱用したことにあります。**これにより、細菌の側の抵抗力を引き出してしまったのです。細菌は突然変異によって耐性菌に変わりますが、同時に接合などの遺伝子受け渡し機構によっても、耐性菌にも変わりうるのです。細菌は下等生物ながら、オスやメスがいて、セックス（接合）により、耐性遺伝子を拡散させるのです。接合などによる耐性遺伝子の拡散は頻繁に起こっています。

耐性菌は、ほとんどすべての病原細菌に出現しています。困ったことに、多くの抗菌薬が同時に効かない「多剤耐性菌」が増加してきました。数々の多剤耐性菌の中でも、メチシリン耐性黄色ブドウ球菌（MRSA）や、超多剤耐性結核（XDR-TB）菌等の名前は、新聞やテレビでしばしば登場しています。かつての「魔法の弾丸」という美称で呼ばれた抗菌薬も、酷使によって金属疲労を起し、「水鉄砲」並の効果しか持たないものが増えています（**コラム 9**）。

わが国は耐性菌の大量生産国です（**図 6**）。誉められたことではありませんが、日本ほど抗菌薬の効かない耐性菌を大量に作ってきた国は世界でも珍しいのです。細菌感染症に対して効きが悪くなっているうえに、**抗菌薬はウイルスが引き起こす感染症には全く効きません。**確かに、例年流行しているインフルエンザに効果があるタミフルや、ヘルペスウイルスに効果があるアシクロビルといったウイルス感染症に効く薬、すなわち「抗ウイルス薬」が開発されています。抗菌薬と抗ウイルス薬の違いなどについては、**コラム 7**（14 ページ）を参照

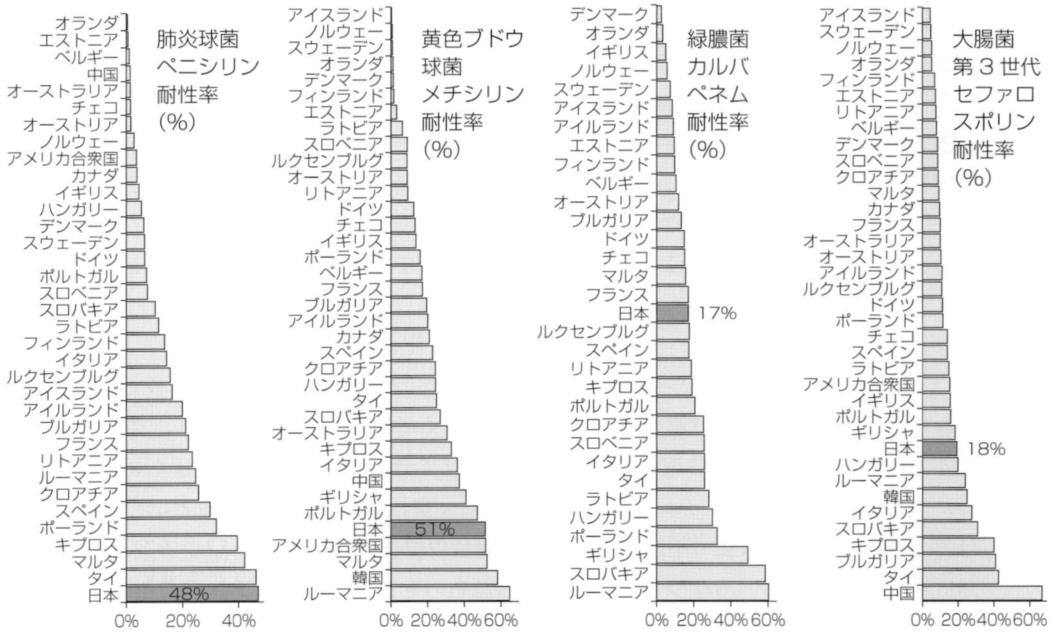

図 6　ヒトにおける代表的な細菌の薬剤耐性率の国際比較
〔薬剤耐性（AMR）対策アクションプラン（2016 年 4 月 5 日）、国際的に脅威となる感染症対策関係閣僚会議より〕
多くの国の中で、日本は耐性菌の大生産国であることが分かる。

していただくとして、現在、細菌感染症の治療に使われている抗菌薬は元々、ウイルス感染症には効果がありません。抗ウイルス薬の種類も少なく、副作用が強いものが多いのです。おまけに数少ない抗ウイルス薬も、多用されたものには耐性ウイルスが出始めています。要するに、**多くのウイルス感染症は今でも薬で治療するのが難しいのです。**

一方、パスツール以降、ウイルス感染症の予防に効果があるワクチンが次々と開発されており、その一部は先の節でも紹介した通りです。また、耐性菌が優勢になっている細菌に対するワクチンも、良いものが開発されつつあります。ワクチン開発の対象になっている細菌には、2017年春にWHOが公表した「特に警戒を要する耐性菌」があります（**表1**；3ページ）。WHOは特に警戒を要する耐性菌12種を挙げて、注意を喚起しています。最高危険度のもの3種の中に入っているアシネトバクターとエンテロバクターは、4半世紀前ならば微生物の教科書にも取り上げられなかったのではないかと思われます。緑膿菌を含め、これら3種の病原性は強くはないのですが、一度免疫力の衰えた患者に感染してしまうと、有効な抗菌薬が非常に少ないために、患者は長期間、感染の持続で苦しむことになり、悪くすると死亡します。治療用も含めて、薬剤耐性菌のワクチンの開発は、**表1**に示された菌種に対するものが中心になるはずです（142ページも参照）。

6 ■ ワクチンの進化 —成分ワクチンや多種混合ワクチンの開発—

精製百日せきワクチン（18ページ）のケースが良い例ですが、**今日ではワクチン原料である病原微生物から、主な副作用を起こす部分を除き、有益な免疫反応を引き出す部分だけを残した精製ワクチンを作る方向で開発が進んでいます。こうしたワクチンを、コンポーネントワクチン（成分ワクチン）と呼んでいます。**近年、承認されているワクチンの多くは、安全性の高い成分ワクチンが多数を占めています。また、ワクチンの効果を長持ちさせるさまざまな工夫もされており、今後はさらに良いワクチンが作られてくるはずです。

多くのワクチンは注射で接種されます。もちろん、ロタワクチンのように飲むワクチンもありますが、こちらの方は、現在のワクチンの世界では少数派です。言うまでもないことですが、注射は打たれる者に苦痛を与えます。また、接種場所やその周辺に炎症を起こすこともあります。可能であれば、経口ワクチンの方が、接種を受ける者の苦痛は少なくてすみます。しかし、経口ワクチンの場合は、胃酸や腸管内の酵素でワクチン成分が壊される可能性があります。これを避けるために、鼻腔内に噴霧する経鼻ワクチンや皮膚に張り付ける経皮ワクチンなどの研究が盛んですが、わが国では、まだ実用化されていません。

いろいろな種類のワクチンが開発されると、必然的に接種を受ける日が多くなります。こうなると、ワクチンを受ける側は接種のために多くの時間が取られますし、注射で痛い思いをする回数も増えます。費用と時間も馬鹿になりません。こうした好ましくない事態を避けるために、「多種混合ワクチン」の導入が望まれます。**多種混合ワクチンというのは、ジフテリア・百日せき・破傷風・不活化ポリオ四種混合ワクチン（DPT＋IPワクチンともいいます）が好例ですが、いろいろなワクチンを混合したものを接種するワクチンのことです。DPT＋IPワクチンの場合は、それぞれのワクチンを単独に接種する場合に比べて、接種回数を四分の一に減らせます。**

多種混合ワクチンは、時間と費用を節約する面でも、注射を受ける回数を少なくする点でも結構なワクチンです。しかし、多種類のワクチンを機械的に混合すれば、免疫を引き出す能力が低下したり、思わぬ副作用を引き起こす可能性があります。こうした事態を避けるために慎重な動物実験や臨床試験が行われ、さまざまな工夫が凝らされています。欧米では、以前から DPT＋IP ワクチンに加えて、B 型肝炎ワクチンやインフルエンザ菌 b 型〔ヒブ(Hib)〕ワクチンを加えた六種混合ワクチンなども、承認され接種されています。これらの多種混合ワクチンは、外国での接種成績では、効力の点でも副作用の点でも、従来のワクチンとは差がないことが示されています。

ワクチン後発国であるわが国でも、2012 年になってようやく DPT＋IP 四種混合ワクチンが承認されたところです。生ワクチンでも諸外国は麻しん・おたふくかぜ・風しん三種混合ワクチン（MMR ワクチン）が行き渡っていますが、わが国では麻しん・風しん二種混合ワクチン（MR ワクチン）しか承認されていません。一九九〇年前後に起こった MMR ワクチンに含まれていたおたふくかぜワクチンによる副作用禍が、いまだに尾を引いているのです(72 ページ)。ワクチン行政に関する限り、世界に比べて日本は残念ながら、1 周遅れの状態を堅持しています。将来はいろいろな多種混合ワクチンが使用されるようになることが期待されます。なお、医療関係者といえども、流通している複数のワクチンを勝手に混合して接種することはできません。

第3章 医薬品としてのワクチン ―ワクチンの承認審査―

1 ワクチンを含む医薬品を製造・販売するには国の承認が必要

巻頭付表には、日本で使用されている主なワクチン一覧表を示してあります。2010年前後までは、外国で十年も前に承認されたいくつかのワクチンが、わが国では未承認のままで残されていました。その後、承認されるワクチンの種類が増えてきましたが、外国との差は依然として存在します。そのうえ、接種を受ける側にとって経済的負担が少なくて済む定期接種ワクチンの種類が、わが国では少ないという問題もあります。

先の文章で、ワクチンについて、「承認」、「未承認」という言葉を使いましたが、ワクチンは医薬品の一種です。その製造や販売については、国家が責任を持っています。**ワクチンなどの医薬品については、個人が勝手に効能を宣伝して販売することは「医薬品医療機器等法（薬機法）」という法律で厳しく禁じられています。なお、薬機法は、以前は薬事法と呼ばれたものが、拡大・改正されたものです。国（厚生労働大臣）が効能、安全性、および品質の点で、良い医薬品であると「承認」したものでなければ販売・使用することはできません。**

関連して厚生労働省（以下、厚労省と略）からは、「医薬品の臨床試験に関する基準」（Good Clinical Practice；GCP）や、「医薬品の製造並びに品質管理に関する基準」（Good Manufacturing Practice；GMP）などが出されており、遵守が求められています。同時に、定期的に関係当局による、基準が遵守されているかどうかをみる査察が行われます。これらの事実からわかるように、医薬品の取扱いには多くの規制がかけられています。ワクチンを含むほとんどの医薬品の本体は毒物や劇物ですから、こうした規制は守ってもらわなければなりません。しかし、次項で述べるように2015年には、九州の代表的医薬品メーカー・化学及び血清療法研究所（化血研）が40年以上にわたってGMPに反する製造販売を繰り返していたことが明るみにだされ、関係者に衝撃を与えました。化血研は、日本の代表的なワクチンメーカーと言われていただけに、この事件がワクチンや予防接種体制に大きな影響を与えずにはおかれませんでした（第３部、209ページ）。

話を元に戻しますと、ワクチンなどの医薬品の審査では、製造・販売を求めている企業が行ってきた試験をもとに、その有効性、安全性、および品質が審査されます。試験の概要は**コラム10**に書かれているように、実験動物などを使った非臨床試験と、直接ヒトに投与する臨床試験に分かれます。臨床試験は４相から成り立っており、ワクチンの場合は最初の第１相では、少数の健康成人の志願者（男性が多い）に対し接種され、主にワクチンの安全性や予防に必要とされる量を推測するデータなどがとられます。次の第２相では、第１相よりも年齢などに広がりがある被験者が対象になり、効果や安全性が探索されます。第３相では、被験者の数はさらに多くなり、小児用ワクチンの場合は接種対象になる年齢の健康な小児へ

Column 10 新ワクチンを含む新薬の承認審査の概要

新たに開発された医薬品（新薬）を製造・販売するに当たっては、その有効性、安全性、および品質が厳しく審査されます。新薬を製造・販売しようとする企業が、承認を求めて提出してきた資料（申請書）を元に審査がされます。また、新薬を製造する工場もガイドラインなどに適合していることが求められ、製造所の厳しい査察が行われます。

新薬候補の試験は、非臨床試験と臨床試験に大別されます。非臨床試験では新薬候補の品質が定められた規格に適合していることや、実験動物を使った試験で有効かつ安全であることが証明されなければなりません。非臨床試験をパスしては初めて、ヒトを使った臨床試験が行われます。何しろ人体実験ですから、新薬候補の投与方法や用量などだけでなく倫理面にも配慮した慎重な対応が求められています。通常、臨床試験は 4 相（第 1 相、第 2 相、第 3 相、および第 4 相）の試験から成り立っています。

第 1 相試験では、新薬候補が初めてヒトに投与（接種）されるわけですから、健康に問題のある人に投与するのは好ましくありません。第 1 相試験は、少数の健康成人の志願者（20～30 歳代の男性が多い）に投与されることの多い試験です（ただし、一般に毒性の強い制がん剤などは例外で、第 1 相でがん患者に投与されます）。第 1 相で主にみられる試験は臨床薬理試験で、ヒトへの安全性、副作用の種類や程度、治療または予防に必要とされる量を推測できるデータなどが取られます。新薬開発の人体実験を受けるヒト（被験者といいます）に投与（接種）される新薬候補の量は、最初はごく低めからスタートします。安全であることが確認できれば、量を増やして別のグループの被験者たちに投与します。また、被験者の体内で新薬候補がどのように吸収、代謝、排出、分泌されるかなどに関する予備的な検査も、しばしば行われます。

厳密に定められているわけではありませんが、第 2 相試験は患者を使った、新薬候補の治療効果を探索することが主な目的の試験です。この点では、20～30 歳代の健康な男性を被験者に使うことが多い第 1 相試験とは異なります。被験者の数は第 1 相よりは多いのですが、次に述べる第 3 相試験に比べると大幅に少ない数です。均質な被験者集団を対象とした試験で、次の第 3 相大規模試験のための新薬候補の投与量や投与方法などを決めることが、この相の試験の主な目的になっています。

第 3 相試験は新薬候補が、広範な患者に有効か否かをみる試験です。第 2 相試験よりも、被験者の数は大変に多い大規模臨床試験です。この第 3 相試験で、新薬候補が効果と安全性の両面で優れていることが証明され、厚生労働大臣の承認が得られれば新薬候補から「候補」の二文字が外されます。晴れて病院などで使用されることになります。第 3 相試験は費用がかかりますので、ここで失格になりますと製薬企業は、これまでの開発に要した費用をドブに棄てたも同然の結果になります。場合によっては企業の命運を決することになりかねません。

最後の第 4 相試験は、新薬が承認され、治療や予防に使用されるようになった後の追跡調査が主体になる試験です。

なお、上記の非臨床試験も、臨床試験も、ともに新薬候補を製造・販売しようとする業者側が行う試験です。極めてまれな例外はありますが、まずは審査側に属する厚生労働省や関係機関が臨床試験などを行うことはありません（もしも、そうしなければならないとすると国家機関は膨大な人員と予算が必要となります。現状ではほとんど不可能です）。業者側の自己申告試験ですから、申請書に不正や都合の悪いことは書かれない可能性もありえますし、現実にそうしたこともありました。新薬の審査に当たる人たちはそれなりの訓練を受けた人たちですが、神ならぬ身ですから、すべての不正が見抜けるわけはありません。現状の審査体系は種々の問題をはらんでいますが、やむをえないところがあります。

の予防効果などを見る試験がなされます。この第３相試験で、効果、安全性、品質の点で適正なワクチンであると認められれば、承認され、広く一般に接種されます。ただし、ワクチンの場合は「真の勝負は承認後にある」とも言われています。すなわち、一般への大規模使用により、新ワクチンがどれだけ対象にしている疾患の予防に効果があるかが、追跡調査を主とする第４相試験で明らかになります。もしも第４相で、既存のワクチンに比べて、新ワクチンの予防効果が悪いことが示されたり、深刻な副作用事例が多く出ると、新ワクチンは消滅の運命を迎えます。

なお、ワクチンなどの医薬品の審査業務を所管しているところは厚労省の医薬・生活衛生局です。ただし、実質的な審査は「独立行政法人・医薬品医療機器総合機構」という名前の組織が行っています。上記の機構の名前は、英語の略称を繋げたPMDA（Phrmaceuticals and Medical Devices Agency：パムダ、ただし、パンダやピーエムディーエーと呼ぶ人もいます）という名前で呼ばれることが多くなっています。パムダの多分野の専門家たちの書類と現地調査による審査を経て、厚労省に置かれている薬事食品衛生審議会・薬事分科会に諮られ、承認するか否かの審議がされます。「承認して差し支えない」という決定がなされたもののみが、医薬品として使用できるのです。

多くの医薬品の中でも、ワクチンの審査は極めて難しく、デリケートな側面を持っています。何しろ先に書いたように、ワクチンのコンセプトは「弱い病気を起させて恐ろしい病気を予防する」ものだからです。微小とはいえ、すべてのワクチンには副作用があり、人体にとっては異物を接種するために排除機能が働き、免疫反応として発熱や疼痛が起こります。その意味では完全に安全なワクチンはありえません。おまけに**多くのワクチンは、生体防御能力が弱い乳幼児や高齢者に接種されます。逆から言えば、こうした人たちこそ感染症を予防するためにワクチンが必要なのですが。**

2 ■ GMPの重要性と化血研によるGMP違反事件

ワクチンを含む医薬品は、病原微生物や毒物を原料にしているものが多く、製品も体力が劣っている患者や幼児に使用されるので、その製造には厳しい規制がかけられています。その代表が先に述べたGMPすなわち、「医薬品の製造並びに品質管理に関する基準」です。すべての医薬品などを製造する者は、このGMPに定められている基準を遵守しなければなりません。

化血研のGMP違反は、国から認められていない方法で、ワクチンなどを製造していたことにあります。幸い、違反製品で事故は起こらなかったようですが、こうした違反を40年も続けていたそうです。定期的に国の査察官が製造所の査察に入りますが、そうした折には前もって、集団で査察官を騙す練習をしていたこともあったとメディアに報ぜられました。これでは査察官が騙されてしまうのは当然ですが、良心に痛みを感じなかったのでしょうか。

この派手なGMP違反は2015年５月、査察などで白日の下に晒され、大きな話題になりました。当然のことながら、GMP違反により化血研は厚生労働省から厳しい処分を受け、信用は下落し、経営の根幹が揺さぶられることになりました。前経営陣は全員引責辞職し、2016年７月には新しい経営陣の下で再出発が図られました。しかし、新経営陣も一枚岩ではなく、独立して独自の路線を歩もうとする新理事長と、既存の製薬会社との合併を図ろうとする理事たちの間で意見の対立が鮮明になり、１年もたたない 2017 年６月、新理事長は解任されました。その後、紆余曲折はありましたが、2018 年春、化血研は明治製菓グループ傘下に入り、KM バイオロジクス株式会社が誕生しました。日本のワクチン分野で大きな足跡を残した化血研の名前が消えたことは、感慨深いものがあります（正確に記すと、ワクチンや血液製剤などの開発研究を助成する組織として、化血研の名称は残されているが、生産には全くタッチしておらず、組織も格段に縮小されています）。なお、化血研などの GMP 違反事件の詳細や、それから派生したいろいろな問題は第３部（209 ページ）で詳しく記述しておりますので、そちらも参照ください。

太平洋戦争以降の日本で、ワクチンを製造してきた会社には一つの特性がありました。中小規模の会社が多かったのです。代表的なワクチンメーカーは化血研のほかに、北里研究所（北研）、阪大微生物病研究会（阪大微研）、デンカ生研、武田薬品工業といったところですが、デンカと武田を除く３社は同じ大学の卒業生や関係者が中心になって設立した会社です。化血研は熊本大学の、北研は北里大学の、そして阪大微研は大阪大学 OB たちの会社とみなされてきました。当然のことながら、大企業とは言えません。一方、世界のワクチン分野を席捲している製薬会社はノバルティス、MSD、GSK、ファイザー、サノフィ・パスツールなどの巨大会社、いわゆるビッグファーマです。製薬会社は豆粒のような薬を作っていることもあり、巨大会社というイメージはありません。しかし、ビッグファーマは、トヨタ自動車などと並ぶ巨大企業なのです。何しろ、世界で巨大な純益をあげているベスト 50 社の中に、何と製薬会社は５～６社も含まれているのです。競争になると、尋常な方法では、日本のワクチンメーカーはビッグファーマには太刀打ちできません。こうした事実を背後に控えているためか、日本のワクチンメーカーも提携に動き始めました。

3 ■ 日本がワクチン後発国に留まっている原因

日本がワクチン後発国に留まっている原因には、いろいろな理由があります。最大の理由の一つは、20 世紀の終わりまで、ワクチンなどの医薬品審査に携わる人たちの数が少なかったことにあります。その弊害が指摘されたこともあって、現在は審査に携わる人たちが増員されてきていますが、かつては日本のワクチン審査官の総数は、アメリカのワクチン審査官の総数の二十分の一以下でした。驚くよりも感心してしまうほどの審査官の少なさでした。これでは手抜きをしない限り、審査が進むはずはありません。その影響が今日まで、尾を引いています。

ワクチン審査が遅れたもう一つの要因は、わが国に往々にしてみられる潔癖主義にあると思われます。「絶対に安全なものでなければ使わない」ということになると、ワクチンはすべて使えません。そのうえ、ときおり起ったワクチンによる副作用をメディアが過大に取り上げたこともあって（それは致し方ない面もありましたが）、国民全体にワクチンに対するボンヤリとした不信感が広がり、それがいまだに抜け切れていません。こうした空気が審査の進行に、微妙にブレーキをかけているはずです。

おまけにわが国では、他の国では珍しい筋金入りの反ワクチン運動家も少なからず存在し、それがワクチンに悪いイメージを与えています。外国でも反ワクチン運動家は活躍していますが、多くの人はそれなりの勉強をしています。わが国の反ワクチン運動家は、全くワクチン学や微生物学の勉強をしないで､激烈な言動を弄している人が多いのが特徴です。たとえば、2018 年 6 月に出版されたある反ワクチン本では「ワクチンは効かないばかりか、極めて有害である」と紹介されている一方で、「不活化ポリオワクチンなどの未認可薬品は、現時点では承認された医薬品ではないので、公的な救済制度の対象ではありません」と堂々と書かれています。もちろんこれは完全な誤りです。医療関係者や幼児を持つ父母はご存じのとおり、不活化ポリオワクチンは同書が出版された数年前に承認され、定期接種ワクチンになっています。ほとんど全員の乳幼児は生ポリオワクチンではなく、DPT+IPV（ジフテリア・百日せき・破傷風＋不活化ポリオワクチン）の接種を受けています。反ワクチン本の著者の不勉強ぶりと、強烈な自信には、こちらの方が感心してしまいます。同書には他にも少なくとも十数ヵ所に及ぶこうした明らかな誤りやフェイクがあります。しかし不幸なことに、こうした本のアジテーションを信じてしまう人たちもいます。

4 ■ 日本版 ACIP（予防接種諮問委員会）の設立の必要性

ワクチンなどの医薬品の審査が遅れてしまった理由の一つは、エイズ事件の裁判の後遺症が挙げられるかもしれません。かつてエイズウイルスに汚染された輸入血液から作った血液凝固製剤が使われていたため、多くの血友病患者にエイズウイルス感染者が出たという不幸な事件です。血友病患者には先天的に血液凝固因子が欠けており、出血すると止まりません。これを外から補う必要がありますが、そのための血液凝固製剤がエイズウイルスに汚染していたのです。この不幸な事件では国の行政責任が問われ、汚染血液製剤の承認に関係していた当時の厚生省課長が有罪の判決を受けています。

現在、ワクチンの承認審査に携わっている人たちに、これが直接影響しているとは思いませんが、過剰に慎重になっているように思えてなりません。承認したワクチンなどで、万一、事故が起ったときなどは、裁判で審査担当者が責任を問われるのではないかと恐れるためです。審査に慎重なことは結構なことですが、いわゆる「羹に懲りて膾を吹く」という現象もみられるのではないでしょうか。**ワクチンなどの医薬品の審査に携わる人たちに、国際的な水準以上の過大な責任を課さないルールの構築を考える時期に来ています。**

アメリカでは医師、研究者、行政官、政府関係者、疫学者など多方面の人たちが参加する予防接種諮問委員会（Advisory Committee for Immunization Practices；ACIP）があり、予防接種に関するさまざまな点について活発な議論が行われています。会議は 1 年に 3 回開催され、予防接種の“recommendation”の決定や改訂が行われています。この会議の特徴として、さまざまな分野の人が一堂に会して議論をするという点に加え、会議の一部始終が公開され、透明性の高い会議になっていることが挙げられます。またオブザーバーとして誰でも会議に参加でき、ワクチン製造関係者やワクチンを接種される側（一般の方）にも発言の機会が与えられます。ACIP は CDC（Centers for Disease Control and Prevention；米国疾病予防管理センター）に助言を与える諮問機関ですが、ACIP での決定は

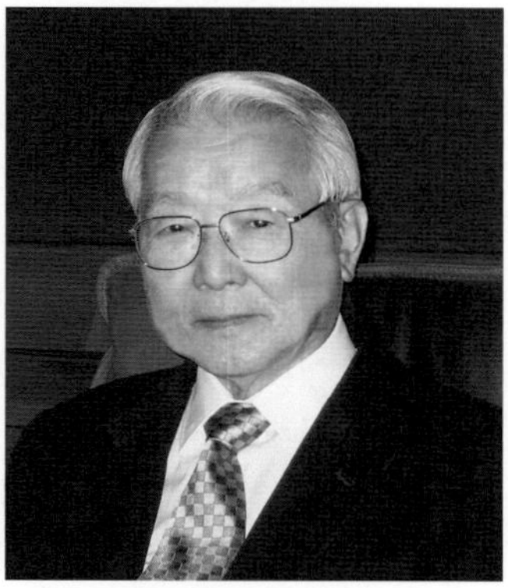

図 7　大谷 明（1925〜2008 年）

非常に重みがあり、多方面にわたる組織（小児科学会や看護師学会、さらに保険会社など）の政策に影響を与えます。わが国でもACIPのような、多方面の関係者が一堂に会し、互いの意見をオープンな形でぶつけあいながら政策決定をしていくような組織が求められています。大谷 明（元国立感染症研究所長；**図７**）が生前、強く主張していたように、早急に日本版ACIPが設立されることを期待しています。なお、イギリスなどでもACIPに似た組織が活動しています。

5 ■ 子宮頸がん（ヒトパピローマ）ワクチンの副作用事件の裁判と、日本のワクチン審査制度の改善に向けて

最近また、ワクチン分野で大きな事件が起こっています。すなわち、子宮頸がんワクチン（ヒトパピローマウイルス（HPV）ワクチン）接種による副作用例が発生し、被害者団体がHPVワクチンを製造・販売した製薬会社と、同ワクチンに承認を与えた国を相手取って、裁判に訴えた事件です。

日本では諸外国とは大きく遅れて、2009年と2011年に２種類のHPVワクチンが承認され、2013年には定期接種ワクチンに格上げされています。子宮頸がんの大部分はヒトパピローマウイルス（HPV）感染によって引き起こされることが、1980年代の前半に、西ドイツ（当時）のzur Hausenらによって証明されています。承認された子宮頸がんワクチンは成分ワクチンで、子宮頸がんを起こすウイルス粒子を構成する主要蛋白質が抗原として使用されています。オーストラリアなどでのワクチン接種の予防効果を追跡する大規模調査研究では、HPVワクチンには子宮頸がんを予防する効果が認められています（98ページ）。

HPVワクチンは、子宮頸がんの予防ワクチンとして大きな期待が持たれ、定期接種ワクチンにも採用されたのですが、わが国ではワクチン接種後に、少女たちに起こった激しいけいれんを伴う失神や、アナフィラキシーなどの発生がメディアに大きく取り上げられたこともあり、勧奨接種から外され、現在の接種率は一桁台にとどまっています。

HPVワクチンそのものが接種を受けた少女たちに、深刻な神経症状を伴う重篤な副作用を引き起こすと主張する医師たちもいます。こうした医師の一人は「HPVワクチン関連神経免疫異常症候群（HANS；ハンス症候群）」という病名をつけています。ただし、ハンス症候群の患者の中には、ワクチン接種後数ヵ月から２年も経過した後で発症したケースでも、ワクチン接種の副作用事例として計上されているものもあり、因果関係に首をかしげざるをえません。ワクチン学の常識とはいささか外れています。HPVワクチンの主な接種対象者は十代前半の少女たちでしたが、ワクチンの副作用とされている事例の多くは、多感な年代の少女たちに起こりがちな神経症状で、多くはワクチンとは関係のない「紛れ込み事故」だという意見が、ワクチン学の専門家の間で有力です。われわれは「ハンス症候群」とされているものの多くは、ワクチンそのものによらないという見解に賛成しています。人種の差や生活様式の違いがワクチンの副作用に影響するケースがありえますし、HPVワクチンが日本人女性に、副作用が高く出る可能性もありえますが。

HPVワクチンの副作用事例が裁判にまで持ち込まれた不幸は、やはりわが国の審査制度の不備と欠陥によります。前項で述べた日本版ACIP（予防接種諮問委員会）が存在しないことが最大の問題なのです。日本では厚労省内に予防接種に関して討議する予防接種分科会な

どがありますが、組織の独立性の点でも、透明性の点でも、米国のACIPに比すべくもありません。残念ながら、同一視できるものではありません。

HPVワクチンの副作用が問題になった直後に、同ワクチンの定期接種化は厚労省の会議で、非民主的な方法で決定されたという情報が、メディアに書きたてられました。定期接種化を強力に推し進めた代議士の夫が、HPVワクチンの製造・販売会社の顧問弁護士だったという情報も暴かれ、スキャンダル化を呈しました。もしも、子宮頸がんワクチンの定期接種化を決定する時に、日本版ACIPが存在・機能していれば、子宮頸がんワクチンの副作用問題が裁判の場に持ち込まれた可能性は低かったのではないでしょうか。悔やまれます。

なお、HPVワクチンの裁判のためのHPV薬害訴訟全国弁護団が結成されて間もなく、同弁護団共同代表のMM弁護士から、人を介して筆者（KM）に「HPVワクチンの副作用問題で、意見を聞きたい」という依頼を受けました。MM弁護士はHIVに汚染された血液製剤を介して引き起こされたエイズ薬害裁判で、原告側の弁護士として活動された方でもあります。初めてお会いしたMM弁護士は理性的な立派な方で、病原微生物学をはじめとする医学全般にも通じておられ、そのことが印象に残りました。人格的にも、筆者などはとても太刀打ちできる人には思えませんでした。

約1時間半に及ぶ質疑を含む会談を通じて、「発表された多くのデータから、子宮頸がんワクチンはリスクを上回る便益があると考えられる」という筆者の意見と、「子宮頸がんワクチンの日本人に対するリスクはきわめて大きい。こうしたワクチンを製造販売・承認したワクチン会社と国の責任は免れない」というMM弁護士側の意見は平行線をたどったままに終わりました。ただし、会談を通じて、MM弁護士と意見の一致をみた事項もあります。それは日本にも、ACIP（予防接種諮問委員会）のような組織が必要であるという点です。国民の健康に資するためにも、ワクチン後発国の汚名を晴らすためにも、不幸な薬害裁判の数を少なくするためにも、日本版ACIPの設立は早急に取り組まねばならない問題と考えます。いまだに、わが国の行政や製薬会社に、そうした働きかけの萌芽すらみられないことを悲しく思っています。

6 ■ 多様な外国製ワクチンの導入と、外国製ワクチンを日本で審査する意味

ワクチン分野では、特に新規ワクチンの開発は外国企業の独壇場になっています。近年、爆発的に市場が拡大しているこの分野では、世界の総売り上げの80%は、いわゆる5大ワクチンメーカー（GSK、サノフィ・パスツール、ノバルティス、MSD、ファイザー）が独占しています（Kresse H, Shah M：Nature Drug Discovery, 2010；9：913-914）。日本で過去数年間に承認された新規ワクチンの大半は、上記5大ワクチンメーカーの製品です。これらのワクチンが承認されるまでには長い時間がかかったこともあり、また外国のワクチンメーカーの人たちは誇り高く、自信満々の方が多いこともあり、日本の審査に強い不満を持っていることを隠そうとはされません。日本での審査の遅れは、意外に思われるかもしれませんが、ワクチン推進派の人たちにも責任があります（**コラム11**）。また、厳しい見方かもしれませんが、前項で触れたように、行政にも責任があるはずです。

なお、ワクチンラグを解消するために、現在でもときおり「欧米でも優れた治験結果が出ているワクチンは、日本でも審査なしで承認せよ」という急進的なご意見を披歴される方が

います、しかし、こうした意見は〈原則として〉受け入れることはできません。原則として受け入れられないと断った理由は、強毒の感染症が流行している（もしくは流行する恐れが高い）ときに、国内にその感染症に対するワクチンが存在しない場合などでは、例外的に幾つかの審査を省略して承認することもやむをえないからです。承認審査には時間がかかるので、その間に感染症が拡大し、犠牲者が多く出てしまいます。歴史上、承認審査を経ないで、外国のワクチンが承認されたケースがあります。すなわち、1961 年のポリオの流行時に、当時の古井厚生大臣の英断で、審査なしでソ連製セービンワクチンが緊急輸入され、ポリオの流行をストップさせることができました。

このような例外は別として、通常の審査では如何に欧米の治験などで好成績を上げていても、ワクチンをフリーパスで承認することは好ましくありません。人種差や地域差、生活習慣の違いなどにより、病原微生物感受性などの違いがありえます。たとえば、黄色人種は白色人種などに比べて、ヒブ菌（92 ページ参照）感染には抵抗性が強いようです。同じ名前の病原微生物でも、国によって流行株の病原性に差があることがしばしば観察されています。食事や生活環境の差が、ワクチンの効果や副作用に微妙な影響を与えることもあります。何よりも、ワクチンは健康ではあるが、免疫力が十分ではない小児や高齢者などに接種されることが多いので、承認審査ではこうした国内外の差異のチェックも必要です。十分な科学的説明がつけば省略できますが、欧米の優れたワクチンといえども、日本人を対象にした治験

Column 11　ワクチン推進派の人たちの責任

日本でのワクチンの承認審査の遅れ（ワクチン・ラグ）の原因は、行政がワクチン反対派の人たちに過剰に反応してきたこともあったでしょう。筆者（KM）はワクチン・ラグの原因の多くを反対派の人たちに押し付けるために、この文章を書いているのではありません。本章でも触れていますが、ワクチン批判派の人たちもさまざまで、ワクチンについて深く勉強し精通している方もおられます。逆にワクチン推進派の人たちには、いささかヒドイと思われる問題児もご活躍中です。

十年近く前になりますが、都内の某大学で、ワクチン接種を推進する公開シンポジウムが開催され、数人の感染症やワクチンの専門家たちが講演をされました。そのなかの一人で、これまで多くの治験を担当されてきた A 国立大学教授は、約 200 人の聴衆を前にして『これから皆様にお見せするスライドは、すべて B 社（ワクチンメーカー）の方に作成して頂いたものです』と堂々とした口調でお断りになりました。居眠りをしかかっていた筆者は、この発言に驚き椅子から転げ落ちそうになりました。これまで、治験担当の大学教授が業者と癒着し、学会のスライドなども業者に作らせているという報道がメディアに紹介され、世論の強い非難を受けていました。このため、かような人種はすでに絶滅したと思っていました。しかし、そうではなかったのです。A 教授は大衆の面前で恥じらうこともなく、自分は癒着人種であることを間接的に公表されましたが、呆れて腹が立つよりその臆面のなさに尊敬の念さえ覚えてしまいました。彼のようなワクチン推進派が、一般市民の人たちにワクチンに対する不信感を増幅してきたこともあるのです。

A 教授の講演内容は B 社のワクチンの宣伝で、『このワクチンがいまだ日本で未承認なのは困ったことだ。日本の審査当局は何をやっているのか。すでに欧米では、このワクチンは多くの人に投与され良い治験結果が出ている。こうした優れた結果が出ているワクチンは、わが国ではフリーパスで承認しても良い』というものでした。彼の発言はもっともなようにみえて、極めて危険な考えで、その理由は本文にも記載した通りです。

などを行う必要があると考えます。

ワクチンの製造には、実に多くの段階が踏まれています。同じ会社の同じ製造所で、同じ原料と同じ製法で製造した同じ製品名を持つワクチンでも、ロット（**コラム 17**；46 ページ参照）ごとに差異が存在します。ましてや製造所が異なったり、使用する原料が同じ会社のものでなかったら、ワクチン間の品質の差異は大きくなります。大抵のワクチンは同じ製品名でも、多種類の原料を使うこともあって差異があるのが現実です。ワクチンはロットごとに検定され、いろいろな試験を受けますが、不合格品はもちろん市場に出てきません。製薬会社も審査や検定の結果をごまかして、不合格品を市場に出すことはありません。そのような行為は、自分の首を絞めることであることは十分に認識しています。

ただし、合格品にもいろいろなものがあります。効果や安全性の点で極めて優秀なものもあれば、すれすれで合格したものもありえます。ちょうど、大学入試や企業の採用試験の合格者にも優劣があるように。そして、大学も、企業も、またワクチンを使う側も、優秀な成績で合格したものを、自分のところに採りたいと希望することは同じです。もしも今、欧米のＤ国で製造された新規Ｅワクチンを購入したいという国が多く、売り手市場になっているとします。ご多分にもれず、Ｅワクチンの中には優秀なものとそうでないものがあります。こうした情勢の中で、Ｅワクチンの購入を希望している国が数ヵ国あるとし、その中でＦ国だけが欧米での承認審査で合格したＥワクチンを審査なしで受け入れるとしていたら、Ｆ国は優秀な合格品を購入できるでしょうか。競争相手が多ければ、Ｆ国は間違いなく優秀合格品は購入できず、すれすれ合格品しか回されて来ないでしょう。特にＦ国が、Ｄ国とは遠く離れた東洋の島国である場合は、そうした不幸な事態が起こるでしょう。この場合、Ｄ国の製薬メーカーが不正を働いているのでは決してありません。すなわち、すでにＤ国におけるワクチンの効果や安全性を測る審査で、優秀とはいえないまでも、合格しているＥワクチンをＦ国に購入させているわけですから、法律に触れることはありません。ただし、Ｆ国で独自に審査を行っていれば、すれすれ合格品はＦ国の審査では不合格になる可能性がかなりあります。輸入ワクチンなどの審査では書類審査のほかに、実験動物を使ったワクチンの効果や安全性を調べる各種試験が自国の試験機関で行われます。ワクチンの試験結果はばらつきがみられますが、優秀品は他国でもほぼ確実に合格します。一方、すれすれ合格品はある時は合格し、ある時は不合格になります。それゆえに、メーカーの方も不合格になるとイメージが損なわれるリスクがあるので、承認制度をとっている国には、効果が低く副作用が強く出ることの多い、すれすれ合格品を持ち込まない可能性が大きくなります。

第4章 ワクチンの分類とワクチンに含まれる成分

1 定期接種ワクチンと任意接種ワクチン

現在、日本で実施されている予防接種ワクチンは、定期接種ワクチンと任意接種ワクチンに分かれます。**巻頭付表**に示されているように、2019 年 2 月の時点で、わが国で広く使われているワクチンには、全体で 20 種類の疾病に対する 17 種類のワクチンが含まれています。そのうち、多種混合ワクチンはジフテリア・百日せき・破傷風・不活化ポリオ四種混合ワクチン（DPT+IP ワクチン）と麻しん・風しん二種混合ワクチン（MR ワクチン）です。これらのワクチンは単独でも接種されますが、接種回数が少なくてすむという利点があるため、混合ワクチンの方が一般的です。単味のワクチンが使われるのは例外的なケースです。また、肺炎球菌ワクチンには、小児用と高齢者用の 2 種類のワクチンがあります。

承認されているワクチンのうちで、DPT+IPV、BCG（結核予防用）、MR、日本脳炎、水痘、肺炎球菌（小児用と高齢者用）、インフルエンザｂ型菌、子宮頸がん、B 型肝炎、およびインフルエンザの 11 種類のワクチンが、定期接種ワクチンに指定されています。残りのおたふくかぜ、A 型肝炎、ロタ下痢症、新型（H5N1）インフルエンザ、帯状疱疹、および流行性髄膜炎（侵襲性髄膜炎菌感染症）の 6 種類のワクチンが、任意接種になっています。定期接種ワクチンは法律（予防接種法）で、A 類疾病用ワクチンと B 類疾病用ワクチンに分かれます。B 類はインフルエンザと高齢者用肺炎球菌ワクチンだけで、残りが A 類疾病用ワクチンです。A 類ワクチンは、主に乳幼児や小児に接種されますが、法律で指定されている年齢で接種を受ける限り、定期接種になります。しかし、予防接種法に指定されている年齢から外れた者が、定期接種ワクチンに指定されているワクチンを受ける場合には、原則として任意接種となり、費用は自己負担になります（ただし、臨時接種ワクチンに指定された場合などでは、法令で指定されている年齢から外れていても、接種を受ける者が費用を負担しないケースもあります；213 ページも参照）。B 類疾病用ワクチンの場合は、接種に要する費用は該当する年齢の人でも、A 類疾病用ワクチンほど自治体は援助しないところが多いようです（**コラム 12**）。なお、2013 年 4 月 1 日より、以前は定期接種 1 類疾病とされていたワクチンは A 類疾病に、2 類疾病は B 類疾病に名称が変更されました。

後でも少しふれますが、かつては定期接種ワクチンは義務接種、もしくは強制接種ワクチンとも呼ばれていました。大変に高圧的な名前ですが、以前は法律によって、これらのワクチンの接種が国民の義務とされていたのです。こうした状態になっていたわけは、感染症が流行しない状態を保持するためには、国民全体が予防接種により、免疫レベルを高めておかねばならないという「集団防衛」の考えが強かったためです。しかし、1960 年代に入ると、感染症の犠牲者が少なくなるに比例して、予防接種による副作用がクローズアップされてきました。たとえば、天然痘ワクチン（種痘）の例が一番よい例と思われますが、わが国では1956年以降、種痘が廃止されるまでの20年間にわたって、天然痘の患者はほとんど出ていません。一方では、種痘の副作用で苦しむ被害者が少なくなかったのです。

「集団防衛」をいう錦の御旗を掲げて、強制的に予防接種を受けさせるという考えは、個人の意志を尊重する時代の流れに逆らうものであり、国民の支持を受け難くなりました。こうした事情を反映して、1994年には予防接種に関する法律（予防接種法）が全面的に改正され、集団義務接種から、勧奨個別接種に移行します。すなわち、「国は国民の健康を守るために必要な予防接種を示して勧めるので、国民はそれを理解して受ける努力をして下さい」というのが、改正予防接種法の主旨です。国が接種を勧めるところから、定期接種ワクチンの大半は勧奨接種ワクチンに指定されていますが、2019年3月の時点で、すべての定期接種ワクチンが勧奨接種ワクチンにはなっていません。その例外が先にも述べた子宮頸がん（HPV）ワクチンです。一方、任意接種の方は、予防接種法で定められていない予防接種や、定期接種に定められている年齢以外の人が受ける予防接種です。任意接種には国民の努力義務が課せられていません。しかし、おたふくかぜワクチンやロタワクチンなど、任意接種ワクチンの多くは接種を考慮すべき重要なワクチンです。

なお、ワクチンには感染防御を目的とするものと、発症防御を目的とするものがあります。病原体が局所や体内に侵入して、自分が発育可能な細胞や組織に定着して増殖し、その際に発熱、疼痛、脳炎等の症状が観察され、病原性を発揮します。このときに、たとえばインフルエンザワクチンは、病原体が感染し増えないことを目的にしています。一方、病原体が多少増えたとしても症状がでないことが目的のもの、たとえば破傷風ワクチンは、破傷風菌が増殖する際に産生した毒素を無毒化することで病気を防いでいます。したがって、破傷風ワクチンは、個人の命を守るため（個人免疫）の効果を狙う目的があります。一方、インフルエンザワクチンは、ある集団の80%以上の割合が接種されていることで、その集団は社会的活動が停止しないこともワクチンの社会免疫としての狙いです。

Column 12　公的機関による定期接種ワクチンの接種費用負担

「予防接種法」は主として定期接種ワクチンに関する規定を定めた法律ですが、その中で予防接種を受けた者、またはその保護者から「実費を徴収することができる。ただし、これらの者が経済的理由により、その費用を負担することができないと認められるときは、この限りではない」と定められています。定期接種では集団防衛という公的な目的がある一方では、個人も予防接種により感染症から守られるわけですから、受益者負担という考えも成立します。このため、経済的に困窮している人からの徴収はできませんが、その他の人からは実費を徴収できるとされています。

現実には、市町村によっては公費を補うことで実費も徴収しないところや、軽減するところ、もしく公費の補助をしないところなどさまざまのようです。

近年は予防接種に積極的に取り組む自治体が増加し、A類疾病の定期接種を無料にする自治体がほとんどになっています。213ページも参照して下さい。

2 ■ 高齢者などの易感染者用のワクチン

近年は、高齢者などの易感染者向けのワクチンも重要視されています。高齢者などの場合は体の防衛能力が低下しているために、ワクチンを接種することで、免疫力を高めておく必要があります。高齢者向けの予防接種ワクチンとしては、インフルエンザワクチン、肺炎球菌ワクチン、および帯状疱疹ワクチンの３種類が承認されており、インフルエンザワクチンと肺炎球菌ワクチンが定期接種Ｂ類疾病用ワクチンに指定されています。高齢者にとって、肺炎などの呼吸器感染症は命に関わることが多く、上記２種類のワクチンは肺炎の予防を最大の目的にしています。将来は高齢者用などのワクチンの種類も増えるでしょう。現実に、黄色ブドウ球菌ワクチンや緑膿菌ワクチンなどの開発研究も盛んになっています（145ページ参照）。

思春期、もしくは成人用のワクチンとしては、風しんワクチンや子宮頸がん予防ワクチンが代表的なものです。風しんは子どもが罹った場合は、多くの患者はそれほどひどい病気は起こしません。しかし、免疫を持たない成人女性が妊娠初期に風しんウイルス（**図８**）に感染すると大ごとで、難聴、先天性緑内障、白内障、先天性心疾患などといった障がいを負った児が高い確率で生まれてきます。こうした生まれつき障がいをもった児の出産を防ぐためには、ワクチン接種が必要です。わが国では2018年にも風しんの流行がみられ、成り行きが憂慮されています。過去に風しんワクチンの接種がなおざりにされてきた「つけ」が来ています。

乳幼児から高齢者まで、すべての年齢の人を対象にしたワクチンでは、インフルエンザワクチンが代表的なものです。病気を抱えているハイリスクの人や、そうした人に日常的に接する医療関係者には接種が勧められています。Ｂ型肝炎ウイルスの保有者と接触する機会の多い人たちも、予防のためにＢ型肝炎ワクチンを受けておくべきです。ヒトの血液を扱うこ

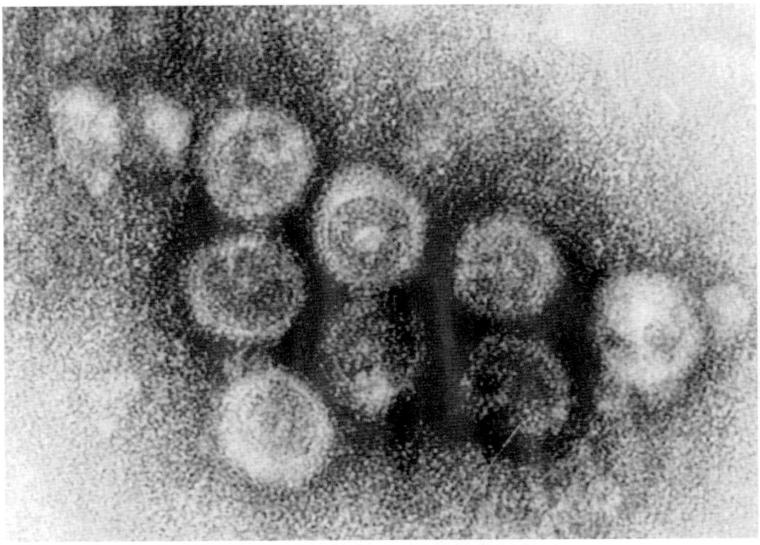

図８　風しんウイルスの電子顕微鏡写真
（国立感染症研究所提供）

との多い医療関係者や検査従事者は、B型肝炎ワクチンによる予防が必要です。

時代により、地域により、年齢により、個別にワクチンの損失を判断することが大切です。海外に行く時が典型ですが、国内でも、たとえば医療関係者は事情が違います。自らの感染リスクばかりでなく、感染した時の易感染者が多い少ないなどの、ほかの方々に対するリスクも配慮して、接種の得失を考えなければなりません。

3 微生物感染が原因となる、がんなどを予防するワクチン

本書の巻頭でも触れましたが、医学の進展により、ある種のがんでは微生物感染が引き金を引くことが多いことがわかってきました。たとえば、先に述べたB型肝炎は、C型肝炎とともに、肝臓がんに移行するリスクが高いのです。わが国の肝臓がん患者の約9割が、C型やB型肝炎ウイルスの感染者でした。また、子宮頸がんでは約95%がHPV（ヒトパピローマウイルス）感染によって起こることが明らかになっています。こうしたウイルス感染を未然に予防できれば、肝臓がんなどの発症リスクを大幅に減らすことができます。B型肝炎ワクチンは、日本を含む先進国で広く使用され、肝炎や肝臓がんの予防に役立っています。一方、C型肝炎ワクチンの開発は待望されていますが、いまだ成功していません。子宮頸がん予防用のHPVワクチンについては、先にも述べたように、開発、承認されているものの、わが国では副作用問題が起こり、現実には接種率が一桁台になり、存在しないも同様に近い状態に陥っています。

これらのがん予防ワクチンでは、ウイルスを構成している主要蛋白質を材料としてワクチンが作られています。ウイルス粒子の蛋白質に対する抗体をヒトに作らせ、ターゲットにしているB型肝炎ウイルスやHPVウイルスの感染・増殖を抑えるというのが、共通のアイディアです。これまでのワクチン開発の原理と変わりません。なお、胃がんを起こすピロリ菌のワクチンも研究開発が進められているものの、未完成です。

上記のがんの場合と同様に、循環器疾患や自己免疫疾患を引き起こす黒幕ではないかと疑われている微生物もいます。もしも微生物と疾患との関わりが高いことが判明すれば、その微生物を材料にして予防ワクチンを開発することも可能でしょう。今後のワクチン開発の道は、こうしたところにも向かいそうです。

4 生ワクチンと不活化ワクチンの長短

現在、わが国で使われているヒト用のワクチンは、細菌性感染症とウイルス性感染症に対するものだけで、真菌性や原虫性感染症のワクチンはありません。BCG（結核）やDPT（ジフテリア・百日せき・破傷風）ワクチンが代表的な細菌性ワクチンです。一方、水痘、ポリオ、MR（麻しん・風しん）、日本脳炎、インフルエンザワクチンなどはウイルス性ワクチンです。**ワクチンには毒力を大幅に弱めた生きた微生物を使う場合と、病原微生物を殺したり、毒素の活力を失わせたものを使うケースがあります。前者を「生ワクチン」、後者を「不活化ワクチン」と呼んでいます。**

生ワクチンも不活化ワクチンも、ともに液性免疫を誘導できますが、強い細胞性免疫を誘導できるのは生ワクチンだけです（**コラム13**）。また、不活化ワクチンに比べて、生ワクチン

の方が一般に免疫も長く保持できます。一方では、生ワクチンの方が深刻な副作用が出る傾向があります。弱毒化しているとはいえ生きた微生物を使いますので、極めてまれではあっても、突然変異によって毒力が強い微生物に先祖返りする可能性があるのです。生ワクチンに使われる微生物は安定で、毒力の強いものに変異しない性質を持っていることが求められます。現実に、こうした微生物がワクチン株として選抜されていますが、あらゆるケースで、完全に毒力が復帰しないものを求めることは難しいのです。たとえば、結核生ワクチン BCG は、エイズに感染している子どもたちには、ときとして致死的であるという報告もあります（エイズウイルス感染は、結核菌の制御に重要な役割を果たす細胞性免疫を低下させ、弱毒の BCG も病原性を持つのです）。また、胎児に対する影響については未知の部分が多いので、原則として生ワクチンは妊婦や、近く妊娠を予定している女性には接種しない方が良いのです。**一般に生ワクチン接種の場合は、不活化ワクチンに比べて、より慎重な対応が求められます。**

安定な弱毒株が得られない場合は、強毒の病原微生物をホルマリンなどで殺して、不活化ワクチンとして使います。この後ですぐに述べますが、毒素が病気の主な原因である場合は、毒素だけを不活化したものが使われることもあります。殺菌や不活化が十分でないと、ワクチン接種を受けた人たちは重大な病気を起こしてしまいます。現在はワクチンの製造では、安全性の確保は幾重にもチェックがされていますので問題は起こっていません。しかし、太平洋戦争が終わって間もない混乱期の 1948 年に、京都と島根で、無毒化が不十分だったジフテリア毒素を接種された幼児の間で、84 人もの死者が出るという不幸な出来事が起こっています。幸い一命を取り留めた患者や家族にも、肉体的、精神的後遺症を残しています。予防接種の歴史のうえで、決して忘れてはならない暗い事件です（田井中克人、『京都ジフテリ

Column 13　獲得免疫における液性免疫と細胞性免疫の役割

獲得免疫は液性免疫と細胞性免疫に大別されます。液性免疫は、血液などの体液に含まれる抗体（免疫グロブリン）が主役を演ずる免疫です。抗体は、病原微生物や毒素と特異的に結合することで、それらの活性を阻止します。これを中和（neutralization）と呼んでいます。液性免疫の主役である中和抗体は、体液中を徘徊している病原微生物や毒素に対して大きな不活化効果があります。ワクチンに期待されている第一の効果は、液性免疫の獲得・強化にあります。ただし、結核菌のような病原微生物がヒトの細胞の中に潜んでしまうと、液性免疫では細胞内部の病原微生物をやっつけることはできません。中和抗体は細胞の中には入れないのです。こうしたケースでは、細胞性免疫の出番となります。

細胞性免疫は、いろいろな白血球が担当する免疫です。**コラム 26** で紹介されている自然免疫で重要な役割を果たしているマクロファージや好中球も有名ですが、なかでも細胞傷害性 T 細胞と呼ばれる白血球が重要です。病原微生物が潜り込んでいるヒトの細胞表面には、病原微生物の構成蛋白質の一部が露出しています。細胞傷害性 T 細胞の表面には、この蛋白質を認識できる特異的抗原分子（Human Leukocyte Antigen；HLA）が出ています。これをアンテナ代わりに使って病原微生物が潜む細胞を見つけ出し、内部に潜む病原微生物ごとまとめて細胞を破壊します。液性免疫と細胞性免疫は、ともに協調することで病原微生物感染を阻止しています。ワクチンの中でも特に生ワクチンは、液性免疫だけでなく細胞性免疫も強く誘導します。

表4　生ワクチンと不活化ワクチンの一般的長所と短所

	生ワクチン	不活化ワクチン
安全性と副作用	極めてまれではあるが、深刻な副作用が出るケースがある。	安全性の点では一般に生ワクチンに勝る。
免疫力の保持期間	長期間継続する免疫の獲得	トキソイドを除き、長期間継続する免疫の獲得は難しい。
細胞性免疫の獲得	有り	無し
強毒ミュータントが出現する可能性	極めてまれながら有り	無し
別ワクチン接種までに空けなければならない間隔	27日以上空ければ可	6日以上空ければ可

上記の特徴や欠点には例外もある。極めて大まかな仕分けである。

ア予防接種禍事件― 69人目の犠牲者』新風舎、2005年)。

DPT＋IPワクチンやMRワクチンなどの、すでに混合されているワクチンを接種する場合は例外ですが、2種類以上の異なる生ワクチンなどを同時に接種すると、効果が低下したり、副作用が強く出る可能性がありえます。このため、同時接種には制限が設けられていましたが、多数のワクチンが開発され、特に1歳未満でのワクチン接種は込み合うようになり、現実的ではなくなってきました。現在は、特に不活化ワクチンについては、一定の条件を満たせば、同時接種を認める方向になっています。詳しくは第3部第1章の204ページを参照ください。

生ワクチンと不活化ワクチンの長所と短所を、**表4**にまとめておきます。

5 ■ 成分ワクチンとトキソイド

不活化ワクチンは、強毒病原微生物を殺したものと、病気の主原因になる強い外毒素（**コラム14**）だけを不活化したものに分かれます。また、殺した微生物を使う場合は、全体をそのままワクチンとして使う場合と、できるだけ免疫物質を作る成分だけを選んで精製し、ワクチンとして使うケースがあります。前者を細菌の場合は「全菌体ワクチン」、ウイルスの場合は「全粒子ワクチン」と呼ぶのに対し、後者を「成分ワクチン」と呼んでいます。代表的な成分ワクチンとしては、佐藤勇治らが開発した百日せきワクチンが有名です（18ページ参照)。

繰り返しになりますが、成分ワクチンでは有害な物質が少なくなっていることもあって、安全性が高まっています。これからは、ますます全菌体ワクチンなどに代って、安全性の高い成分ワクチンが使われることになるでしょう。なお、成分ワクチンの中には、組換えDNA技術を使って製造されるものが多くなっています。

一定の条件下で外毒素をホルマリンなどで不活化すると、毒力を失うが、外毒素に対する免疫物質（抗体）を作る能力は保持したものが得られます。これを「トキソイド」と呼んでいます。破傷風やジフテリアは、外毒素が病気の症状に決定的に重要な役割を果たす毒素原性の感染症です。毒素原性感染症の予防には、トキソイドの予防接種が有効です。トキソイドも不活化ワクチンの一種ですが、一般に良好な予防効果を示します。

弱毒生ワクチンは、ウイルス性の病気の予防に多く使われています。麻しん、風しん、おたふくかぜ、水痘、ロタ、黄熱ワクチンなどは、いずれも生ワクチンです。ポリオも、日本では2011年までは生ワクチンだけが使われていましたが、まれとはいえ突然変異を起こしたポリオウイルスによる被害者が出ることがあり、2012年に安全性が高い不活化ワクチンが承認されました。現在は、ポリオでは、もっぱら不活化ワクチンが接種されています。一方、細菌性ワクチンでは、トキソイドを含む不活化ワクチンが多数派です。なお、同じ生ワクチンでも、接種方法が異なる場合があります。ロタワクチンは口から飲み込ませる経口接種ですが、麻しん、風しん、おたふくかぜ、水痘などは皮下注射です。投与法が簡便で、接種を受ける者に苦痛を与えないこともあり、将来は経口接種されるワクチンの種類が増加するかも知れません。外国では、鼻に噴霧するワクチンも承認されています。

ワクチンの効果は、病原微生物の種類によってもさまざまです。高頻度に突然変異を起こ

Column 14

外毒素と内毒素

細菌が作る毒素のうちで、菌体の外に放出される毒素を「外毒素」と呼びます。外毒素には実に多種多様なものがあります。なかには破傷風毒素やボツリヌス毒素のように、1千万分の一グラムを接種しただけで、ヒトを殺してしまう猛毒の外毒素も存在します。例外もありますが、外毒素は一般に高温に不安定です。

外毒素が菌の外側に放出される毒素を指すのに対し、細菌の構成物それ自体が毒性を持つものがあり、これを「内毒素」と呼びます。エンドトキシン（endotoxin）とも言います。代表的な内毒素が、グラム陰性菌の細胞壁構成物の一つ、リポ多糖（**図Ⅲ-a**）です。毒性の本体は、リポ多糖中のリピドA（**図Ⅲ-b**）部分にあります。内毒素は飲食物と一緒に口から取り込んでも、毒性はほとんどありません。しかし、製造過程で内毒素に汚染された注射液などとともに血管の内部に入り込むと、ごく微量でも高熱を発したり、ショックを起こしたりします。内毒素は高温にすこぶる安定で、200℃に熱しても、なかなか活力を奪うことができません。殺菌した細菌でも、リポ多糖は毒性を保持しています。このため、注射薬の製造には、細菌を含む微生物が混入しないように細心の注意が払われています。

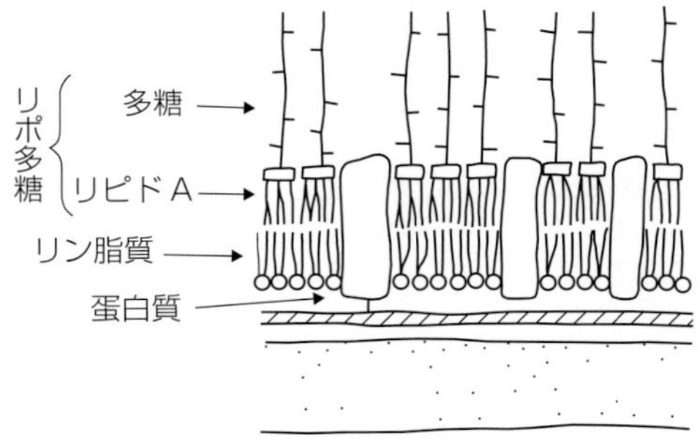

a. グラム陰性菌の表層とリポ多糖（模式図；棚元憲一による）

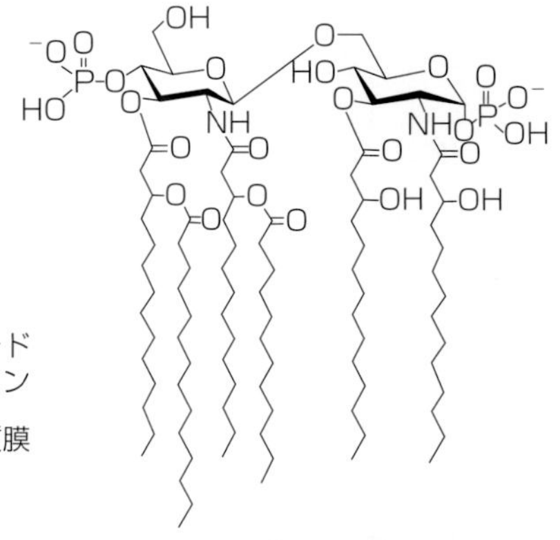

b. 大腸菌のリピドA

図Ⅲ　内毒素の本体、リポ多糖とリピドAの構造

す季節性インフルエンザワクチンのように、有効期間がせいぜい一年ぐらいしか続かないものもあれば、黄熱ワクチンのように、接種を受けるほとんどのヒトが生涯高い免疫力を保持しているワクチンもあります。

6 ■ ワクチンに含まれるいろいろな成分

ワクチンの中に含まれる成分は、弱毒化された生きた微生物、殺菌された微生物やその構成物、またはトキソイドといった免疫を誘導する主成分だけではありません。ワクチンの効果を高めたり、ワクチンの品質を保持したりする成分のほかに、外部から混入する恐れのある微生物の増殖を抑える物質などが入れられています。また、ワクチン製造の過程で使われた物質が除ききれず、残っている場合もあります。最後のものは「お邪魔虫」で、存在しない方が有難いのですが、現在の製造技術では完全な除去が難しいために、そのままになっています。それらを**表５**にまとめておきます。

まず、**ワクチンの効果を高める物質ですが、これを「アジュバント」と呼んでいます。アジュバントは、それ自体に特異的な免疫を誘導する作用はありません。ただし、トキソイドや微生物由来の成分と混合して接種した場合に、免疫誘導力を高め、免疫を長持ちさせる力があります。**日本語に翻訳すると「免疫強化補助剤」という言葉が適切と思われますが、長たらしいこともあり、アジュバントがもっぱら使われています。アジュバントとして使用されるものには、水酸化アルミニウムや細胞壁の構成成分等が使われます（**コラム 15**）。現在は外国の企業を中心に、飛躍的にワクチンの効果を高める新規アジュバントも開発されています。将来は、さらに有効なアジュバントが数多く製造されるものと期待されます。日本で承認・使用されているアジュバントと使用ワクチンを**表６**に掲げておきます。

ワクチンの品質の保持に使われるのは保存剤や安定化剤です。代表的な保存剤は、チメロ

表５　ワクチンに含まれるいろいろな成分

成　分	例	作　用
主成分（抗原物質）	破傷風トキソイド 弱毒化ロタウイルス	ヒトの特異的な免疫力を高めるワクチンの本体
殺菌剤（不活化剤）	ホルマリン	病原体を殺菌したり、毒素を不活化する目的で使用。まれにアレルギーの原因になる。生ワクチンには含まれていない。
アジュバント（免疫強化補助剤）	水酸化アルミニウム、MPL*1、乳化剤アジュバント*2	抗原物質の免疫原性を高める補助剤。それ自体は特異的な免疫刺激作用を持たない。不活化ワクチンに含まれることが多い。
安定化剤	ゼラチン、グルタミン酸ナトリウム、乳糖	ワクチンの品質保持のために使用。かつてはゼラチンが多用されていたが、アレルギーの原因となるため、他のものに置き換わってきている。
保存剤	チメロサール（水銀系保存剤）	細菌や真菌の増殖を抑える目的で使用。生ワクチンには含まれない。チメロサールを含まないワクチンが増えている。
抗菌薬	エリスロマイシン、ストレプトマイシン、カナマイシン	ウイルスワクチンには抗菌薬が微量含まれる。完全な除去は難しい。エリスロマイシンはアレルギーの原因になることがある。
培養細胞や培養液に含まれていた物質	鶏卵成分（インフルエンザ）、ベロ細胞成分（日本脳炎）	ワクチンの製造過程で使う培養細胞や培地から由来した成分が除ききれず、微量存在する。それぞれのワクチンで異なる。

*1 MPL は Lipid A（エンドトキシンの本体）を弱毒化した誘導体モノホスホリルリピド A（Mono-Phosphoryl Lipid A）の略号
*2 MF59 や AS03 名のアジュバントが該当。外国製の新型インフルエンザワクチンなどに含まれる。

サールですが、水銀化合物であるため、現在はできる限り使用しない方向に向かっています。ただし、日本で製造されているワクチンでも、ごく一部にチメロサールが含まれています。水銀化合物といっても、チメロサールは毒性の強いメチル水銀系ではありませんし、ワクチン中のチメロサールの濃度を下げる努力がされていますので、リスクは微小です。欧米では、ワクチンの中に含まれていたチメロサールが、自閉症を誘発するのではないかという騒ぎが起こり、現在も完全には沈静化していません。近年、医学専門誌に発表されている大規模な疫学研究では、ワクチン中のチメロサールと自閉症の発症は無関係という論文が発表されています。

安定化剤としては、かつてはゼラチンが含まれていましたが、ゼラチンアレルギーの原因になることが判明し、わが国のワクチンからはゼラチンは除かれています。乳糖などがゼラチンに代わって、安定化剤として使われることが多くなってきました。

微生物を殺菌したり、毒素の有害作用を抑えるために加える化学物質を「不活化剤」と呼びます。国内産の不活化ワクチンではホルマリンが大半ですが、外国産のワクチンでは他の不活化剤も使われています。ワクチン原料を精製する過程などで、ホルマリン濃度は薄めら

表 6　日本で承認・使用されているアジュバントとワクチン

アジュバント名	主要な成分	使用されているワクチン
Alum	アルミニウム塩 (水酸化アルミニウムなど)	B 型肝炎ワクチン、破傷風、DT、DTP
AS04	Alum＋MPL (3-O-desacyl-4′-monophosphoryl lipid A)	子宮頸がんワクチン (サーバリックス；GSK)
MF59	Squalene (oil-in-water emulsion)	H1N1 インフルエンザワクチン*1 (CELTURA；ノバルティス)
AS03	Squalene+DL-α-tocopherol (oil-in-water emulsion)	H1N1 インフルエンザワクチン*1 (アレパンリックス；GSK)

*1 インフルエンザ（H1N1）2009 用ワクチン
（石井 健：アジュバント開発研究の新展開．第 9 回厚生科学審議会予防接種分科会，2015 年 1 月 30 日より，一部書き換えて収載）

Column 15　不活化ワクチンに加えられる種々のアジュバントの役割

ワクチンにアジュバントが加えられるのは不活化ワクチンの場合で、生ワクチンにはアジュバントが加えられることはありません。わが国では、もっぱらアルミニウム（水酸化アルミニウムやリン酸アルミニウム）が、アジュバントとして使用されてきました。しかし、2009 年以降、細胞壁の構成成分の一つであるリピド A から由来したものや、水中油型（oil in water）の乳剤をアジュバントとしたワクチンなどが承認され、使用されています。

なお、リピド A は内毒素の本体（**コラム 14**；39 ページ参照）で、体内に入り込むと発熱作用を発揮したり、ショックを起こしたりします。一方では、免疫を誘導する能力もあります。こうしたリピド A は、もちろんそのままの形でヒトに使うと、とんでもないことになります。このため、リピド A を元に少し手を加えて、発熱やショックを起こす作用がほとんどないが、免疫誘導能力を保持したものを作り出し、それをアジュバントとして利用しています。その他、近年は種々のアジュバントが開発され、使用されてきています（**表 6**）。

れますが、微量の混入は避けられません。まれですが、ホルマリンによってアレルギーなどの有害作用が出ます。

ワクチンの製造過程で使われるものの中で、除ききれない物質としては、微生物を培養するときに使った培地成分や細胞成分が含まれます。たとえばインフルエンザワクチンの場合は、ウイルスを増やすために孵化鶏卵（**コラム16**）が使われます。ウイルスを精製する過程で、卵から由来しているアレルギー物質は可能な限り除かれます。しかし、現在の技術では、百万分の一グラムといった超微量のアレルギー物質までは、完全に除ききれないことが多い

Column 16　ウイルスを増やすための孵化鶏卵

ウイルスは生きた細胞の中でしか増えません。このため、培養細胞、孵化鶏卵、または生きた動物などに感染させて増殖させます。ウイルスを増やす孵化鶏卵には、受精させた鶏卵を38～39℃の孵卵器の中で5日から11日間、発育させたものが使われます（**図Ⅳ**）。なお、われわれが食用にしている鶏卵は未受精卵ですから、孵卵器に入れてもヒヨコに育つことはありません。腐るだけです。

増やそうとするウイルスの種類や目的によって、孵化鶏卵に接種する場所が異なります。インフルエンザワクチンを製造する場合は、種ウイルスを孵化鶏卵の漿尿膜腔内に接種し培養します。こうして増やしたウイルスを集めて精製し、ワクチン原料とします。なお、ウイルスを増やすために使った鶏卵中の胎児は、栄養を奪われるために、まともなヒヨコに育つことができません。いささか残酷な方法ともいえます。

ウイルス性ワクチンを製造する場合、多数の孵化鶏卵を使わなければなりませんし、時間と費用がかかります。微生物汚染のない良質の鶏卵を選ばなければならないという問題もあります。一方、培養細胞でウイルスを増やす方法は、適切な方法を使うと簡便で、費用もたいしてかかりません。世界の趨勢として、孵化鶏卵ではなく、簡便な細胞培養でワクチン用ウイルスを増やす方向に向かっています。わが国のインフルエンザワクチンでは、依然として孵化鶏卵で増やしたウイルスが使われています。しかし、新型トリインフルエンザなどが流行するようになると最初にニワトリが被害を受けるため、孵化鶏卵の絶対量が不足することが予想されます。今後は培養細胞で増やしたウイルスワクチンを作る方法などに置き換えられると予想されます（121ページ参照）。

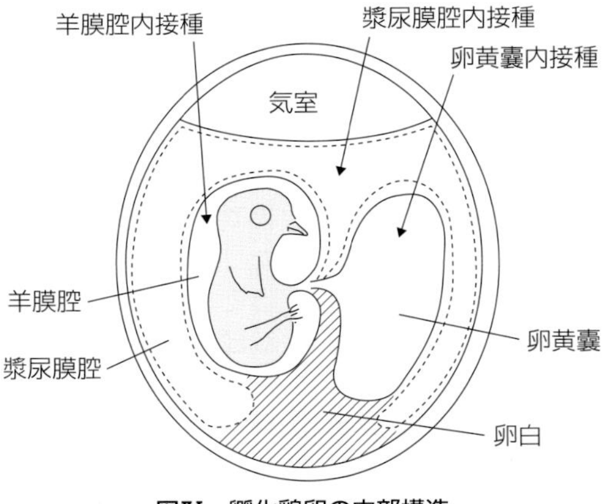

図Ⅳ　孵化鶏卵の内部構造

（東 匡伸ほか『シンプル微生物学』南江堂より、一部書き換えて記載）

のです。このため、孵化鶏卵で作ったワクチンを、卵アレルギーを起こす者に接種する場合には特段の注意が必要です（詳しくは 231 ページ参照）。

ウイルス性のワクチンを製造する場合は、外から持ち込まれる細菌による汚染を抑えるために、培地に抗菌薬を加えることが広く行われています。大型の培養タンクに一個でも細菌が混入し、増殖を開始すると、ワクチン原料として使えなくなるからです。たとえ微量の細菌が存在しても、ワクチン接種時に、接種を受けた者が細菌由来の内毒素（**コラム 14**）による発熱やショックを起こす恐れもあります。エリスロマイシン、ストレプトマイシン、カナマイシンといった抗菌薬が、ワクチン用のウイルスを増やすときに使われています（これらの抗菌薬は、細菌の増殖は抑えますが、ウイルスの増殖は抑えません）。ワクチンの中に残留している抗菌薬は極微量ですが、まれにエリスロマイシンなどがアレルギーを起こすことが報告されています。ウイルス性のワクチンの安全性を確保するためには、好ましくないことはわかっていても、抗菌薬を加えざるをえないケースが多いのです。

第5章 予防接種の副作用で健康被害を受けた人たちに対してなすべきこと

1 ワクチン接種では、副作用の被害者の発生は避けられない

第２章の「ワクチンの効果と予防接種の役割」を含め、これまではどちらかと言えば、ワクチンが持つ光の面に重点を置いた説明をしてきました。副作用という影の部分を持っているものの、ワクチンは医学上、最高の発明であると述べてきました。

ワクチン接種を受けるヒトは、動物実験に使われるマウスとは違って遺伝学的に多様であり、性質はさまざまです。あるワクチンに対する反応についてでも、副作用が全然出ないヒトから、極端に重い副作用を示すヒトまでいろいろです。膨大な数のヒトにワクチン接種をすれば、そして大抵のワクチン接種の場合で、接種を受けるヒトの数は膨大ですが、確率上、不幸な副作用の被害者が出ることは避けられません。あらかじめ、問診などで副作用リスクの高そうなヒトを除外できても、また、どのような検査をしても、完全にすべてのハイリスクのヒトを見つけだすことはできないのです。悲しいことですが、これがワクチン接種の現実であり、宿命なのです。神ならぬ人間が関係するもので、リスクがゼロのものはありえないとも言えます。

繰り返しになりますが、ワクチンの当初のコンセプトは「弱い病気を起こして、それに似た恐ろしい病気を予防する」というものでした。ワクチンは改良を重ねていますが、ワクチン接種で免疫力を高めようとすれば、過大な生体防御反応を起こすこともありえます。１例を挙げますと、医療関係者には常識ですが、発熱は生体防御反応の一つです。病原微生物は38℃以上の高温では増殖が阻害されるものが多いのです。ワクチン接種で病原体らしきものの存在をキャッチした生体が反応して、発熱を伴う免疫反応を動員して病原体を抑え込もうとしているのです。発熱はもちろん、生体そのものにも負荷を与えますが、発熱は「自分の肉を切らせて、敵の骨を断つ」生体防御戦略でもあるのです。

要するに、強弱はあるもののワクチン接種で、何らかの被害は出るのは避けられないのです。この事実を改めて確認し、こうしたワクチンの副作用による被害者や家族の方々に対して、如何に誠実に補償（救済）をしていくかを考えなければなりません。それが同時に、すぐれたワクチンを開発・普及させる原動力にもなるはずです。

2 副作用があるからといって予防接種は中止できない

わが国では特に、ワクチンや予防接種を嫌悪する人たちがたくさんいます。ワクチンに反対する人の中には「副作用が出る予防接種などはすべてやめてしまえ」という単純・明快な意見を述べる方もいます。事態を単純化し、声高に叫ぶ人は往々にして、わが国では「純粋

な人」という美名を得ることが多いようです。しかし、われわれが遭遇する大半の出来事は単純な善悪二元論では割り切れません。予防接種は恐ろしい感染症を予防する善の部分と、副作用を起こす（かも知れない）悪の面を併せ持っているのです。

今ここで、副作用があるからすべてのワクチン接種を中止してしまうと、どのような事態が起こるでしょうか？　先にも紹介しましたが、わが国で百日せきワクチンの副作用が問題になった時に、ワクチン接種者の数が減少しました。それに反比例するかのように、百日せき患者が急増しました。また、1990 年代のソ連邦が崩壊した混乱期には、ジフテリアワクチンが不足したために、旧ソ連でジフテリアの大流行が起こっています（**図５**；18 ページ）。明らかに、ワクチンはこうした百日せきやジフテリアの大流行にストップをかけていたのです。

ワクチン反対論者の中には、科学的に誤った言説を弄して、ワクチン接種に反対する人がいます。生理的にワクチンが好きでないために、何でもワクチン接種に敵対する人もいます。このような反対意見を信じて、子どもに予防接種を受けさせず、病気を発症させてしまった場合、無責任な言説を弄した人には罪は無いのでしょうか。

こうしたワクチン反対派の人たち以外にも、ワクチンに強い不信感を持っている人たちがおられます。とりわけ、ワクチン接種で被害を受けられた当事者や家族の方々のワクチンへの恨みは、当然のことながら消え去ることはないでしょう。不幸なことに、わが国でもワクチンの副作用で被害を受けられた方々が少なからずおられます。先に述べた京都・島根ジフテリア事件（37 ページ）や、後述する MMR ワクチン禍（72 ページ）の関係者がそうです。われわれはこうした不幸な事件に目を逸らすことなく、そこから教訓を引き出すとともに、国家として被害を受けられた関係者に十分な補償をする責務があると考えます。補償については本項の最後で総括しますが、わが国における予防接種システムの変遷と、副作用事件から得られた教訓などについて、以下にまとめておきます。第３部の記載と重複する箇所があります。

3 ■ わが国における予防接種システム変遷と副作用事件からの教訓

わが国では、江戸時代の終わりごろから最初の予防接種・種痘が導入され始めましたが、予防接種法が制定され、天然痘、ジフテリア、腸チフス、パラチフス、コレラなどの伝染病に対する予防接種が本格的に始まったのは 1948 年からのことです。1948 年といえば、太平洋戦争後の混乱期だったこともあり、こうした感染症が流行を繰り返し、予防対策が緊急の課題でした。当時の考え方としては、国民全体が予防接種を受け、集団の免疫力を高めることで（＝集団免疫で）、恐ろしい感染症を予防するという考えが主流でした。予防接種は国民の義務とされ、「義務接種」、もしくは「強制接種」と言われていました。当時は強制接種を受けないと、罰金を取られるとされていました（ただし、実際に罰金が取られた例はないようです）。

こうした中で、京都と島根でジフテリア予防接種事件が起こっています。先にも述べましたが、この事件は毒素の不活化と製造方法に問題がありました。そのうえに、ワクチンの安全性を調べる検定方法に問題があり、有毒ワクチンを含むロット（**コラム 17**）が、京都と島根に出回ってしまったのです。安全性のチェックの仕方に問題があったわけですが、詳しいことは黒川と村田の論文を参照してください（Kurokawa M, Murata M：Jap J M Sc &

Biol, 1961；14：249-256)。この事件は、あまりにも大きな犠牲を伴う不幸な事件でしたが、関係者にロットの概念を深く認識させるとともに、科学的に優れた検定方法を考案させる役割を果たしてきたことが、せめてもの慰めです。

強制接種が行われる一方では、ワクチンの副作用被害者に対しては、補償制度がないままに放置されていました。極めて不条理なやり方でしたが、こうした矛盾に表立って疑問を呈する人は少なかったのです。腸チフスなどのいろいろな感染症が流行する中で、ワクチンの副作用被害者と自然感染による発症者を区別することが難しかったという側面もあったようです。当時は検査技術も未発達で、今日のレベルと比較すべくもありませんでした。

しかし、ハード面での衛生環境が整い、また、ワクチンや抗菌薬の大きな効果もあり、感染症の犠牲者数が減少する中で、ワクチンの副作用による被害が問題になってきました。1960年代の後半以降、マスコミでワクチンの副作用が頻繁に取り上げられるようになりました。こうした動きによって、ようやく閣議了解の形で、副作用の被害者の救済（補償）制度が発足したのが1970年のことです。1976年に予防接種法の改正により、ワクチン接種による健康被害の補償が制度化されます。強制接種でありながら、補償制度が法律に盛り込まれない不条理な時代が20年以上も続いたことになります。

4 ■ 予防接種の被害者には可能な限りの補償をしなければならない

副作用があるからといって、優れたワクチンの接種を止めるわけにはいきません。一方では、出ることが避けられない極めて不運な予防接種の被害者がいます。こうした被害者は、集団免疫を高めるうえで大きな貢献をなした方々だという認識が必要です。彼らや家族の方々の生の声に謙虚に耳を傾けるとともに、国は被害者に対して可能な限りの補償（救済）をしなければなりません。それがせめても償いです。

現代の科学をもってしても、あらかじめワクチン接種で深刻な副作用が出るヒトを完全には予見できない以上、予防接種の実施は補償の実施と切り離して考えることはできません。

Column 17　ロット管理の重要性

ロット（lot）とは製造によって生ずる同一仕様の製品の集まりを指します。すなわち一製造期間のうちに、一連の製造工程により均質性を持つように製造された小分け製品の一群をロットと呼んでいます。ロット管理は、原料の仕入れから、製造・加工を経て、出荷・販売までの過程をロットごとに管理することです。ワクチンなどの医薬品では、医薬品ごとに少数（量）のサンプルを抜き取り、効果や安全性の試験がなされています。ロットを構成する各製品では、同一性と均一性が求められ、抜き取られるサンプルがロットの性質を代表していければなりません。

わが国では原則として、製造業者と国（国立感染症研究所）が個別にロットごとに検定を行い、検定合格品だけが市場に出されることになります。

なお、ワクチン以外のすべての医薬品が国家検定されているわけではありません（マンパワーのうえからもそれは不可能です）。リスクが高いと思われる新バイオ医薬品などに限って、国家検定や国家検査がなされています。こちらのほうの実施機関は、国立感染症研究所よりも国立医薬品食品衛生研究所が担当するケースが大半のようです。

ワクチンの効果や安全性を調べる臨床試験を行っても、新ワクチンの接種を受ける被検者の数はせいぜい数万人規模です。百万人に 1 人の割合で深刻な副作用が出るワクチンの場合、臨床試験では副作用の存在を明らかにすることは難しいのです。

残念ながら、過去にはワクチンの副作用被害者の補償の点で、わが国では大きな問題がありましたし、現在でも積み残した問題があります。すなわち、定期接種による健康被害の補償はそれなりに厚いのですが、任意接種の補償が問題です。**わが国ではアメリカなどに比べて、定期接種ワクチンの数が少ないという問題があります。また、任意接種ワクチンは個人が負担する料金が高いうえに、副作用被害者への補償が薄いという問題があります。**ワクチンで予防できる病気に対しては、できる限り定期接種化する方向に、わが国の行政が進んでいくことを切望しています。

第 2 部

ワクチン各論

種々多様なワクチン

第1章　わが国で承認・使用されている主なワクチン

本章では現在、わが国で承認・使用されている主要なワクチンを、個別に紹介します。**巻頭付表**では、定期接種ワクチンと任意接種ワクチンに分けて記載しています。しかし、感染症をめぐる情勢の変化などとともに、任意接種ワクチンから定期接種ワクチンに代わるような改変が起こります。また、任意接種ワクチンには定期接種ワクチンに劣らず重要なワクチンが多いので、ここでは定期接種ワクチンと任意接種ワクチンを分けないで、紹介しています。ワクチン情勢の変化は、しばしば起こりますので、厚生労働省や国立感染症研究所から発信されている情報に注意を払っているとよいでしょう（以下のアドレスから入れます；http://www.mhlw.go.jp；http://www.nih.go.jp/niid/index.html）。

1 ■ DPT+IP（ジフテリア・百日せき・破傷風・不活化ポリオ）四種混合ワクチン

アメリカなどの欧米の開発国では、かなり以前から、ジフテリア・百日せき・破傷風（DPT）三種混合ワクチンに不活化ポリオ（IP）ワクチンを加えた四種混合（DPT+IP）ワクチンが使用されてきました。一方、日本では2012年４月までは、不活化ポリオワクチンは承認されず、使用されているものはもっぱら経口生ポリオ（OP）ワクチンでした。なお、DPTの由来はジフテリア（Diphtheria）、百日せき（Pertussis）、および破傷風（Tetanus）の英語の頭文字を繋げたものです。また、不活化ポリオのIPはInactivated Polioに、経口生ポリオのOPはOral Polioに由来します。DPTやIPは、代表的な注射で接種される不活化ワクチンであるのに対し、OPは飲むワクチンです。当然のことながら、DPTとOPは混合して接種することはできません。

OP、すなわち経口生ポリオは、わが国だけではなく世界中のポリオの制圧に大きな役割を果たしてきました。しかし、極めてまれですが、ワクチンウイルスが突然変異を起こし、先祖がえりをして強毒型に変わるという大きな欠点があります。このため、欧米などでは、早い時期から生ワクチンではなく、不活化ポリオワクチンIPV（Inactivated Polio Vaccine）を承認し、DPTワクチンと混合した四種混合不活化ワクチン、すなわちDPT+IP（ジフテリア、百日せき、破傷風、不活化ポリオ）ワクチンが広く接種されてきました。わが国でも、不活化ポリオワクチンを導入して、DPTと混入した四種混合不活化ワクチンの承認が叫ばれていました。しかし、結局のところは、多くの開発国よりも大幅に遅れて、2012年４月に最初の不活化ポリオワクチンが、わが国でも承認され、少し遅れて四種混合ワクチン（DPT+IPV）も使用できるようになり、定期接種ワクチンに指定されました。四種混合ワクチンでは、ジフテリア、百日せき、破傷風、およびポリオの４種類の感染症を同時に予防できるので、利便性のうえからも、現在はもっぱら四種混合ワクチンが使用されています。

本項では、まずジフテリア、百日せき、および破傷風の全般的な解説を行うとともに、従来、多用されていた DPT ワクチンに関する解説をします。次いで別に設けたポリオとポリオワクチンの項で、ポリオならびに IPV と OPV に関する解説をします。最後に、2012 年 10 月より販売され、定期接種に使用されている DPT＋IP 四種混合不活化ワクチンに関する現状と課題等を紹介します。

1-A ■ 感染症としてのジフテリア、百日せき、および破傷風の特性と、それぞれのワクチン

先にも述べたとおり、従来多用されていた DPT ワクチンはジフテリア（D）、百日せき（P）、破傷風（T）という 3 種類の不活化ワクチンを混ぜ合わせたもので、100％に近い予防効果があります。これら 3 種類の病気はいずれも乳幼児に深刻、かつ致命的な症状を引き起こすことが多いために、DPT ワクチンは長く定期接種ワクチンとして多用されてきました。単味のワクチンや DT（ジフテリア・破傷風）二種混合ワクチンも製造されています。

以下に、これら 3 種類の病気やワクチンについて個別に解説します。

乳幼児に厳しい症状を示すジフテリア

ジフテリアは百日せきと並んで、激しい咳や発熱を伴う呼吸器感染症です。ワクチンや血清療法（184 ページ参照）が開発されるまでは、多数の乳幼児がジフテリアで死亡していました。とりわけ年齢の低い者ほど重症化する傾向があります。また、ジフテリア菌が作る毒素（外毒素です）は、心臓の筋肉を麻痺させる毒であるため、死亡者の大半は心機能障害が原因で死亡しています。今日ではワクチンの普及により、ジフテリアの患者数は著明に減少しており、わが国の発生報告では、21 世紀に入ってからは患者数ゼロの年が続いています。

ジフテリア菌は、グラム陽性（**コラム 18**）の桿菌です。しばしば一方の端が棍棒のような形態をしているのが観察されます。ジフテリアの潜伏期は 2 日から 5 日の間が最も多く、鼻腔や咽頭などに感染した菌が灰白色の膜を作って外毒素を放出します。ジフテリア患者の平均的な死亡率は 5～10％ですが、5 歳未満の乳幼児では高くなり 20％を超えます。乳幼児にはとりわけ、危険な病気です。感染症法（218 ページ参照）では二類感染症に位置づけられ、患者が出た場合、医師は直ちに最寄りの保健所長に報告する義務を負っています。ジフテリアワクチンの本体は、この外毒素をホルマリン処理して無毒化（トキソイド化）したものです。太平洋戦争直後には、わが国では 10 万人近いジフテリア患者が報告されていましたが、ワクチンの効果で患者数が大幅に減少したのです。ただし、第 1 部の 37 ページでも触れましたように、1948 年に、ジフテリア毒素が十分に不活化されていないワクチンが、京都と島根の乳幼児に接種され、84 人もの死亡者が出るという不幸な出来事が起こっています。

ジフテリアワクチン接種の必要性について、疑問を持つ人もいたようですが、極めて不幸な出来事がワクチンの効果を実証することになりました。第 1 部でも紹介したように（18 ページ）、1990 年に起こった旧ソビエト連邦（旧ソ連）の崩壊とそれに伴う混乱で、一時的に旧ソ連で、ジフテリアワクチンの供給がストップしたことがあります。その間、旧ソ連に属していた国々でジフテリアの流行が起こり、12 万人以上の患者と 4 千人に及ぶ死亡者が出てしまいました。この流行が特徴的であったのは、患者に大人が多かったことと、旧ソ連の軍人が

保菌者となり、近隣諸国の制圧に行き感染拡大を起こしたと推定されています。その後は幸い、ワクチン接種で流行は終息しました。

ジフテリアの治療には、ベンジルペニシリン（筋肉注射用）やエリスロマイシンなどの抗菌薬が使われています。アジスロマイシンやクラリスロマイシンも有効とされています。また感染初期には、ジフテリア抗毒素も治療効果があります。

ジフテリア菌と同属のウルセランス菌の感染によるジフテリア様患者の発生に注意

ウルセランス菌（*Corynebacterium ulcerans*）は、ジフテリア菌（*Corynebacterium diphtheria*）と同様に、鼻腔や咽頭などの粘膜に感染して増殖する毒素を産生します。この毒素は、ジフテリア菌が産生する毒素とほぼ同じように心筋炎を起こし、重篤な場合は死に至ることが海外では報告されていました。日本では、ジフテリア菌による感染症は、感染症法で患者の重篤性、環境への蔓延性、および患者の隔離対応などの行政的な処置が必要な二類疾患になっています。現在では、ウルセランス菌による感染症は感染症法の対象になっていないのですが、EUやWHO、および昔から病気の報告のある英国では、ウルセランス菌の感染症の場合でも、「ジフテリア」として扱って、診断、治療、および予防を推奨しています。ウルセランス菌とジフテリア菌による感染の違いは、ジフテリア菌の感染は、ヒトとヒトとの間だけで伝播するのですが、ウルセランス感染症は、主にウルセランス菌が感染して発症している犬や猫からの感染が強く疑われています。国内でも2016年に感染した女性が死亡したことにより、ウルセランス菌に感染した患者を診察した場合は、海外の取り扱いを例にとって、ウルセランス菌による感染患者の法令対応について検討しているようです。

Column 18

細菌の分類に重要な役割を果たすグラム染色

デンマーク人・グラムによって考案された染色法で、細菌の分類の基礎になっています。すべての細菌は、グラム陽性菌かグラム陰性菌に分けられます。**グラム染色では陽性菌は（青）紫色に、陰性菌は赤色に染まります。**染色した細菌を顕微鏡で観察すれば、大雑把な細菌の形態も見分けることができます。グラム染色の操作は、以下の通りです。

細菌を透明なガラス板上に塗抹・固定した後に、まずクリスタルバイオレットとルゴール液で染色します。次に、このガラス板をアルコール（またはアセトン）で脱色を試みます。その後、赤色を示すサフラニン（またはフクシン）で染色し、乾燥させます。各操作の間に、水洗い操作を行います。細菌はアルコール処理で脱色されるもの（グラム陰性菌）と、脱色されないもの（グラム陽性菌）に分かれます。アルコールで脱色され無色になったグラム陰性菌は、その後に染色したサフラニンだけの赤色を呈します。一方、グラム陽性菌は、クリスタルバイオレットの紫色が脱色されないために、後から赤いサフラニンで染色しても、最初のクリスタルバイオレットが優って、紫色を呈したままです。こうした染色の違いは、グラム陽性菌とグラム陰性菌では細胞壁の構造が異なっていることが原因になっています。

今日では、いくつかの企業がグラム染色用のキットを製造・販売していますので、個人の医院でも簡単にグラム染色を行うことができます。この面での参考書としては、荒川創一監修・木下承皓編『ひと目でわかる微生物検査アトラス 第2版』（金原出版、2006年）が有用です。なお、培養後、長く放置された古い細菌を使うと、誤った染色結果になることがあります。グラム染色に使う細菌は新鮮培養菌を使う必要があります。

近年、成人にも患者が出ている百日せき

百日せきは、その名が示すとおり、長期間に及ぶ激しい咳が続く病気です。上気道に感染し、気管支までの粘膜上皮細胞上で増殖します。1 週間から 10 日の潜伏期の後で、咳が出るケースが大半です。発熱や鼻汁などの前駆症状は少なく、早期の診断は難しいところがあります。**百日せき菌の感染力は強く、免疫を持たない患者周辺の人々は、ほとんどが感染してしまいます。**悪くすると、激しい咳で衰弱すると共に、痰が喉を詰めるなどの障がいが起こります。

百日せきは、とりわけ乳幼児期には厳しい症状を呈しますが、成人でも感染することが少なくありません。頑固な咳が続いている成人の 10～30％が百日せき患者であったという報告もあります。2007 年にも大学生の間などで百日せきが流行し、患者が増加傾向を示しています（**図 9**）。現在は、百日せき患者全体の 2 割以上が成人になっています（**図 10**）。このため、成人でも頑固な咳が続いている場合は、百日せきを疑う必要があります。現在のワクチンは、乳幼児には優れた予防効果を示していますが、十年以上にわたる十分な感染防止効果は期待できないという意見が有力です。

百日せきの治療には、マクロライド系（エリスロマイシン、アジスロマイシン、クラリスロマイシンなど）が第一選択薬になっています。欧米では、マクロライド耐性菌の存在は報告されていますが、日本では同様の耐性菌の報告はなく、第一選択薬は効果があります。

百日せきワクチンは、すでに 18 ページで概略を述べた成分ワクチン（佐藤らが開発したワクチン）が使われています。強い副作用が出るために使用中止に追い込まれた全菌体ワクチンは、わが国では使われていません。百日せき成分ワクチンに含まれる主な菌由来物質は、「百日せき毒素」と「繊維状赤血球凝集素」です。百日せき毒素が激しい咳を起こす本体か否かは確定していませんが、百日せきの病原物質の重要な一つとされています。ホルマリン処理し、

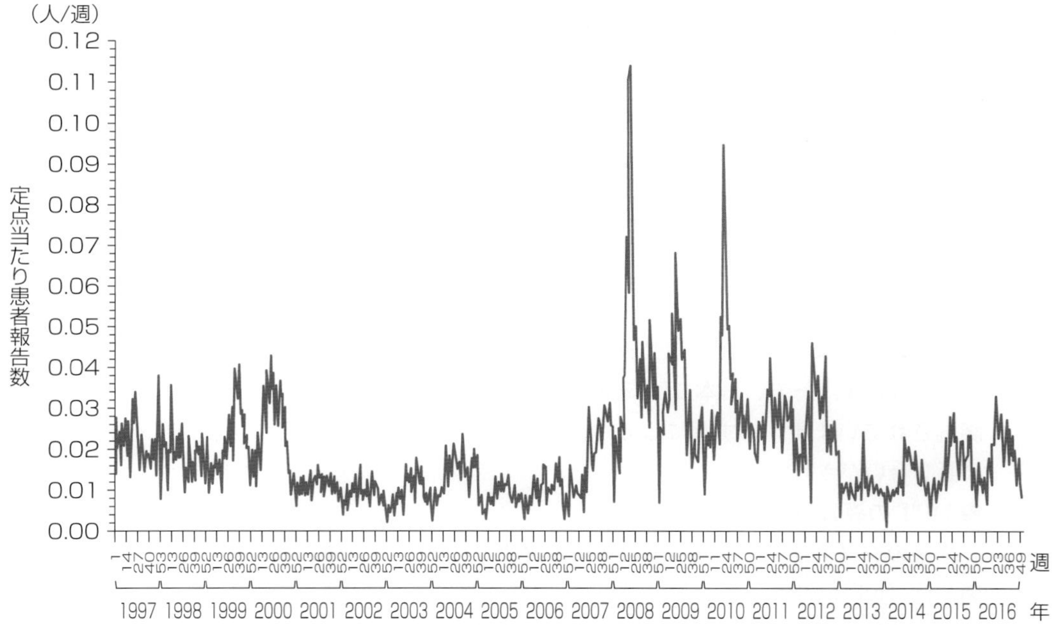

図 9　わが国における百日せき患者の発生状況（1997～2016 年）
（国立感染症研究所・感染症情報センターの図をもとに作成）

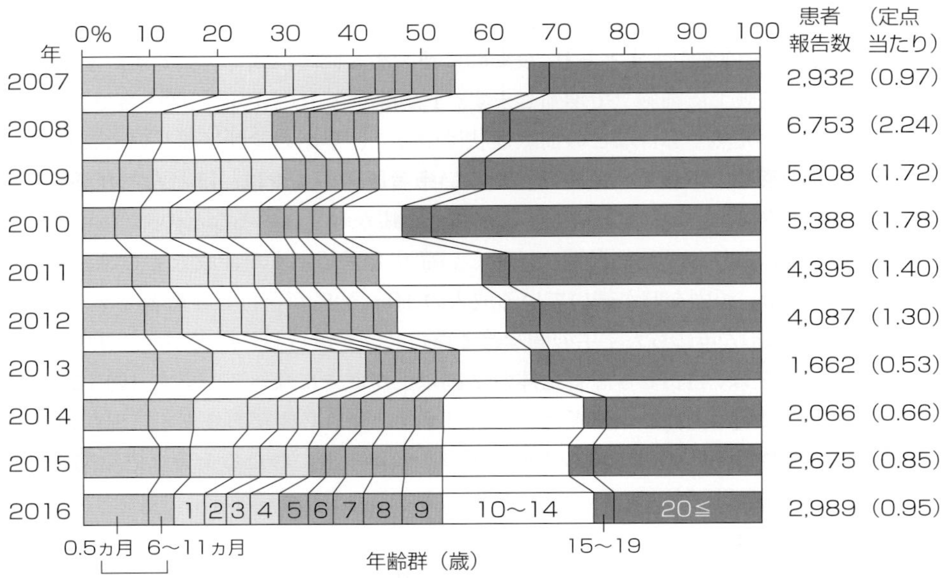

図10　百日せき患者の年齢分布。成人に多く発生
（国立感染症研究所 感染症発症動向調査、2017年1月6日現在報告数）

トキソイド化したものがワクチンとして使われています。繊維状赤血球凝集素は、百日せき菌がヒトの細胞に接着し、増殖の足場を確保するための病原因子です。繊維状赤血球凝集素それ自体には、ヒトに対する毒性はないようです。

上記2種類の病原因子のほかに、百日せき菌は病原因子として内毒素を持っています。百日せき菌はグラム陰性菌であるため、その細胞壁を構成するリポ多糖（LPS；**コラム14**、39ページ参照）には発熱やショックを起す作用があります。かつて使用されていた全菌体ワクチンの主な副作用の原因物質が、この内毒素、すなわちLPSでした。現在、使用されているワクチンでは、大半の内毒素は除かれています。このため、発熱やショックといった副作用が起こるリスクは格段に低くなっており、安全性の高いワクチンとしての評価を高めています。

日本国内では1981年以降は、百日せきワクチンは成分ワクチン、すなわちaP（acellular Pertussis）になりました。ワクチン接種後の幼児の発生報告は非常にまれであり、ワクチン接種後の予防効果は明らかです。しかし、日本国内だけでなく、外国でも10代後半の大人の感染症報告により、現在のワクチン成分だけでは、感染および発症防止が十分でないとの議論があります。一方、日本では安全性が確認されているDTaPを追加免疫に使用することが議論されています。いずれにしても、大人へのワクチン追加をどのようにするかは、国際的に話し合いがされています。

● DPTの導入の経緯：

従来のジフテリア・破傷風・百日せき混合ワクチン（DPT）は、百日せきワクチン本体が菌全体（wP：whole cell Pertussis）である全菌体百日せき・ジフテリア・破傷風混合ワクチン（DTwP）でした。このワクチンが、1968年に定期接種として幼児の感染症予防の基軸ワクチンとして使われていました。1970年頃から、ワクチン全般の副作用が社会問題となり、DTwP 接種後の乳児の死亡事故がおこり、1973 年にワクチン製造会社は、全菌体百日せきワクチンに代わる改良ワクチンの検討を開始します。その後も、DTwP 接種後の脳症などの重篤な副反応による乳幼児の死亡事例が報告され、1975 年 2 月には百日せきワクチンを含むワクチンの接種が一時中止となりました。厚生省の肝入れで新規ワクチン研究班が設立され、国立予防衛生研究所（現在の国立感染症研究所：予研）と国内ワクチン製造所の官民の協力で、副反応の少ないワクチンの本格的な改良開発が始まりました。その結果、百日せき菌の百日せき毒素（pertussis toxin）と繊維状赤血球凝集素（filamentous hemagglutinin：FHA）を主成分とする無細胞成分ワクチン（acellular vaccine：aP）を含む、沈降精製百日せき・ジフテリア・破傷風混合ワクチン（DTaP）が世界に先駆けて開発されました。予研の細菌第一部 佐藤勇治らの病原物質の単離、解析と力価試験法の確立、および一般検定部 黒川正身らの生物活性の解析に基づく安全性試験の確立、ならびに製造会社の安定的な製造・品質管理工程の樹立により、安全性と有効性と品質を確認した優秀なワクチン製造方法が、まれにみる短期間で成し遂げられたわけです。1981 年から乳幼児への接種が開始され、接種後の副作用は抑えられ、百日せき患者の発生は減少しました。日本国内の接種で、一定の予防効果は得られたことで、海外の主要な製造所も aP への改良開発が促進し、各国の製造所の考えによる成分〔パータクチン（PRN）、線毛（FIM）、易熱性壊死毒素（HLT）等〕を含んだ DTaP 製剤が開発され、順次、乳幼児の予防接種に導入されました。

●現在の百日せき患者の発生傾向と対策：

DTaP 接種後の百日せき予防の本体と考えられている百日せき毒素に対する抗体の消長は、2013 年度の感染症流行予測調査の抗体保有率では、月齢 6～11 ヵ月は 90%でしたが、その後は低下して 5～6 歳で最も低い 26～29%となりました。さらに 2018 年の調査では、百日せき患者の年齢ピークは 7～9 歳であり、大半の患者は 4 回の DTaP の定期接種を完了していることが判明しています。東京都文京区の患者調査では、4 回のワクチン接種後に感染した 6 名の患者から百日せき菌も分離されています。また、日本国内では 2007 年に大学生で百日せきの流行が確認されてから、幼児や学童の患者報告だけでなく、10 代後半の青年層でも百日せき患者が発生しています。

米国では、DTaP の接種は乳幼児の 4 回接種後に、4～6 歳でも追加接種を推奨しています。また、成人用の DPT として開発されたジフテリアと百日せきの両ワクチン成分を減量した Tdap 製剤を、10 年間隔で接種することも推奨されています。この状況下でも、2017 年の患者報告では、6 ヵ月以下の年齢では 1,545 名、6～11 ヵ月では 731 名、1～6 歳は 3,646 名、11～19 歳は 6,348 名、20 歳以上は 4,080 名でした。このうち、1～6 歳のワクチン接種率は約 40%であり、死亡者数は 1 歳以下で 9 名、1 歳以上が 4 名でした。

現在、国内では 4 回接種後に抗体が低くなる現象に対応するために、患者数も多くなる 4～5 歳の年齢で DTaP の追加接種をする検討が行われており、近い将来、定期接種に取り組まれることが期待されます。また、感染症法での 5 類の小児科定点把握疾患として、全国約 3,000 の小児科定点医療機関で患者発生の把握をしていましたが、学童および成人での発生報告を考慮して、平成 30 年 1 月 1 日から 4 類の全数把握疾患として、医師は患者確認後 7 日以内に報告することになり、成人等の患者数を正確に知ることができるようになりました。

DTaP ワクチンは、乳幼児の定期接種だけに用いることが認められていましたが、阪大微生物病研究会（BIKEN 財団）製造の DTaP は、2016 年 2 月に用量・用法の変更申請が終了し、乳幼児期に3回、または4回接種された11～13歳未満の小児、および青年や成人への追加接種に用いることが可能となりました。

また、新生児に感染した場合は重篤化するために、海外では妊婦へのTdap接種が推奨されています。その理由は、母親の体内で産生された抗体が新生児に移行する効果を期待すると共に、感染経路としてリスクが高い母親への感染予防を目的としています。日本でもDTaPの接種が検討されています。しかし、移行抗体がある乳幼児は、定期接種のDTaP後の抗体産生は悪いとの報告もあり、妊婦への国内導入には、きちんとした科学的な整理が必要です。

海外のワクチン製造所では、aPワクチンに代わる百日せきワクチン開発が進められています。遺伝子操作・改良した百日せき菌を用いたり、百日せき毒素抗原を増量や改変したり、自然感染を考慮したアジュバントを利用したりして、免疫の効果を高めたり、長期間持続させる研究を進めています。

40年前に、日本初のaPワクチンの開発情報は世界中を駆け巡りました。科学の進歩により、ワクチン接種後の抗体価の低下が意外に速いことが明らかになり、さらなる開発が必要となっています。一方、アジア、アフリカ諸国では、安価な以前のDTwPが用いられており、昨今のDTaPの問題がでてきてから、DTwPの継続使用が良いとの議論もあります。DPTワクチンは、乳幼児に必須なワクチンであり、ポリオや肝炎の予防ワクチンも加えた混合ワクチンも開発されています。国内の新しい百日せきワクチンの開発の情報は耳にしませんが、海外製造所に負けない知識と技術基盤を利用して、DTwPやDTaPに代わる高い品質のワクチン開発を願っております。

世界中で多くの死亡者を出している破傷風

破傷風は、菌が傷の内部に入り込んで増える過程で作る毒素によって起こる病気です。破傷風毒素は外毒素で、運動神経をターゲットにして患者に障がいを与えます。破傷風毒素は、ボツリヌス毒素や、腸管出血性大腸菌が作る毒素（志賀毒素と言います）と並ぶ地球上最強の猛毒素です。二十世紀以前の戦争では、刀で斬り殺されたり、銃弾を受けて命を失う人よりも、戦場で受けた傷が元で、破傷風菌やガス壊疽菌に感染し、落命する人の方が多かったのです。徳川家康配下の猛将・井伊直政も、関ヶ原の戦い（1600年）で受けた傷が悪化して、落命しています。彼も、破傷風感染の犠牲者ではないかと推定されています。強壮な天下の猛将といえども、破傷風菌には敵わなかったのです。

破傷風患者では、骨格筋の痙攣を伴う麻痺が起ります。多くの患者で、潜伏期は2週間以内です。潜伏期が短い患者ほど致死率が高い傾向があります。嚥下障害、開口障害、痙笑（古代の奈良仏像などにみられる、唇を少し突き出した、微笑をたたえたように見える表情、いわゆる「古拙の笑い」、**図11-1**）などが、破傷風の有名な症状です。症状が進むと、患者は全身に強直性の痙攣を起こし、弓なりのような発作を起します（**図11-2**）。意識が衰えないだけに、苦痛で悲鳴を上げる患者が多いようです。死亡者の多くは、呼吸不全が原因です。これほど恐ろしい病気ですが、適切なワクチン接種で予防可能な代表的な病気の一つです。

このところ、わが国では百人前後の破傷風患者が報告されており、10人前後の死亡者が出ています。1980年ごろから年間の患者数は60～80人になっていましたが、2000年ごろから毎年100例の報告があり、上昇しているようにみえます（**図12**）。この原因として、製造されたワクチンなどの品質に問題があったとする事実や、感染経路・状況の変化が起こった

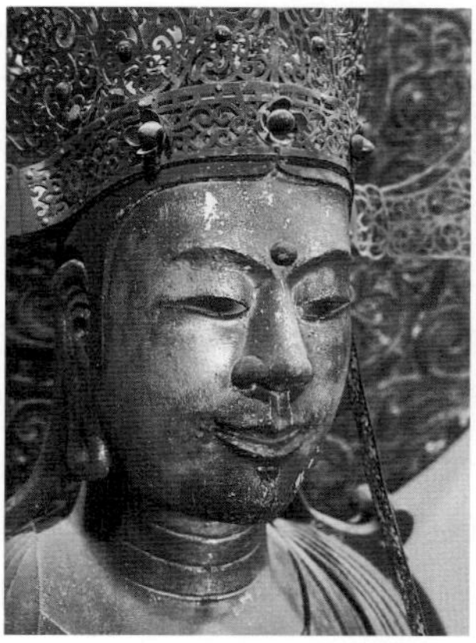

図 11-1　「古拙の笑」をたたえた法隆寺・夢殿の救世観音（部分）

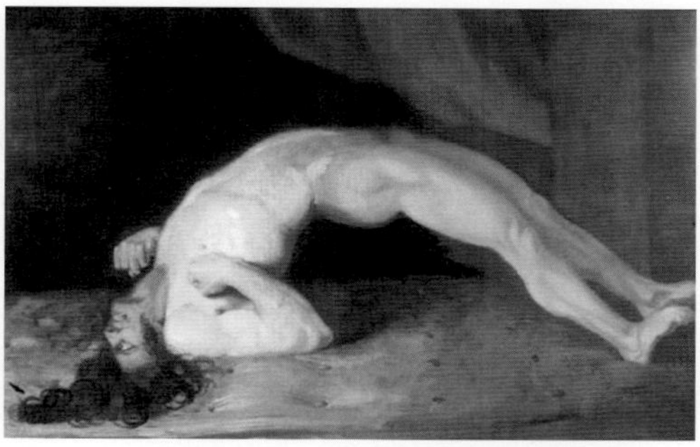

図 11-2　破傷風の死亡者

破傷風で死んだ兵士。顔からつま先に至るまでの、全身の筋肉が収縮している。弓なりに反った死体は破傷風の特徴を示している。Charles Bell（1809）による有名な画。

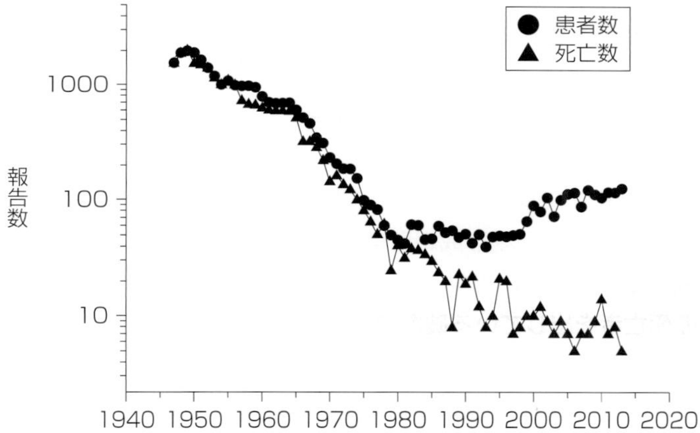

図 12　わが国における破傷風患者数と死亡数の推移

（国立感染症研究所細菌第二部資料による）

という科学的な根拠はありませんでした。新感染症法が 1998 年に施行されましたが、それ以前は患者の死亡数だけの統計が取られていました。破傷風患者の届け出義務がなかったため、施行後は届け出が適切に行われてきました。このため、患者数が若干上昇したと考えられます（図 12）。また、死亡者数が漸次減少しているのは、1970 年代に治療製剤はウマ血清からヒト血清（ヒト免疫グロブリン製剤）由来の製品が開発され、副作用が極めて少なくなり、患者への使用の判断が容易になり、法規治療が可能になったことも一因と考えます。適切な治療が施されない場合の、乳幼児破傷風の致死率は 90%以上といわれています。わが国の破傷風患者の 90%以上は、乳幼児よりもワクチン抗体が減少した中高年層の人たちです。ワクチン接種が十分に行き渡っていない、不衛生な出産環境にある発展途上国では、乳幼児の破傷風が依然として多く出ています。欧米などの先進国の破傷風の動向はわが国と同様で、患者の多くは中高年層です。医療の進歩した近代国家であっても、土壌中の破傷風菌を淘汰することは不可能であり、破傷風患者を「ゼロ」に近づけるためには、中高年齢層への追加接種が有効と考えます。

破傷風菌はグラム陽性の「嫌気性菌」で、主に土壌など自然界の至る所に「芽胞」として生息しています。芽胞は、乾燥、化学薬品、加温・氷結などの環境変化に耐える力を持っています。**嫌気性菌というのは、空気（酸素）のないところでしか増えない菌です。酸素があると増殖が阻害されます。**代表的な嫌気性菌としては、破傷風菌のほかに、ボツリヌス菌やガス壊疽菌が存在します。したがって、芽胞がヒトの体の皮膚の下に侵入したり、瘡蓋（かさぶた）で傷口がふさがったときは、そこには酸素はほとんどありませんから、菌が増えるとともに毒素を作ります。古釘などを踏んで、破傷風菌が傷の内部まで侵入し発症するケースが多いようです。破傷風は致死率の高い病気ですから、乳幼児の時に破傷風ワクチンを接種したからといって、大人になったときに深傷を負ったときなどは安心できません（ワクチンの効果は十数年で半減するという報告もあります）。破傷風ワクチンを受けたことのある人の場合は、傷を負った直後なら、破傷風ワクチン接種をすぐに受ければ、発病の可能性を大幅に減らすことができます。

なお、破傷風ワクチンが広く導入されたのは 1968 年からです。それ以前に生まれた人は、破傷風の予防接種を受けていない人が多くいます。このため、彼らには破傷風に免疫がなく、土壌に触れる仕事をしているときなどに感染するリスクがあります。農作業や大工仕事をすることの多い人は予防接種を受けておいた方がよいでしょう。こうした人が深い傷を負った場合は、破傷風ヒト免疫グロブリン（186 ページ参照）が、発症予防のために使われています。

破傷風菌の芽胞は煮沸では死滅できない

破傷風菌はボツリヌス菌や炭疽菌と並んで、芽胞（**コラム 19**）という形態をとる特殊な細菌です。破傷風菌などの芽胞形成細菌は、周囲の環境が成育に適さない状態に入ると（たとえば、栄養物のない状態や、乾燥や低温、または高温状態）、成育をストップして芽胞を形成します。芽胞は極めて安定で、乾燥、高温、消毒薬などに対しても強い抵抗性を示します。土壌の中で芽胞の形で何年も生き続けられるのです。

一方、増殖している通常の破傷風菌（こういう状態の菌を「栄養型の破傷風菌」といいます）は不安定で、室内環境などで短時間しか生存できません。煮沸すれば、いとも簡単に死滅します。しかし、一度、芽胞の形態をとってしまうと、煮沸しても簡単には死滅しません。芽胞は極めて頑丈にできているのです。栄養型よりも芽胞の方が、破傷風感染が発生する原因になっています。濃淡はあっても、日本のほぼ全域で破傷風菌芽胞は存在していますし、こうした芽胞が土埃と一緒に室内に飛散する可能性は十分にありえます。乳幼児がはいずり回る間に、室内の芽胞が傷を介して体の内部に侵入し、感染しないとも限りません。ヒトには目に見えない微小な傷もあり、そうした傷の中にも芽胞は侵入できます。また、破傷風の芽胞を飲み込んでしまうと、乳幼児では腸内の細菌叢（フローラ；外部から侵入する病原菌の増殖を制御する役割を果たす）が安定化しておらず、免疫系の発達も十分でないだけに何が起こるか分かりません。芽胞は胃酸にも強いのです。乳幼児に起こる原因不明の突然死には、破傷風菌やボツリヌス菌芽胞による感染も含まれている可能性があります。

図 12 に、わが国の破傷風患者数と死亡数の推移を示してありますが、この図からも破傷風トキソイドや DPT ワクチンの導入が、破傷風の犠牲者を大幅に減少させたことは明らかです。このところ患者数が横ばい状態から、微増傾向を示すようになってきたことが心配です。本格的な高齢化社会の到来で、免疫力の低下した高齢者が多くなったことも原因の一つでしょう。

破傷風患者の治療には、多数のヒトから作った破傷風ヒト免疫グロブリンが使われていま

Column 19 摂氏百度の加熱でも抵抗する芽胞

本文でも記述している通り、一部の細菌は栄養物が不足する事態になったり、乾燥や高温といった増殖に不利な環境に立ち至ると増殖を停止し、芽胞（**図Ⅴ-a**）という安定な形態に変身し、厳しい環境をやり過ごします。そして、周囲の環境が増殖に適した状態になると、芽胞状態を脱して通常の細菌の姿（こうした細菌を「栄養型」と呼んでいます）に戻り、再び増殖を始めます。芽胞は一種の休眠状態の細菌とも言えます。芽胞形成細菌は、極めて合目的なライフサイクルを持っています（**図Ⅴ-b**）。

芽胞形成細菌でも、栄養型の細菌は乾燥や高熱に対して極めて不安定です。一方、芽胞は極めて頑丈にできているため、摂氏 100 度に熱してもなかなかくたばりませんし、消毒用アルコール漬けにしても平然として生き続けています。芽胞を殺菌するには、アルデヒド系や塩素系などの強い消毒剤を使う必要があります。家庭で使用されている消毒剤では、一部の塩素系のものを除くと芽胞の殺菌は難しいのです。

芽胞が乾燥や高温に強い理由は完全にはわかっていませんが、水分が非常に少ないことも理由の一つになっています。また、芽胞の内部では菌体構成物が圧縮された形で封じ込められており、その外側が厚い皮層や芽胞殻で覆われています。このように、菌体構成物は芽胞中に頑丈に保護されています。周囲の環境が発育に適した条件になると、芽胞は内部に水分を吸収・肥大し、代謝が始まります。やがて増殖が開始されますが、芽胞型から栄養型に変わる過程を「発芽」と呼んでいます。

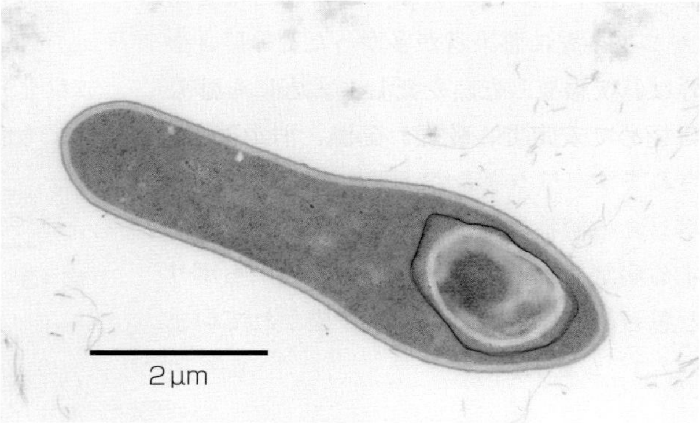

図Ⅴ-a　ボツリヌス菌（A 型）の芽胞
右側の楕円形をしているものが栄養型菌中に形成された芽胞
（小熊惠二 岡山大学医学部名誉教授提供）

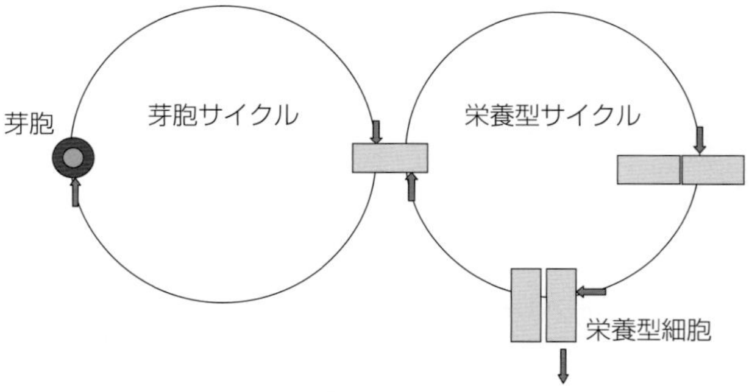

図Ⅴ-b　芽胞形成細菌のライフサイクル

す（詳しくは 186 ページ参照）。従来は、ウマで作った破傷風免疫グロブリンが使われていましたが、アナフィラキシーショック（**コラム 58**；202 ページ）を起こす可能性があり、ヒトから作ったものに代っています。患者の対症療法も重要で、致死率を下げる効果があることは明らかです。人工呼吸を行ったり、筋弛緩薬や抗痙攣薬の投与が行われています。化学療法では破傷風菌が感受性を示すことが多く、ペニシリン系の抗菌薬が第一選択薬になっています。ただし、発症した患者の治療には、抗菌薬は毒素の産生を止める効果はありますが、毒素の活性を抑える力はありません。何と言っても破傷風ヒト免疫グロブリンによる解毒治療が大切です

1-B ■ 制圧間近いポリオと 2 種類のポリオワクチン（IPV と OPV）

古代から人類を苦しめてきたポリオ

病原体のポリオウイルスは神経系に作用し、弛緩性麻痺を起こす悪名の高いウイルスです。ポリオは「急性灰白髄炎」とも言います。病原体は比較的小型の RNA ウイルスです。ポリオウイルスは抗原性の違いから、1 型、2 型、3 型に分けられています。ポリオワクチンは、これら 3 種類の型を含み、全タイプのポリオの予防に有効です。ポリオはかつて小児に感染者が多かったために、「小児麻痺」とも呼ばれていました。ただし、大人にも感染します。小児期などの成長期に感染すると、下肢の発育が著しく阻害されます。ワクチンが開発されるまで、実に多くの人がポリオの犠牲になっていました。ポリオは古くから存在する病気で、古代エジプトの壁画にもポリオに感染したと思われる片足が萎えた人が描かれています（**図 13** および**コラム 20**）。

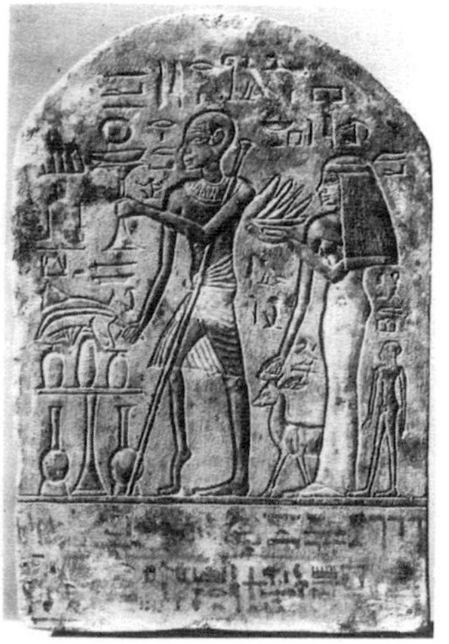

図 13　古代エジプト時代に壁面に描かれた、ポリオ感染の後遺症を負った男性
（デンマーク・コペンハーゲン市にあるカールズバーグ美術館蔵）

Column 20
ポリオウイルスが感染する遺伝子改変マウスの作出

サルにも実験的に感染しますが、自然界でポリオウイルスの宿主となる生物は、ヒトだけと考えられています。実験動物として広く使われているマウスなどの齧歯類にも、ポリオウイルスは感染しません。

しかし、故・野本明男らの努力によって、ヒトのポリオウイルス受容体遺伝子を導入した遺伝子改変マウスが作出され、ポリオの研究が長足の進歩を遂げました。このマウスにはポリオウイルスが効率よく感染するため、ウイルスの病原性やワクチンの予防効果を測る試験などにも、入手しがたい多数のサルを使わずに済むという利点があります。

なお、自然界でポリオウイルスに感染するのはヒトだけであるため、「ひとでなし（人非人）はポリオに罹らない」という野本明男作の有名なジョークがあります。ジョークの出来はいま一つですが、野本明男はポリオの研究で数々の優れた業績を上げた科学者です。

ポリオは、コレラや腸管出血性大腸菌 O157〔**コラム 49**（176 ページ）と**コラム 60**（219 ページ）などを参照〕などと同様、「食水系感染症」です。食品や飲料水などと一緒に取り込まれたウイルスが、小腸などの上皮細胞の内部で増殖した後、リンパ経由で血中に入り神経系を侵します。特に脊髄にある運動神経細胞は、ポリオウイルスが好む細胞で、ウイルスの増殖による細胞破壊で、運動ニューロンが欠落します。ただし、ポリオウイルスに感染しても、90％以上のヒトは発症に至らない不顕性感染（**コラム 21**）で終わります。単なる下痢や風邪様の症状を示すヒトが、感染者の数％ぐらいの割合で出ます。麻痺を起こす症例は 1％以下です。そうは言っても、不幸にして麻痺を起こしてしまうと良い薬がないため、治療が難航します。運動神経系が侵されるだけに、命を取り留めても厳しい後遺症が残ることの多い病気です。

生ワクチンから不活化ワクチンへ

わが国では、不活化ワクチンが承認された 2012 年までは、もっぱら生ワクチンが使われてきました。セービン（ポリオウイルス・ワクチンの研究者）らによって開発された、極めて防御効果の高い生ワクチンです。飲むワクチンで、腸内で増殖したワクチンウイルスが免疫を誘導します。また、腸内で増殖した一部のウイルスは糞便と一緒に環境に排出され、その

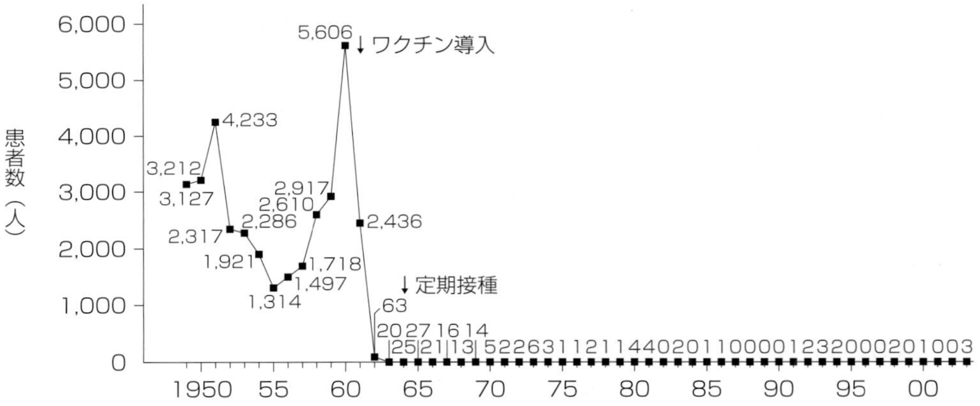

図 14　ポリオワクチンの効果

（平山宗宏：ポリオ生ワクチンの緊急導入の経緯とその後のポリオ．小児感染免疫，2007；19：189-196. より）

Column 21　感染イコール発症ではない

病原微生物に感染しているが、病気の症状を呈さないままで経過しているヒトの状態を「不顕性感染」と言います。病原微生物に感染すれば、必ず病気を起こすとは限りません。不顕性感染では、感染を受けたヒトの防御機構が、感染してきた病原微生物の活動を抑え込んでいます。**感染することと発症することは同じではないのです。**

言い換えると、感染は発症のための必要条件であるが、十分条件ではないということです。意外に思われるでしょうが、ヒトに厳しい下痢症を起すエルトール型コレラ菌でも、感染してもコレラを発症する不幸なヒトは 30 人に 1 人ぐらいの割合で、大多数のヒトは不顕性感染で終わります。

糞便から周囲の人の腸内に侵入して増殖するため、一定の集団の免疫が成立します。この生ワクチンは、世界中で流行を繰り返していたポリオの制圧に大きな役割を演じてきました。わが国でも1960年には年間5,600人以上ものポリオ患者が発生していましたが、この生ワクチンの使用によって、1963年以降、大規模なポリオの流行は起こっていません（**図14**）。

セービンらの生ワクチンは、副作用がほとんどない安全なワクチンとされており、注射をしないですむなどの利点があります。しかし、生ワクチンの避けられぬ宿命として、極めてまれに（約440万人の接種者につき1例）ワクチンウイルスが強毒ウイルスに変身し、神経麻痺障害を起こす患者が出ていました。また、ポリオワクチンの接種を受けた乳幼児周辺にいる、免疫を持たないヒトが感染して発症する割合が580万人に1人の割合で出ていました。これらの数字は、主に栄養条件と衛生環境が整った先進国で得られたデータです。ワクチンウイルス由来のポリオ患者の発生率は、貧しい発展途上国では高くなると主張する研究者もいますし、その主張は正しいでしょう。

わが国では自然感染によるポリオの発生は、40年近くにわたって出ていません（1980（昭和55）年。https://www.mhlw.go.jp/shingi/2002/12/s2113-5b.html#2-2-2)。ポリオを発症する患者は、生ワクチンのウイルスの突然変異が原因になっています。不活化ポリオワクチンが大規模に使用されるまでは、2年に1人ぐらいの割合で、ワクチン株由来の患者が出ていました。不活化ワクチンではウイルスは完全に殺されているので、神経麻痺を起こすウイルスに化けることはありません。しかし、不活化ワクチンは製造、保存、接種などに費用がかかること、飲んで免疫をつけるのではなく、注射で接種するなどの問題があり、不活化ワクチン導入に踏み込んでいる国は開発国が多いのです。一方、発展途上国の多くは、いまだに生ワクチンを使っています。何といっても、生ワクチンは不活化ワクチンに比べて安価で、投与も簡便で、経済力に劣る発展途上国では、生ワクチンを採用せざるをえません。

こうした状況下で、先に述べたように、わが国でもワクチン株の突然変異によるポリオ患者の発生をゼロにするために、2012年に不活化ポリオワクチンが承認され、DPTに加えてDPT＋IP四種混合不活化ワクチンが使用できるようになりました。

なお、ポリオワクチンの開発は1948年に、エンダースと彼の2人の若い弟子によって、優れたポリオウイルス培養法が開発されたことで飛躍的に進みました。その数年後の1953年に、ソークが不活化ポリオワクチン（ソークワクチン）を開発し、アメリカで使用されるようになります。セービンによる生ワクチン（セービンワクチン）の開発は、それより少し遅れていますが、わが国では1961年に導入されています。いずれもエンダースらの仕事が、その基礎にあります。この事実は、ワクチンの開発でも、基礎研究が如何に重要であるかを示しています。

日本では起源が異なる2種類の不活化ポリオワクチンが承認・使用されている

諸外国で使用されている不活化ポリオワクチンは、いずれも毒性の強い野生型のポリオウイルス（ソーク株）を不活化して、ワクチンの本体として使用しています。一方、わが国では、こうした野生株を原料にした不活化ワクチンのほかに、生ワクチンの原料になっている弱毒化セービン株を不活化したワクチンも承認されています。日本では、起源が異なる2種類の不活化ポリオワクチンが利用できるのです。このうち後者は、わが国独自のものですが、ワクチンを製造する側にとって、前者にない有利な点があります。何しろ、病原性のほとんどないウイルスを使用していますので、ワクチンを製造するうえで厳しいバイオハザード（生物災害）対策を講ずる必要がありません。強毒性の野生型ウイルス株を使う場合は、ウイルスが外に漏れださないためにも、また製造に関係する人たちが感染しないためにも、最善の注意が必要です。

弱毒型のセービン株を使った、わが国で開発された不活化ポリオワクチンは良いことずくめのようですが、肝心のポリオを予防する効果はどうかという問題が残ります。この点についても多くの試験が繰り返され、ワクチン接種により、ポリオの発症を予防するに十分と思われる抗体価が、接種を受けたヒトの体内で作られることが証明されています。実験動物を使った感染実験などでも、十分な予防効果が得られていますので、間接的な証明ながら、有効なワクチンであると判定できます。安全面でも、取り立てて問題になる副作用は出ていません。

先にも述べましたが、不活化ポリオワクチン（IPV）の導入でも、わが国は諸外国と比べて大きな遅れをとってしまいました。しかし、諸外国に先んじて、上記の弱毒セービン株を使ったIPVが開発されたことは、せめてもの慰めです。このワクチン開発によって、バイオハザード対策に費用をかけることが難しい発展途上国でも、将来自国で不活化ポリオワクチンを生産できる可能性が高くなったことは、すばらしいことだと思います。現在、DPT+IP四種混合ワクチンとして、定期接種に使用されているものでも、セービン株を使ったIPVと、野生型ポリオウイルスを使ったIPVを含むものに分けられます。

迫りつつあるポリオの根絶

ポリオワクチンが本格的に導入された1960年代の前半以降、多くの先進国ではポリオの発生は激減しました。しかし、発展途上国の大半のポリオは手つかず状態でした。WHO（世界保健機構）は1979年までに根絶された天然痘に続いて、次のターゲットをポリオに絞り、その根絶を目指す宣言をしました。1988年のことです。当時は世界中で1年間に35万人ものポリオ患者が出ていました。

このWHOのポリオ根絶計画は功を奏し、発展途上国のポリオも激減します。2000年には、世界中で約700人のポリオ患者しか発生しませんでした。日本や中国を含む西太平洋地域には野生株によるポリオの発生はなく、2000年10月には、WHO西太平洋地域のポリオフリー宣言がなされました。天然痘に続き、近い将来、全世界からポリオが根絶されるかも知れないという期待が広がりました。

その間、紆余曲折がありましたが、2010年には野生型ポリオウイルスによる患者が発生している国は、ナイジェリア、インド、パキスタン、アフガニスタンの4常在国と輸入国にわかれていました。特に問題だったのは、常在国から清浄国に飛び火した輸入ポリオがなかなか制圧できず、定着しかかっているケースがあったことでした。輸入国は短期間で流行が終息した国と、なかなか流行が終息しなかった国に分かれます。早期に流行が終息した国では、そうでなかった国に比べて、ワクチンの接種率が高かったことがわかっています。要するに、この知見は、**外国からのポリオの侵入を阻止するには、ワクチンの高接種率を維持することが重要条件である**ことを示唆しています。なお、上記のナイジェリアなどのポリオ常在4カ国のうちで、インドでは1年間新たな患者の発生がみられなかったことから、2012年2月WHOはインドを常在国のリストから外しています。これは大きな成果です。また、ナイジェリアでは、2015年7月には1年以上にわたって野生型ポリオの発生ゼロが続きましたが、2016年8月に野生型ポリオの患者が出て、残念な事態になりました。その後のナイジェリア

表 7-1 野生型ポリオウイルス（WPV）とワクチン由来ポリオウイルス（cVDPV）の累積症例数

(単位：人)

総症例数	2018年（10月更新時まで）		2017年（更新時と同時期まで）		2017年総数	
	WPV	cVDPV	WPV	cVDPV	WPV	cVDPV
全世界 Globally	20	68	12	61	22	96
常在国 in endemic countries	20	16	12	0	22	0
非常在国 in non-endemic countries	0	52	0	61	0	96

表 7-2 野生型ポリオウイルス（WPV）とワクチン由来ポリオウイルス（cVDPV）の国別症例数

(単位：人)

国名	2018年（10月更新時まで）		2017年（更新時と同時期まで）		2017年総症例数		麻痺が発生した最後の年月日	
	WPV	cVDPV	WPV	cVDPV	WPV	cVDPV	WPV	cVDPV
アフガニスタン	16	0	7	0	14	0	2018年9月1日	no data
コンゴ民主共和国	0	15	0	9	0	22	no data	2018年8月5日
ニジェール	0	6	0	0	0	0	no data	2018年9月7日
ナイジェリア	0	16	0	0	0	0	no data	2018年9月11日
パキスタン	4	0	5	0	8	0	2018年8月1日	no data
パプアニューギニア	0	18	0	0	0	0	no data	2018年9月6日
ソマリア	0	13	0	0	0	0	no data	2018年9月7日
シリア	0	0	0	52	0	74	no data	2017年9月21日

では、かってのような多数のポリオ患者の発生はなく、2017年から野生型ポリオウイルスによる感染例は2018年10月の時点まで出ていません（**表 7-1、7-2**）。

常在国などの減少と相まって、世界で発生する野生型ポリオウイルスの感染による患者数は、急速に減少しています。すなわち、2014年には患者数は359人、2015年には100人以下の72人となり、それ以降は百人以下の年が続いています。約30年前の1988年には、35万人もの患者を出していたことを思うと、隔世の感があります。

「日本ではポリオ患者が出ないので、ポリオワクチンの接種を廃止せよ」と主張する人たちがいます。しかし、世界のポリオが根絶されておらず、外国では輸入例も報告されていることを考慮すると、この主張は少し無理があります。とりわけ、世界の一体化が急速に進み、多くの人が発展途上国と日本との間を行き来するようになった現在、ポリオワクチンを廃止することは、ポリオ侵入を阻止する防波堤を撤去するようなものです。現時点では、ポリオワクチンの廃止や中止は、時期尚早のように思えます。

表８　わが国で承認されている不活化ポリオワクチン（2019 年１月現在）

製品名	ワクチン原料	単味ワクチン、複合ワクチンの別	販売会社
イモバックス	野生型ウイルス	単味の不活化ポリオ（IP）	サノフィ
テトラビック	セービン株	ジフテリア・百日せき・破傷風・不活化ポリオ（DPT＋IP）四種混合	田辺三菱製薬
クアトロバック	セービン株	ジフテリア・百日せき・破傷風・不活化ポリオ（DPT＋IP）四種混合	アステラス製薬
スクエアキッズ	野生型ウイルス	ジフテリア・百日せき・破傷風・不活化ポリオ（DPT＋IP）四種混合	北里第一三共

イモバックスとスクエアキッズの原料には、野生型のポリオウイルスが、テトラビックとクアトロビックの原料には、セービンワクチンのウイルス株が、それぞれ使われている。

1-C　DPT＋IP（ジフテリア・百日せき・破傷風・不活化ポリオ）四種混合ワクチンの現状と今後の諸課題

２種類の DPT＋IP 四種混合ワクチンの効果は同等だろうか？

2012 年７月に、厚生労働省は、わが国の製薬企業２社から申請が出されていた DPT＋IP 四種混合ワクチンを承認しました。ジフテリア・百日せき・破傷風（DPT）三種混合ワクチンに不活化ポリオワクチン（IPV）が加えられたものです。これにより、従来は個別に接種されていた DPT ワクチンとポリオワクチンを同時に接種することが可能になったわけです。DPT＋IP 四種混合ワクチンは、接種機会が少なくて済むという利点があるため、現在は大半の乳幼児が、このワクチンの接種を受けています。

1-B でも述べたことですが、わが国で承認されている IPV は、抗原として利用されているウイルスの違いによって、野生型ウイルスを使うもの（ソークワクチン）と、生ワクチンのセービン株を使うものに分かれます。2012 年７月に承認をうけた DPT＋IP 四種混合ワクチンには、IPV にセービン株を使っています。一方、2014 年になって、ソークワクチンを使う DPT＋IP 四種混合ワクチンも承認されました。このワクチンは世界で広く使用されている四種混合ワクチンですが、セービン株を使うワクチンは、わが国独自の四種混合ワクチンです。日本では、IPV の起源が異なる違った四種混合ワクチンが使用できるのです。いずれも定期接種ワクチンに指定されています（**表８**）。

ワクチンを製造するうえからは、セービン株を使ったわが国独自のワクチンの方が、安全面でも費用の点でも優れています。しかし、肝心のポリオの予防のうえからは、このワクチンが、ポリオ野生株を使うソークワクチンに比肩できるかどうかという問題が残っています。間接的な免疫学的データなどからは、セービン株を使ったワクチンも、ソークワクチンとほぼ同等の効果があるとされていますが、間接的なデータだけでは、「確実にほぼ同等である」とは断定はできません。多方面からの今後の解析と評価が必要です。

DPT＋IP 四種混合ワクチンの接種スケジュールと更なる多種混合ワクチンの開発への期待

DPT＋IP 四種混合ワクチンの接種スケジュールについては、2012 年まで定期接種ワクチンとして広く接種されてきた DPT 三種混合ワクチンの接種スケジュールと重複させることになっています。すなわち、DPT 接種では、胎児時に母親から受け取った抗体量が少なくなってくる生後３ヵ月過ぎに、最初の接種をすることが勧められており、四種混合ワクチンでもそれを踏襲しています。

DPT＋IP ワクチンの接種時期も、I 期（生後 3～90 ヵ月未満）と II 期（11～13 歳未満）に分かれます。いずれも皮下接種です。I 期では、1 歳までに 3 週から 8 週の間隔をおきながら初回接種を 3 回し、その後 6 ヵ月以上おいて追加接種を 1 回して免疫力を高めます。I 期の合計 4 回の接種では、いずれも DPT＋IP ワクチンが接種されます。一方、11～13 歳未満の II 期の接種（1 回のみ）では、DPT＋IP から IP と P（ポリオと百日せき）を抜いた DT（ジフテリア・破傷風）二種混合ワクチンが接種されます。小学校の高学年になると、百日せきワクチンは必要性が低下するので、原則として接種しないことになっていました。しかし近年、青少年に百日せき患者が出ていることもあり、II 期の接種時も DT ではなく、DPT を接種した方が良いのではないかという意見も出されています。こちらの方も、重要な検討課題になっています

わが国で承認されている混合ワクチンに含まれる種類数では、この DPT＋IP 四種混合ワクチンが最大ですが、先に述べたように（22 ページ）、欧米などでは DPT＋IP にインフルエンザ菌 b 型〔ヒブ（Hib)〕ワクチンを加えた五種混合ワクチンや、DPT＋IP＋Hib に B 型肝炎（HB）を加えた六種混合ワクチンまでもが承認され、広く使用されています。ゼロ歳児のワクチン接種が込み合っていることもあり、わが国でも遠からず、こうした多種混合ワクチンが承認・使用される時代が早く来ることを期待しています。

なお、ワクチンの多種混合は、単に既承認のワクチンを混合するだけで済む問題ではありません。混合によって、ワクチン間の予期せぬ反応が起こったり、効果が減少したり、副作用が増大する可能性があります。また、Hib ワクチンには、破傷風トキソイドや無毒ジフテリア毒素蛋白（CRM）が、キャリアータンパクとして用いられています。本来の DPT ワクチン中の破傷風トキソイド成分や、ジフテリア成分に加算された量による免疫持続（追加免疫効果を含む）や、増加効果に及ぼす影響について、多くのヒトに数年間にわたり接種することで明らかになることが期待されます。したがって、GCP や GMP に則った治験や製造が必要であり、何よりも精密な評価と審査が肝要なことは書くまでもありません。さらに、国により承認された製剤の有効性と安全性の評価・確認は、製品の出荷をやめるまで、なされなければなりません。永続的な血清学的調査による疾病動向と副作用調査は、国民に対する医薬品の品質保証として製造販売会社と国の義務でもあります。

2 ■ 結核予防ワクチン BCG（生ワクチン）と結核をめぐる情勢の変化

BCG の標準的な接種時期の変更

細菌性ワクチンの中で最も有名な BCG は、結核予防のための生ワクチンです。ヒトの結核菌と親戚関係にあるウシの結核菌（ウシ型結核菌）を繰り返し植え継いだ結果得られた、病原性の極めて弱い細菌が BCG です。BCG の名前は開発者に由来しています（**図 15**；Baccile de Callmette-Guer'in；カルメットとゲランの菌)。乾燥させた生菌が、ワクチンの本体になっています。なお、結核菌群に含まれるものには、ヒト型結核菌、ウシ型結核菌、アフリカ菌、およびネズミ型結核菌の 4 菌種があります。ネズミ型を除く 3 菌種が、ヒトに結核を起こします。言うまでもなく、症状はヒト型が一番厳しいものがあります。

かつては学童にも BCG が接種されていました。しかし、BCG は学童や成人の結核予防に

はあまり効果がなさそうだという意見が高まり、2003 年より学童に対する BCG 接種が廃止されました。一方では、乳幼児の結核に対する BCG の効果は高く、予防効果は 75%にも及びます。このため、乳児期の BCG 接種は継続されています。接種は 1 回だけです。遅くなる事情はあっても、1 歳未満のうちに BCG 接種をするように勧められています。以前に行われていた、ツベルクリン検査は行いません（**コラム 22**）。

具体的な BCG の接種時期ですが、標準的な接種期間は、これまでは生後 3~6 ヵ月とされていました。しかし、2013 年 4 月以降、生後 5~8 ヵ月に変更されました。理由は、低月齢接種では、接種を受けた乳児に骨炎や骨髄炎の増加がみられたためです。一方では、この変更により、乳児結核が増加することを懸念する専門家もいます。このため、結核の発生頻度の高い地域では、早期に接種することも考慮すべきであるとしています。

世界の結核による患者数は増加を続けている！

わが国では、結核は 70 年以上前には国民病といわれ、1 年間に 10 万人もの人が死亡していました。元気の良い若者たちが次々と結核に感染し、倒れていたのです。正岡子規、樋口一葉、滝 廉太郎、石川啄木、中原中也など、若くしてこの世を去った天才たちは、いずれも結核の犠牲者です。当時は、良い抗結核薬は何もなかったのです。患者が空中に吐き出す菌を肺に吸い込み、空気感染で患者を増やしてゆきます。結核菌は極めて獰猛な細菌で、ヒトのあらゆる臓器に感染して病変を起こします。ただし、圧倒的に多いのが肺結核で、治療が功を奏しない場合は呼吸不全で死亡します。

衛生状態の改善や豊富な食糧が行き渡ったこと、それに結核菌に効果のある、ストレプトマイシンをはじめとする抗結核薬が見つかったことなどによって、現在は結核菌の年間死亡者数は 2 千人以下に減

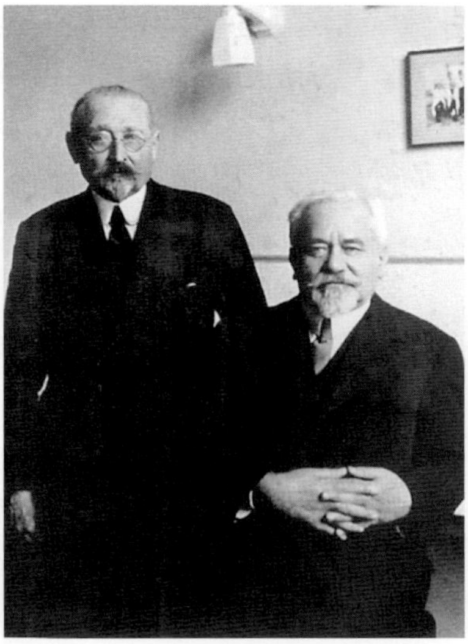

図 15　カルメット（右）とゲラン
(©Institut pasteur)

Column 22　結核菌感染の診断

結核感染者を見つけ出す方法として、長年にわたってツベルクリン反応検査が行われてきました。しかし、現在ではツベルクリン反応以上に、結核感染者を見つけ出す簡便で良い検査法も開発されています。健康保険適用になっている検査法としては、結核感染の免疫反応を調べるクオンティフェロン（製品名、クオンティフェロン第三世代）や、結核菌を検出するランプ法応用キット（製品名、ルーパング）があります。

クオンティフェロンは以前からの定評のあるキットですが、ルーパングは日本の栄研化学が独自に開発し、2012 年に承認された優れたキットです。ルーパングを使うと、サンプル採取から結果の判定まで 1 時間しかかかりません。2016 年には WHO の推奨を受け、広く世界で使用されています。ただし、相手は獰猛な結核菌ですから、安全キャビネットの使用など、十分なバイオハザード対策をとる必要があります。

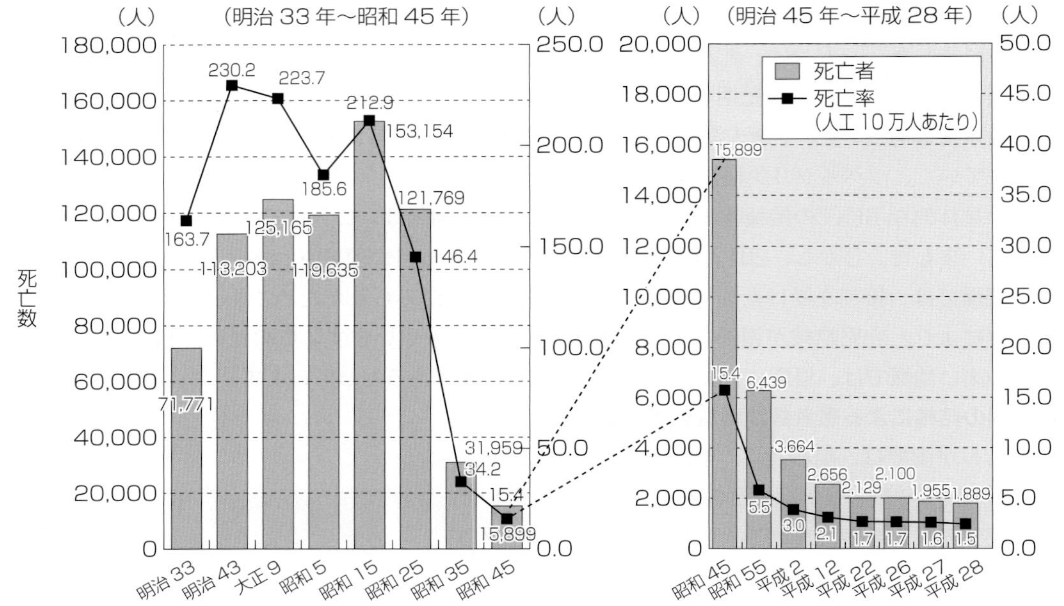

図 16　わが国における結核死亡数と死亡率の推移
左右の図では縦軸の数字が異なることに注意。政府広報オンライン平成 29 年 11 月 9 日による。

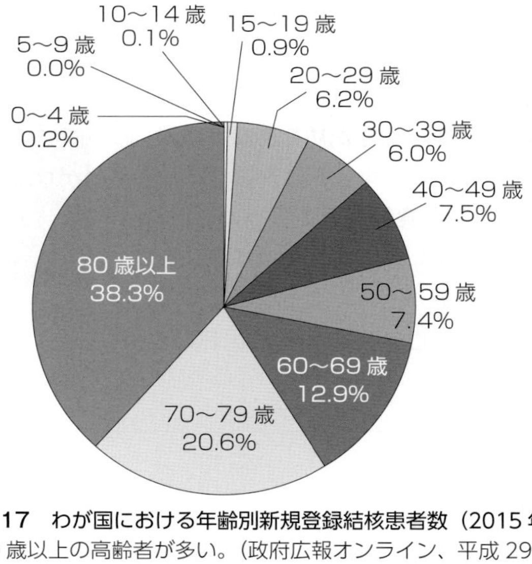

図 17　わが国における年齢別新規登録結核患者数（2015 年）
70 歳以上の高齢者が多い。（政府広報オンライン、平成 29 年 11 月 9 日）

少しています（**図 16**）。しかし、今でも 1 年間に新たに結核を発症する患者は 2 万人以上も出ています。5 割以上が 70 歳以上の高齢者で、この点が近年の結核の特徴になっています（**図 17**）。わが国では、糖尿病が結核感染の大きなリスク因子になっています。メディアはほとんど取り上げませんが、ホームレスの間で結核患者の発生率が高いという問題もあります。事実、アメリカでの過去 20 年にわたる調査では、全結核患者の 5〜7%がホームレス由来です。アメリカ人の総人口に占めるホームレスの割合の低さを考えると、5〜7%という数字は驚くほど高い数字です。わが国はいまだに少なからぬ数の結核患者が出ており、ホームレスの数も減少していないように思えます。

経済格差が増大している今日、由々しい事態です。ほかの感染症でも言えることですが、特に結核は社会的弱者に多く感染・発症する病気です。

日本は世界の先進国の中では、結核患者が最も多い国になっています。このところ、わが国では政治分野などで、胸を張って威張れないことが続出していますが、結核の多さは伝統的に長く引きずっている問題点で、患者数も死亡数も顕著な減少傾向を示していません。

世界レベルで結核の動向を見ると、結核は過去の感染症であるどころか、年間約900万人の患者と200万人に近い死亡者を出している病気です。特にエイズ患者に高率に感染して、アフリカで猛威を振るっています。WHOなどのいろいろな組織が、結核の撲滅に多大の精力を注いでいます。その効果もあって、2004年以降、結核患者の発症率は１年ごとに1%ずつ減少していました。ただし、世界の人口は急激に増加していますので、結果として世界の結核患者の発症総数は増加していました。ところが、2016年には人口当たりの発症率の方も増加に転じてしまったようです。由々しい事態になっています。

BCG接種上の注意とコッホ現象

乳幼児の結核は少なくなっていますが、粟粒結核（**コラム23**）や結核性髄膜炎は依然として犠牲者を出しています。結核の治療には時間がかかりますし、最近は多剤耐性結核菌にも注意しなければなりません。BCGは副作用の弱いワクチンですし、乳幼児の粟粒結核などの予防に役立っています。たとえ発病しても症状を軽くしますので、定期接種に指定されています。ただし、生ワクチンですから、個人の免疫機構に問題がある接種要注意者（203ページ）への接種の可否は、極めて慎重な判断が求められます。

外国ではBCGの接種は皮内接種が多いのですが、わが国では９本の管針によるスタンプ式の経皮接種が採用されています。この方式では、潰瘍やケロイドが生ずるリスクが低減できるとされています。使用した管針は、決して他の乳幼児の接種に使用してはなりません。わが国では高齢のＢ型肝炎やＣ型肝炎の患者の中には、小児時代に予防接種を受けたときに注射針の連用によって感染させられた人も少なくないと言われています。接種場所は、上腕外側の中央に２回強く圧することが推奨されています。接種時に管針をねじらないこと。数ヵ所に軽い出血を伴う程度にするのがよいとされています。結核予防会からBCG接種のための研修用CDが出されています。

免疫不全者を除くと、BCGでは重症の副反応はほとんど起っていません。ただし、結核感染者にBCGを接種すると強い局所反応が出ます。通常のBCG接種では約２週間後に、か

Column 23

生命に関わる粟粒結核（ぞくりゅうけっかく）

ヒトの免疫機能が十分に発揮されない場合や、未発達の場合には、結核菌の増殖をコントロールできず、肺の中に数多くの結核結節ができます。さらに結核菌は肺の中だけでなく、血液の流れに乗ってほかの臓器や組織にも侵入してゆきます。

こうした患者の病変部には、粟の粒に似た構造が数多く現れるところから、これを粟粒結核と呼んでいます。粟粒結核では症状が全身に及ぶことが多く、出血を伴うなど患者は極めて危険な状態にあります。

すかな局所反応が出ますが、結核感染者では早い場合は接種当日に、遅くとも10日の間に接種場所に炎症、潰瘍、膿疱などの反応が出ます。これを「コッホ現象」と呼んでいます。逆からいえば、コッホ現象がみられることは、接種を受けた者が結核菌に感染している可能性が高いので、結核の精密検査が必要です。コッホ現象だけでは「コッホ現象もどき」と言われる類似反応の可能性もあり、治療は原則的に不要とされています。診察した医師は保護者の同意を得て、保健所にコッホ現象事例の報告書を提出しなければなりません。保護者の同意が得られない場合は、個人情報を除いて報告することになります。

結核の化学療法と耐性結核菌

結核菌は多量の脂質を含む、厚い細胞壁を持つ頑丈な細菌です。このため通常、病院で多く使われている、グルコン酸クロルヘキシジンや塩化ベンザルコニュウムといったマイルド（温和な）な消毒薬で不活化するのは難しいのです。結核菌の消毒には、殺菌力の強いハロゲン系消毒薬（次亜塩素酸やポビドンヨードなど）や、グルタールアルデヒドなどを使う必要があります（木ノ本雅通、私信）。結核菌はグラム陽性の桿菌で、マイコバクテリウム属に属しています。塩酸酸性のアルコール脱色液に抵抗して脱色されないところから、マイコバクテリウム属の細菌群は**【抗酸菌】**とも呼ばれています。

抗結核薬としては、イソニコチン酸ヒドラジド（イソニアジド）、リファンピシン、エタンブトール、ストレプトマイシン、ピラジナミドの５剤が第一選択薬として使用されてきました。特にイソニアジドとリファンピシンが治療の中心になっています。耐性菌の出現を防止するために、３ないし４剤の併用療法が推奨されています。第二選択薬としては、カナマイシン、サイクロセリン、パラアミノサルチル酸（パス）などが挙げられています。残念ながら、これらの抗結核薬にも耐性を示す菌が多くなっています。特に、イソニアジドとリファンピシンに耐性を示す多剤耐性結核菌（MDR-TB菌）や、抗結核薬の多くに同時に耐性を示す超多剤耐性結核菌（XDR-TB菌；**コラム９**）は、アフリカを中心にして増加しています。こうした中で、2007年にはイタリアでは、すべての結核薬が効かない全耐性結核菌（TDR-TB菌）までもが見つかっています。TDR-TB菌はその後、2009年にはイランで、2011年にはインドのムンバイで12人の患者（うち４人は大スラム地区の住人）から見つかり、その後も世界各地で検出が報告されています。TDR-TB菌には効く薬がないため、結核菌の親類に当たるライ菌に効果があるクロファザミンや、マウスでの実験で結核に治療効果があったという理由で、神経病薬・チオリダジンなども使われたことがあります。まさに『わらをも掴む』状態です。

実は、リファンピシンが抗結核薬として登場した1960年代以降、2012年までの40年以上にわたって、新しい抗結核薬は開発されていませんでした。上記の抗結核薬は、いずれも半世紀近く前から抗結核薬として使われていたものばかりです。幸いXDR-TB菌やTDR-TB菌の蔓延が懸念されるなかで、結核に有効な新薬を開発する運動が始まっています。有名なマイクロソフト社を立ち上げたビル・ゲイツ夫妻の財団（Bill & Melinda Gates Foundation）も、この運動を支援しています。

新結核薬の開発と新結核ワクチン開発の試み

40年以上前に開発されたリファンピシンが、使用されているファーストラインの結核薬のうちで、最も新しい薬であったという事実が、結核の化学療法が直面している問題点を象徴的に浮き彫りにしています。こうした情勢の中で、2012年の大晦日になって、米国で新規抗結核薬ベダキリンが承認され、2014年7月にはわが国でも大塚製薬のデラマニドが承認の運びとなりました。ともに治験で有効性が証明されています。ほかにも有望と思われる抗結核薬も開発中ですので、将来の結核の化学療法にも一筋の光明が射し込んでいます。なお、大塚製薬のデラマニドは、ニトロイミダゾール系の評価の高い抗結核薬ですが、スイスなどでの使用の結果、早くも耐性結核菌が出現しており、憂慮すべき事態になっています。耐性菌の出現は、ペダキリンについても同様です（Bloemberg GV et al：N Engl J Med, 2015；373：1986-1988.）。

結核ワクチンとしては、BCGが現在世界で承認されている唯一のワクチンです。先にも述べたように、BCGは新生児の粟粒結核や結核性髄膜炎に対しては良好な予防効果があるものの、成人の結核に対しては、極めて限定された予防効果しか持ち合せていません。一方では、世界の結核患者数は増加の一途をたどっており、新ワクチン開発への期待が大きいものがあります。しかし残念ながら、現状では2020年までは、新しい結核ワクチンは開発されそうにありません。結核ワクチンの場合、その特殊な病気の進行もあって、ワクチンの評価には長い期間が必要なのです。おまけに迅速・簡便に効果を評価できるバイオマーカーがなく、病気の進行度などで評価せざるをえないことも、ワクチンを開発するうえでの障害になっています。

アエラス〔Aeras；世界の結核ワクチン研究開発推進組織；現在はIAVI（国際エイズワクチンイニシアティブ）傘下〕の2016年報告によると、開発中の結核ワクチンは12種類あり、第1相段階のものが3、第2相段階のものが7、第3相まで進んでいるものが2 種類です（http://www.aeras.org/annualreport 2016）。治験中の12ワクチンの多くは、BCGを原料にしており、BCGを遺伝学的に改変したものや、抗原蛋白をウイルスベクター（vector；運び屋）に組み込んだもの、または強力なアジュバントと融合したものなどがあります。使用目的からは、BCGに代わるプライムワクチンを目指すものと、BCGにプラスする増強ワクチンを目指すものに分かれます。問題なのは、結核ワクチンの開発は製薬企業にとって、金銭的に魅力ある分野ではないらしく、これらのワクチン候補のうちで、大製薬企業が関係しているものは少ないという事実です。

興味深いことは、BCGは他にも利用目的があり、BCGを使った「がん治療用ワクチン」の開発研究も盛んです。BCGの菌体成分などをがん患者に注入することで、患者の免疫力を高め延命させようとするものです。BCGには免疫力を高める作用があるとされています。免疫療法の一種です。臨床試験でBCGの投与は膀胱がん、肺がん、悪性黒色腫患者などの生存期間を長くしたり、再発リスクを低減させるという報告が増えてきています。特に筋層非浸潤性膀胱がんの再発予防には、BCGの投与が再発防止効果を持つとされています。こうした例もありますが、現状では過大な期待は禁物だという意見が大勢です。今後の発展が待たれる分野ではありますが、どのような機構で延命効果などが発揮されているかは明確ではありません。

非結核性抗酸菌症が増加している

近年、結核菌以外の抗酸菌によって発症する呼吸器疾患の増加が話題になっています。こうした疾患を「非結核性抗酸菌症」と呼んでいます。以前は非定型抗酸菌症と呼ばれていたものです。原因菌は水や土などの環境中に生息しており、浴室の空気を介して、または土ほこりを扱う時などに感染しています。多くは数年以上かけて、徐々に病気が進行していきます。

この疾患では、少数の例外を除くと、ヒト－ヒト感染を起こすことや、感染後数年以内に死亡することはありません。

症状としては、咳、痰（血痰もある）、微熱、倦怠感、体重減少などがありますが、結核に比べて症状は軽く、慢性の呼吸器疾患の様相を呈します。しかし、原因菌の排除が難しく、完治に至るまでには長い期間が必要です。感染者総数は年間１万人に近く、死亡者数は千人を超えています。患者には女性がやや多いという特徴があります。治療の基本は化学療法で、リファンピシン、クラリスロマイシン、ストレプトマイシン、エタンブトールなどが使用されています。非結核性抗酸菌症には、残念ながら良いワクチンは開発されていません。

3　麻しん・風しんワクチン（MR ワクチン）とおたふくかぜワクチン

日本では生ワクチン分野でも、多種混合化の遅れが目立っている

多くの開発国では、麻しん・おたふくかぜ・風しん三種混合ワクチン（MMR ワクチン）が広く使用されていますが、日本では後述する不名誉な経緯もあり、麻しん・風しん二種混合ワクチン（MR ワクチン）しか承認されておらず、おたふくかぜワクチンは別途、接種しなければなりません。おまけに MR ワクチンは定期接種ワクチンに指定されていますが、おたふくかぜワクチンは 2019 年４月現在、任意接種ワクチンに留められたままです。なお、これらのワクチンはいずれも生ワクチンです。不活化ワクチンだけでなく、生ワクチンの分野でも、日本では多種混合化が立ち遅れています。MR ワクチンの呼称は麻しん（measles）と風しん（rubella）の英語の頭文字からきています。単味の麻しんワクチンや風しんワクチンもありますが、接種回数が少なくて済むことなどから、麻しん・風しん（MR）混合ワクチンが主流になっています。混合したために副作用が特段強く出るという報告もありませんし、効果が減ずることもありません。合計２回接種します。最初の接種は生後１歳から２歳の間で、２回目の接種は小学校就学前です。皮下接種です。この方式が採用されたのは近年のことで、2006 年４月からです。それ以前は１回接種でしたが、麻しんワクチンは１回接種では十分な予防効果が得られない人も出ます。

MR ワクチンを２回接種した場合の予防効果は、麻しんワクチンで 95～98%、風しんワクチンで 98%以上とされ、MR ワクチンは評価の高いワクチンです。麻しんワクチンの副作用としては２割弱の人に 37.5℃以上の発熱がみられますが、1～2 日のうちで正常に戻ります。軽い発疹が出る人もいますが、こちらも 2～3 日で治癒します。100 万人に１人以下の確率で脳炎や脳症患者が出ることもあると言われていますが、自然感染の場合では、２千人に１人の割合で脳炎・脳症患者が出ます。しかも自然感染では重症になることが多いところから、予防接種の効果は絶大です。

MMR ワクチン禍の PTSD

先にも述べたように、欧米の先進国ではわが国とは違って MR ワクチンではなく、MR におたふくかぜ（mumps）ワクチンを加えた MMR（麻しん・おたふくかぜ・風しん）三種混合ワクチンが接種されています。MMR ワクチンでは麻しんと風しんに加えて、一度におたふくかぜも予防できるという利点があります。さらにアメリカなどでは、MMR ワクチンに水痘ワクチンも加えた､四種混合ワクチンも使用されるようになりました。この混合ワクチンは、水痘の英名 varicella の頭文字 V を採って MMRV ワクチンと呼ばれています。なお、水痘

ワクチンについては次項（81 ページ）を参照してください。

若年の方はご存じないでしょうが、わが国でも MMR ワクチンが使われていた時期がありました。初めて MMR ワクチンが導入されたのは 1984 年からです。ところが、MMR ワクチン接種によって、髄膜炎患者（**コラム 24**）が接種者約 1,200 人に 1 人の割合で発生し、乳幼児を持つ親たちにワクチンに対する不信感を植え付けてしまいました。外国の MMR ワクチンに比べて、数十倍以上高い髄膜炎患者の発生率でした。これでは多くの人が MMR ワクチンに拒否反応を示したのは当然です。詳細な追跡研究から、わが国でワクチンに使われたおたふくかぜウイルスの副作用が強かったためと判明しました。このため、1994 年の春から MMR ワクチンはわが国では使用できなくなりました。また、おたふくかぜワクチンは定期接種から外されて任意接種になり、今日に至っています（2019 年 4 月現在）。後で述べるように、欧米では良いおたふくかぜワクチンが開発・使用されています。また、未承認ですが、期待が持てそうな優れたワクチンが作られつつあります。しかし、過去の MMR ワクチン禍の影響が強く尾を引いており、行政関係者たちはなかなか MMR ワクチンの採用に踏み込めないようです。

なお、MMR ワクチン禍事件は各地で裁判に持ち込まれ、裁判所は一部に国の責任を認めました。裁判で予防接種法による健康被害救済（216 ページを参照）の認定を受けた無菌性髄膜炎などの患者数は 1,040 人（うち 3 名死亡）です。

MMR ワクチン禍が大きな社会問題になったことに引きずられて、1990 年代の初めからワクチン接種を控える親が増えてきました。髄膜炎の原因は、おたふくかぜワクチンにあり、

Column 24

髄膜炎と原因微生物

脳の表面を覆う膜を髄膜と言いますが、そこが炎症を起した状態が「髄膜炎」です。原因微生物別に分けると、ウイルス性髄膜炎と細菌性髄膜炎に分けられます。ウイルス性髄膜炎の場合は、例外はあっても一般に予後が良いのですが、細菌の混合感染が起こると重症化しがちです。ウイルス性髄膜炎を「無菌性髄膜炎」と呼ぶのに対し、細菌性髄膜炎を「化膿性髄膜炎」と呼びます。特に化膿性髄膜炎に罹ると、5 歳未満の小児の場合は、死亡することが多い恐ろしい病気です。化膿性髄膜炎では、何らかの神経症状を伴う後遺症が約 3 割の患者に出ます。

ヒブワクチンや肺炎球菌ワクチンが導入されるまでは、わが国では乳幼児の化膿性髄膜炎患者は年間約 1,000 人も出ていました。代表的な髄膜炎を起こす細菌としては、インフルエンザ菌、肺炎球菌、黄色ブドウ球菌、大腸菌、B 群連鎖球菌、リステリア属菌、髄膜炎菌などがあります。わが国で乳幼児の化膿性髄膜炎を起こす微生物としてはインフルエンザ菌が最も重要で、患者全体の 5〜6 割を占めていました（このうち 95%が b 型菌、すなわちヒブ菌です）。肺炎球菌による乳幼児髄膜炎がそれに次ぎ、患者全体の 2〜3 割でした。幸い、わが国では、髄膜炎菌（学名、*Neisseria meningitidis*；131 ページ参照）による髄膜炎はほとんど報告されていません（年間、10〜20 人）。

なお、化膿性髄膜炎の死亡率は原因細菌によって異なり、肺炎球菌が一番危険で約 15%にも達します。インフルエンザ菌の場合の死亡率はこれより低く、数%と言われています。困ったことに、小児の化膿性髄膜炎を起す菌として、最も警戒を要するインフルエンザ菌と肺炎球菌には耐性菌が多くなっています。

こうした情勢下では、ワクチンによる予防がますます重要になってきます。

麻しんワクチンや風しんワクチンは無罪であることが明らかだったにもかかわらず、これらのワクチンも同罪と誤解され、麻しんや風しんワクチンの接種率が低下してきました。この事実は、以下の項で述べるような由々しい問題を含んでいます。

厳しい麻しんの病状

麻しんは、ワクチンによって流行を阻止できる病気です。しかし、MMR ワクチンに深刻な副作用が多く発生したことにより、接種を敬遠する動きがあり、1990 年代には接種率は 80%を切ってしまいました。このため、麻しんに免疫を持たない乳幼児が多くなり、2000 年前後には年間数万人以上もの麻しん患者が出たと推定されています。2007 年前後に、大学生の間で麻しんが大流行した伏線の一つにもなっています。〈麻しん（はしか）は命定め〉と呼ばれていた危険な病気です。5 類感染症に指定されています。以前は定点把握でしたが、2008 年から全数把握調査を行う感染症に変更となりました。麻しんの検査では、わが国で開発されたランプ（LAMP）法が優れていると言われています。

麻しんウイルスは RNA ウイルスで、血清型は 1 種類だけです。このため、1 種類のワクチンを使えば麻しんを予防できます。麻しんウイルスは、空気感染によって気道粘膜に取り込まれ、リンパ節やリンパ系組織で増幅され、全身にばらまかれます。感染初期には発熱、クシャミ、鼻汁、下痢などの症状を起こし、約 1 週間後に発疹が出ます。発疹が出る 1～2 日前ごろに、臼歯の向かい側の頬粘膜に「コプリック斑」と呼ばれる麻しん特有の小斑点が出現します。麻しんの発疹は暗赤色の斑点で、発疹は数日間続きます。麻しんの名前の由来は発疹が麻の実に似ているところから来ています。肺炎、中耳炎、咽頭炎などが、麻しんのよく知られた合併症です。発症頻度は低いのですが重症の脳炎が起ることがあり、警戒の必要があります。麻しんウイルスは感染力が極めて強いウイルスで、不顕性感染はないと言われています。春先から 6～7 月頃までに流行がよく起こります。なお、多くの感染症に対しては、女性は男性よりも強いのですが（女性が強いのは感染症に限ったことではないという意見も有力ですが)、なぜか麻しんによる死亡率は、少年よりも少女の方が若干高いという統計成績がアイスランドでは出ています。

麻しん患者には、ビタミン A 投与が死亡率を下げる効果があり、WHO もビタミン A 投与を推奨しています。リバビリンやインターフェロン α が重症患者に使われることがありますが、麻しん用の特別な抗ウイルス薬はありません。

麻しんの制圧が遅れた日本

かつては世界中で、年間 100 万人以上の小児が麻しんで死亡していましたが、麻しんワクチンの大規模な使用により、2012 年には世界の死亡数は 12 万人まで低下したと推定されています。しかし、サハラ砂漠以南に国々、特に南アフリカ、ジンバブエ、ザンビア、マラウィなどでは麻しんの流行が頻発しており、麻しんの復活が憂慮されています。麻しんの根絶には、まだまだ時間がかかりそうです。

日本では 2001 年には 20 万人以上の患者を出す大流行があり、その後いったん減少しましたが、2007～2008 年には高校や大学でも流行が起こりました。国内だけでもなく、アメリカなどの麻しん排除国にも麻しんを輸出し、悪い評判が立っていました。日本からアメリカへの有名な麻しんの輸出例としては、2007 年の 8～9 月に、ペンシルベニア州で行われた青少年スポーツ大会に参加した 12 歳の少年が持込んだ感染例があります。彼と同じ飛行機に乗り合わせたり、接触した 6 人が麻しんを発症しています。これらの患者から見つかったウイルスは同一で、しかも日本に多く見つかる遺伝子タイプであるところから日本発のものであることが判明しました。その顛末は、米国医師会雑誌 2008 年 4 月号に生々しく記述されています。苦虫をかみつぶしたようなアメリカの医療関係者の顔が目に浮かびます。なお、麻しんウイルスの血清型は、先に書いたように 1 種類ですが、塩基配列を調べてみると、A から H の 8 グループに分かれることが明らかになっています。8 グループはさらに細分類されています。

日本では、本格的な麻しん対策は取られていませんでしたが、二十一世紀に入る頃から、こうした現状に反省が生まれ、各地で麻しんワクチンの接種率を上げる動きが出ています。これにつられて、乳幼児の麻しん発生数も大幅に減少してきたことは喜ばしい限りです。しかし、2007 年にも東京などの大学生の間で麻しんが流行し、休校になった大学（上智大学や早稲田大学など）もありました。MMR ワクチン禍騒動のために、1990 年前後に麻しん・風しんワクチンを受けずに成長した乳幼児たちは、2007 年には大学生になっていました。免疫がないヒトが多くなれば、その感染症が流行するのは当然の成り行きです。

その後の経過ですが、わが国では、2007 年に『麻しんに関する特定感染症予防指針』が告示されたこともあり、麻しんの制圧に向けての努力が積み重ねられています。そうした努力によって、2008 年には 1 万人以上の患者を出していた麻しんは激減してきました。特に日本で長年にわたって土着し、多数の患者を出していた遺伝子型の麻しんウイルス感染による患者は、2010 年 5 月を最後にして、数年にわたって出ていません。こうした事態を考慮し、2015 年 3 月下旬に WHO 西太平洋事務局は、日本は麻しんの排除状態にあると認定しました。積極的なワクチン接種が麻しんの排除に貢献しました。2015 年以降、麻しん患者は出ていますが患者数は激減しています。日本で土着していた遺伝子型によるものはなく、多くは東南アジアや中国などの近隣諸国に存在している遺伝子型によるものです。関係者の努力が実を結んできたことは、慶賀の至りです。

麻しんに罹っても、再感染することがある

図 18-1 と **18-2** に、わが国の麻しんの発生状況をグラフで示しておきます。小児の麻しんと成人（麻しんの場合は 15 歳以上を成人としている）の麻しんがありますが、2008 年までは両方ともにかなりの患者が出ていました。麻しんウイルスは感染力が非常に強いので、流行を阻止するには全国で 95%以上のワクチン接種率をキープする必要があります。わが国の過去の低接種率を思えば、これでも良い成績だったとしなければならないでしょう。麻しんの研究には、日本人も大きな業績を上げています。たとえば、国立感染症研究所の小船富美夫らは、病原性を持った麻しんウイルスの優れた分離法を開発していますし、九州大学の柳 雄介らは、麻しんウイルスの細胞受容体の一つを発見し、増殖機構などで重要な発見をしています。こうした国で、世界の開発国に比べて麻しんの制圧が遅れたのは残念です。

成人が麻しんに感染した場合は、初めて感染したかどうかで症状が違います。成人が初感染した場合は、小児の麻しんよりも重症化することが多いようです。特に**妊婦が麻しんに初感染すると重大です。流産や死産、それに妊婦や新生児の死亡例が報告されています。**妊娠 24 週までが特に危険で、この間に麻しんに感染すると、10～20%の確率で胎児や新生児、妊婦などの死亡例が出ています。他にも危険な感染症が少なくないので、妊婦はむやみに人混みの多いところに出歩かないなどの注意が必要です。

成人の初感染の場合は、上記のような深刻な問題をはらんでいますが、一度ワクチンを打

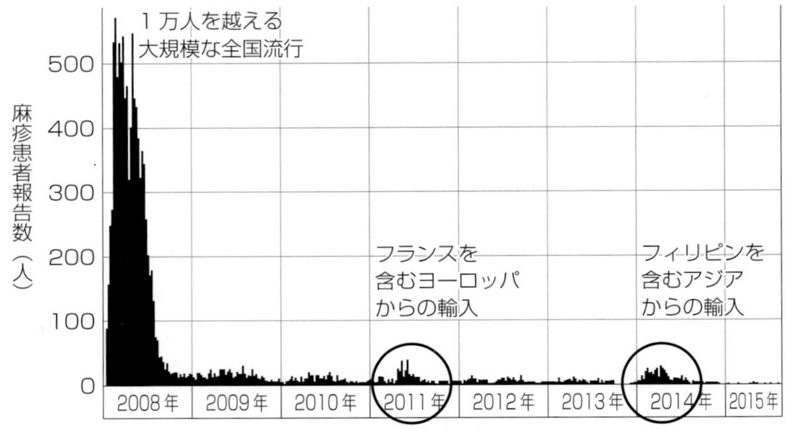

図 18-1　わが国における麻しん患者数の推移（2008～2015 年）
（国立感染症研究所提供）

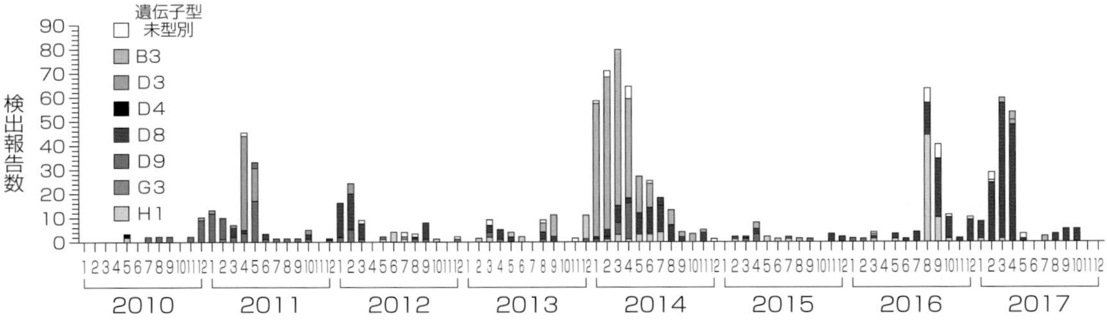

図 18-2　わが国における麻しん患者数の推移と遺伝子型（2010～2017 年）
（国立感染症研究所提供）

ちながら免疫力を保てず、麻しんに感染するケースがあり、これを専門家はVF（vaccine failure；ワクチン不成功）と呼んでいます。VF状態にあるヒトが麻しんに感染した場合は、軽い症状しか示さないヒトから、初感染と同じような重症例までさまざまです。

比較的新しい教科書でも、麻しんは天然痘とともに、一度罹ると二度と感染しないと書かれていました。また、麻しんワクチンの効果も同様に、一度接種し弱毒ウイルスに感染させておけば、終生免疫が得られるものと信じられていました。しかし、このところワクチン接種をしながら麻しんに罹るケースや、小児の時に麻しんに罹ったにもかかわらず、大人になって再感染したという患者に出くわすことも経験するようになりました。**「麻しんは一度罹ると二度と罹らない」という神話は、現在では通用しなくなっているのです。**

麻しんワクチンが広範に使用されるまでは、一度感染したヒトが二度と感染することがなかった理由は、しばしば起こる麻しんの流行で感染し、常々免疫が強化されていたためです。こうしたケースでは免疫が強化されるだけで、再感染しても発症せず、不顕性感染（**コラム 21**；61 ページ）で終わります。ところがワクチン接種がある程度行き渡ることによって、麻しんが流行する機会が少なくなりました。当然の結果として、免疫を強化する機会も少なくなります。要するに、麻しんウイルスに曝される機会が減少し、人々の麻しんに対する免疫力が落ちてきます。こうしたヒトに麻しんウイルスが感染すると、再度、麻しんを発症することが起こります。ただし、例外はありますが、再感染の場合の症状は通常、初感染ほど重症ではありません。

今日でも流行を繰り返している風しん

MMRワクチン禍の余波を受けて接種率が低下した風しんでも、麻しんと同様に免疫を持たない成人が多数います。風しんは「三日はしか」という別名があります。患者に出るバラ色、もしくは鮮紅色の発疹が約3日で消失するところから、この別名が付けられています。風しんウイルスは気道経由で感染し、症状は一般に軽症です。ただし、風しんウイルスの感染力は強いので、ワクチンが行き渡る以前は、大抵の子どもは就学前に風しんに感染していました。感染症法では5類感染症（定点把握）に定められていましたが、2008年より5類感染症（全数把握）に変更になりました。

風しんウイルスはRNAウイルスで、ヒトが唯一の宿主のようです。2～3週間の潜伏期の後で発症します。発疹、発熱、およびリンパ節の腫脹が主な症状です。発疹は顔に現れ、胴体や手足に広がってゆきます。発疹が消えた後での色素沈着はみられません。発熱は軽く、予後も一般に良好です。合併症として知られているものに、成人女性に多い関節炎があります。発疹が出た約半数の成人女性に関節炎が出ますが、アスピリンが治療に有効です。風しんウイルスそのものを制御する良い薬はありません。治療は、対症療法が主となります。わが国のワクチンは副作用が弱く、予防効果は98%以上という優れたものです。ワクチン接種後10年以上経過しても、95%以上のヒトが風しんに対する免疫力を保持していたという報告もあります。

ワクチン接種率が向上したこともあって、21世紀に入ってからは、2004年の地域的な流行を除くと、大きな風しんの流行はみられませんでした。しかし、2012～13年にかけて風しんの流行が起こり、2013年には1万人を超す患者が出ました（**図19**）。患者の多くは、かつては、風しんワクチンの接種対象者ではなかった20歳代後半から50歳までの男性たちでした。実は、風しんワクチンは1977年から中学2年の女子だけが対象になり、定期接種ワクチンとして接種されていたのです。以前は、男児の方は風しんワクチンの接種対象から外さ

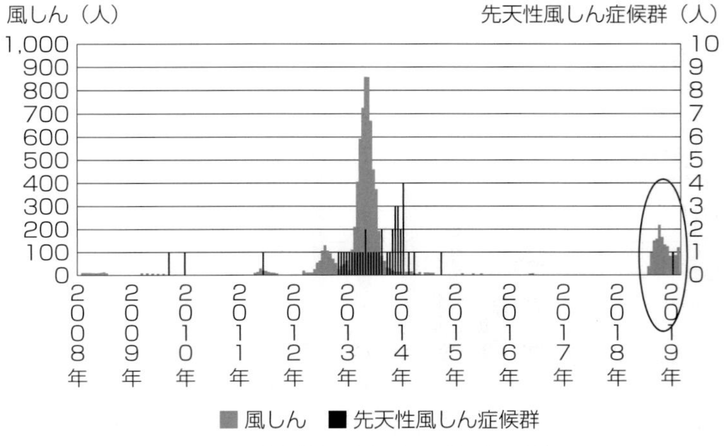

図19　2013年と2018年の風しんの流行

（国立感染症疫学センターの資料による）

風しん患者の発生と先天性風しん症候群の患者の発生には密接な関係がある。
風しんの流行は2019年も続き、収まっていない。

れていました。このことが2012～13年の風しん流行時に、少年時代にワクチン接種を受けられなかった中年の男性に、多くの患者が出た理由になっています。風しんは2018～19年にも流行を起こしており（**図19**）、その拡大が憂慮されています。

恐ろしい障がいを伴う先天性風しん症候群

過去に一時期、風しんワクチンが女児のみに接種されていた理由は、下記の先天性風しん症候群の発症予防を主たる目的にしていたためです。**風しんに免疫を持っていない成人女性が、受胎後20週までに風しんウイルスに感染すると、生まれてくる子どもが「先天性風しん症候群」を発症することがあります。とりわけ受胎後12週までが危険度が高いといわれています。心疾患、白内障、緑内障、難聴などの障がいが新生児に出る可能性があります（発症率は妊娠1ヵ月以内で50%、2ヵ月以内で20数%、3ヵ月以内で5%）。流産を起こすリスクも高くなります。**妊婦に感染した風しんウイルスが胎内で感染（先天性感染）して、胎児に発育異常を及ぼしているのです。

近年は、麻しん同様、積極的に風しんワクチンの接種が勧められていますが、1984年から1989年に生まれた女性のうちで、風しんに対する免疫を持たない人の割合が、地域によっては3割から4割にも及んでいるようです。先に述べたMMRワクチン禍で、少女期までにワクチン接種をしてこなかったために、こうした事態になったのです。この年代の女性たちがワクチン接種をしないで妊娠したときに、風しんが流行すると大変なことになります。

ワクチンを受けていない若い女性たちが積極的に風しんワクチンを受けるとともに、妊婦のパートナーや同居家族たちも、妊婦への感染波及を封ずるために積極的に風しんワクチンの接種を受けることが勧められています。このためにも、医療関係者が中心になり、風しんワクチンの接種率を高める啓発活動をされることを期待しています。なお、妊婦の周辺にいる人たちに風しんワクチンを接種しても、そうした人たちから妊婦にワクチンウイルスが感染することはないようです。風しんウイルスと風しんワクチンウイルスでは感染力に大きな

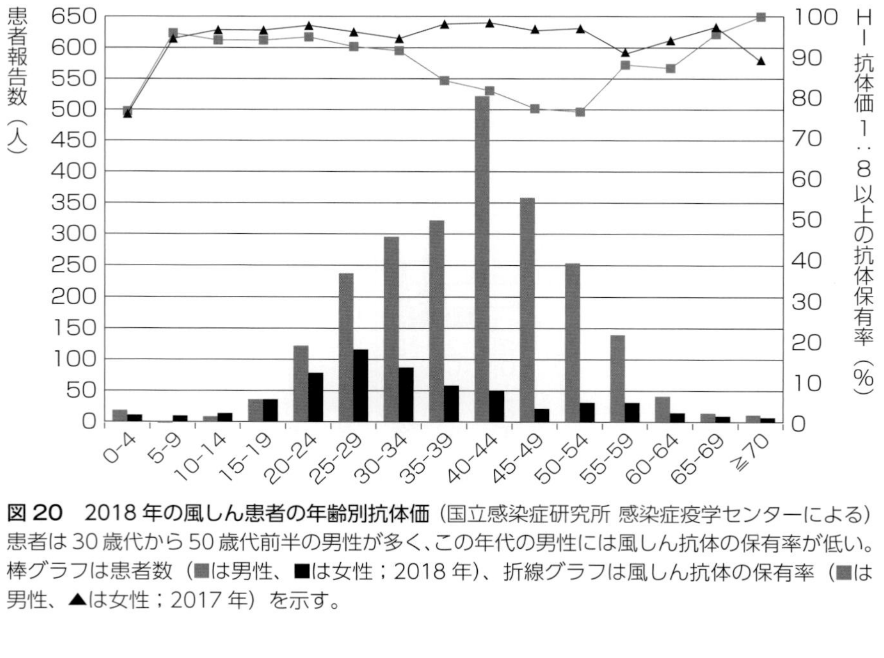

図20　2018年の風しん患者の年齢別抗体価（国立感染症研究所 感染症疫学センターによる）
患者は30歳代から50歳代前半の男性が多く、この年代の男性には風しん抗体の保有率が低い。棒グラフは患者数（■は男性、■は女性；2018年）、折線グラフは風しん抗体の保有率（■は男性、▲は女性；2017年）を示す。

差があります。風しんの流行時に、かつてワクチン接種の対象外とされていた、今や中年に達している男性たちからの妊婦への感染も憂慮されています。彼らは風疹に対する免疫を持たないものが多いのです（**図 20**）。過去のワクチン政策の誤り（それはやむを得ない側面もありましたが）が、2018～19 年の風しんの流行の一端を担っています。

先天性風しん症候群では、先に述べた心疾患や白内障のほかに、肝脾腫、骨病変、発育不全、血小板減少性紫斑病など、多彩な症状が出る可能性があります。まれに脳障がいもみられます。白内障を除く、多くの障がいには有効な治療法が少なく、永久的な障がいとして残ってしまいます。医師は先天性風しん症候群と診断した場合は、1 週間以内に保健所長に届け出しなければなりません。当然のことですが、先天性風しん症候群の障がい児は、風しんが流行した年に多く出ています（**図 19**）。

風しんワクチンは妊婦に接種してはならない

ここで注意しておかねばならないことは、MR（麻しん・風しん）ワクチンや単味の風しんワクチンを妊婦に接種することは禁忌とされていることです。同様に、妊娠していない女性は、これらのワクチン接種後の 2 ヵ月間は妊娠しないように注意する必要があります。医師は風しんワクチンなどの接種を受ける人が妊娠可能な女性である場合は、何らかの手段で注意を喚起すべきでしょう。伝達にはデリケートな問題もありますが。

これまでも、妊婦に誤って単味の風しんワクチンや、風しんワクチンを含む混合ワクチンを接種してしまったケースがあります。また、接種後 2 ヵ月以内に妊娠したケースも出ています。こうした例が外国に多く出ていますが、先天性風しん症候群が出たという報告はありません。しかし、これらのデータは胎児や妊婦に対する風しんワクチンの安全性を完全に保証するものではありません。また、1～4%の割合で、ワクチンウイルスの感染が胎児に認められています。要するに「風しんワクチンを妊婦に接種した場合、先天性風しん症候群や流産が起こる可能性は否定されていない」ということになります。こうした理由から、風しんワクチンや、それを含むワクチンを妊婦に接種することは禁忌になっています。風しんワクチンを妊婦に接種することで先天性風しん症候群が出るリスクは高まるものの、その程度は極めて微小ではないかと推定している研究者が多いのです。ただし、胎児が、風しんワクチンウイルスに感染すると、新生児の約 1 割に低体重児が出るという報告もあります。

かような理由から、妊婦に誤って風しんワクチンなどを接種しても、あわてて人工中絶をするまでもないという考えが専門家の間では支配的です。人工中絶は肉体的だけでなく精神的にも妊婦に大きな負担を与えます。妊婦への風しんワクチン接種が禁忌となっているのは無用なリスクを避けるという目的がありますし、それは当然の処置です。

成人に厳しいおたふくかぜウイルス

おたふくかぜ（mumps）は、その英語をカタカナに直して「ムンプス」と呼んだり、「流行性耳下腺炎」とも呼びます。ムンプスなどと呼ぶと、高尚な病気のように思えますが、本書では一般に馴染みのある「おたふくかぜ」で統一しています。現在のところ知られているおたふくかぜウイルスの宿主は、ヒトだけです。麻しんには劣りますが感染力が強く、高率に、ヒト－ヒト感染を起します。感染症法では 5 類感染症（定点把握）に指定されています。

おたふくかぜワクチンは、先に述べた MMR ワクチン禍（72 ページ参照）によって定期接種をはずれ、任意接種になり今日に至っています。こうした事情を反映してか、わが国の接種率は低く、3 割前後を低迷しています。一方、アメリカではおたふくかぜワクチンは定期接種になっており、接種率は95％を超えています。アメリカで使われているワクチンは優れており、おたふくかぜの発生率が97％も減少しています。

おたふくかぜは名前の通り、耳周辺の腫れで、おたふくのようにふくれた顔貌を呈することの多い病気です。病気は多少なりともヒトの顔貌に悪影響を与えますが、この傾向はおたふくかぜにおいて特に顕著です。睾丸炎、膵臓炎、腎炎、卵巣炎など、種々の臓器に炎症を起すことも知られています。3～10％ぐらいの患者に、嘔吐、頭痛、発熱などの症状を伴う無菌性髄膜炎が出ます。一般に予後は良好といわれるものの、患者の年齢が高くなるほど全快までに時間がかかる傾向があります。おたふくかぜ患者400～2,000人あたり1人の割合で、難聴症状を示す人が出るようです。発症頻度は低いのですが、脳炎を起こした場合は、特に要注意です。死亡したり、神経系の後遺症が残ることが、しばしば起こります。

おたふくかぜウイルスはRNAウイルスで、経気道感染します。潜伏期は長く、16～18日と言われています。風しんウイルスのように妊婦に感染して、先天性の障がい児を生じさせるという報告はありません。しかし、おたふくかぜウイルスは、風しんウイルス以上に流産を引き起こします。また、思春期以降の男性がおたふくかぜウイルスに感染すると、四人に一人の割合で、睾丸炎を発症します（睾丸炎は小児にはまれ）。片側の発症が多いため不妊になることは極めて少ないのですが、睾丸炎発症者の1.5％に睾丸がんの発生がみられたという報告もあります。

MMRワクチンの早期導入と、おたふくかぜワクチンの定期接種化が諮られるべき

わが国で使われているおたふくかぜワクチンは、予防効果は90％以上といわれていますが、依然として相当の無菌性髄膜炎を発症するリスクを負っています。ただし、永井崇雄らの計算によると、おたふくかぜウイルスの自然感染によって髄膜炎に罹るリスクを1とすると、ワクチン接種で髄膜炎を発症するリスクは約0.04と計算されます。要するにワクチンを打てば、おたふくかぜによる髄膜炎を患う可能性は二十五分の一に低下することになります。おたふくかぜワクチンの接種は、リスクを上回る効果があることは明白です。そうは言っても、おたふくかぜワクチンを接種したために、たまたま運悪く子どもが髄膜炎に罹ってしまう可能性がありえます。まして、おたふくかぜワクチンが定期接種に指定されていない現在、任意接種にかかる高い接種料を払って、髄膜炎になるのはかなわないという意見は、十分に理解できます。

国内のおたふくかぜワクチンに比べると、欧米で使われているJeryl Lynn株やそれから由来した株を使ったおたふくかぜワクチンは、安全面でも優れたワクチンのようです。日本で使われているおたふくかぜワクチン株に比べても、無菌性髄膜炎の発生頻度は格段に低いというデータが出ています。欧米のワクチンとの併用も視野に入れて、わが国でもMRワクチンに、おたふくかぜワクチンを加えたMMRワクチンを採用し、定期接種化ができれば、国民の健康に資することになるはずです。

さりながら、関係者の間では、かつてのMMRワクチン禍がPTSD、すなわち、心的外傷ストレス障害として残っています。また、科学を基盤においた理性的な議論よりも、口当たりの良い感覚的な意見が優先されるわが国の風土も、MMRの採用を躊躇させているようです。企業間の利害の衝突や、国内ワクチンメーカーの育成といった難しい問題も絡み合っていそうです。しかし、国民の健康に資することを実行するという原点に立ち返り、MMRの早期の導入と、その定期接種化を検討する時期が来ているはずです。行政の英断を期待します。

4 ■ 定期接種になった水痘ワクチンと新たに承認された帯状疱疹ワクチン

水痘と帯状疱疹は同じウイルスによって引き起こされる

水痘は、主に小児が罹る感染症です。水疱瘡とも呼ばれています。大半の小児は小学校入学前に水痘に罹ります。空気感染や接触感染で感染します。水痘の病原体はDNAウイルスで、感染症法では 5 類感染症（定点把握）に指定されています。病原体は気道の粘膜や眼球結膜から侵入し、肝臓や脾臓などで増殖した後、全身にばらまかれます。潜伏期は約 2 週間です。年末から 6 月頃までにかけて、患者が多く出る病気です。水痘ウイルスはヒトと類人猿にしか感染しません。

水痘患者には発熱とともに、全身の皮膚に発疹が現れ、水疱を形成します。感染力は強いのですが、症状はそれほど厳しいものではありません。通常の水痘では、1 週間から 10 日ぐらいで回復します。成人の水痘は重症化する傾向があり、成人患者の 15％ぐらいが肺炎を発症します。水疱を形成した場所などに細菌が混合感染すると化膿することが多く、軽視することは禁物です。混合感染の原因細菌には、黄色ブドウ球菌や A 群溶血性連鎖球菌が多いようです。約 3 万人に 1 人ぐらいの割合で水痘脳炎が起こることが報告されています。多くのウイルス感染症には特効薬がないのですが、例外的に水痘には有効な薬があり、アシクロビルなどが使われています。

水痘を起こす病原体は「水痘・帯状疱疹ウイルス」と呼ばれています。帯状疱疹は免疫機構が衰えた高齢者や、がん患者など基礎疾患を抱えているヒトが起こしがちな病気です。胸部などに発赤を伴った水疱が神経に沿って帯状に出現し、激しい痛みを伴います。水疱が知覚神経に沿って生ずるところが特徴的です。

水痘・帯状疱疹ウイルスという名前から想像できるように、同じウイルスが水痘だけでなく、帯状疱疹を起こすのです。要するに、このウイルスは両刀使いのウイルスなのです。子どもの時に感染して水痘を起こしたウイルスは、病気の回復とともに、感染したヒトの脊髄中の神経節に隠れ何十年もしぶとく潜伏しています。やがて加齢などにより、ヒトの免疫機構が弱まってくると、隠れ場所から顔を出し活動を始め、帯状疱疹を起こすのです。帯状疱疹にも抗ウイルス薬が有効ですが、活動中のウイルスをやっつけることはできても、神経節中に潜んでいるウイルスを殺すことはできません。再発しがちな理由の一つになっています（83 ページ参照）。

風しんほどではありませんが、妊娠 20 週までの妊婦が水痘に罹患すると、約 2％の頻度で新生児に奇形（先天性水痘症候群）を引き起こすという記述もあります。白内障、眼奇形、筋肉や骨の形成異常、小頭症などです。特に妊娠初期には水痘感染は、流産のリスク因子になります。出産直前に罹患した場合は、新生児が重症の水痘を起すことがあります。

日本で開発された水痘ワクチンが世界中で使われている

わが国では長い間、水痘ワクチンは任意接種ワクチンにとどまっていました。2014 年 10 月になって、諸外国に大きく遅れて、ようやく定期接種ワクチンに指定されました。通常は生後 1 年以上の健康な小児に皮下注射します。すでに水痘に罹ってしまった小児には、ワクチン接種は必要ありません。水痘ワクチンの定期接種対象者は生後 12～36 ヵ月児です。ワクチン接種は皮下 2 回です。患者に接することの多い医療関係者たちは、水痘ワクチンの接種が勧められています。

わが国で使われている水痘ワクチンは、大阪大学の高橋理明（**図 21**）が中心になって開発した生ワクチンです。有効性の点でも安全性の点でも評判の高いワクチンです。世界中で、高橋らが樹立したワクチンウイルス株（Oka 株と言います）、もしくはそれから由来した株を予防接種に使用しています。それにしても、日本で開発され、国際的にも高い評価を獲得している水痘ワクチンが、ようやく 2014 年になって日本で定期接種に追加されたことには言うべき言葉もありません。開発者の高橋理明は 2013 年に急逝しましたが、生前に待望していた定期接種化を目の当たりにすることができず、この世を去ったことになります。返す返すも、残念なことです。

アメリカでは、水痘ワクチンの導入によって水痘関連疾患による死亡率（主として乳幼児）が減少しただけでなく、入院患者数も顕著な減少傾向を示しています。水痘ワクチンは、医療費の削減にも貢献しているのです。蛇足ながら付け加えると、アメリカで使われている水痘ワクチンも、その起源は高橋らが開発したワクチンです。なお、アメリカでは帯状疱疹の予防ワクチンも、2006 年に承認されています。こちらの方も、高橋らが開発した水痘ワクチンから由来したウイルスを使っています。帯状疱疹の予防ワクチンも、悲しいことに日本では長く未承認でした。先の項でも触れましたが、欧米などではMMR（麻しん・おたふくかぜ・風しん）三種混合ワクチンに水痘（varicella）を加えたMMRV 四種混合ワクチンも使用されています。日本がワクチン後発国だといわれるのは、もっともなところがあります。

なお、水痘ワクチンを接種したヒトの一部にも、その後に水痘を発症するヒトも出ているようです（約５人に１人の割合）。このことから、他のワクチンと比べると、水痘ワクチンの予防率は若干低く、約 80％ということになります。ただし、ワクチン接種をしたにもかかわらず発症したケースでも、症状は一般に極めて軽微です。**水痘ワクチンは妊婦への接種は禁忌となっています。**先に述べた、先天性水痘症候群や流産を起こす可能性などが否定されていないためです。妊娠可能な女性は避妊後に接種し、その後も２ヵ月間は妊娠しないように注意する必要があります。

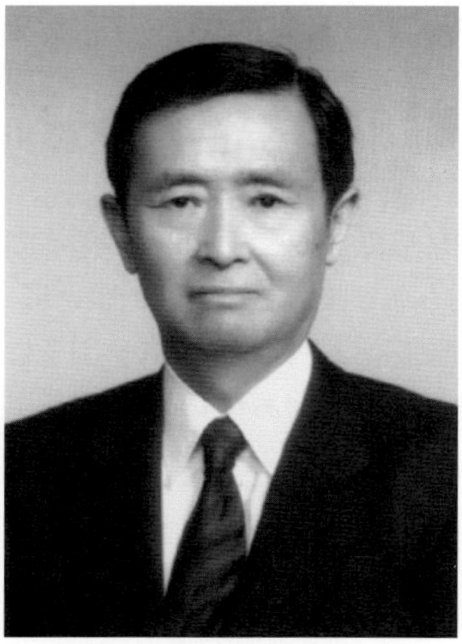

図 21　水痘ワクチンの開発者、高橋理明
（F. Murphy：Foundations of Virology, 2019 年版 p.434 より）

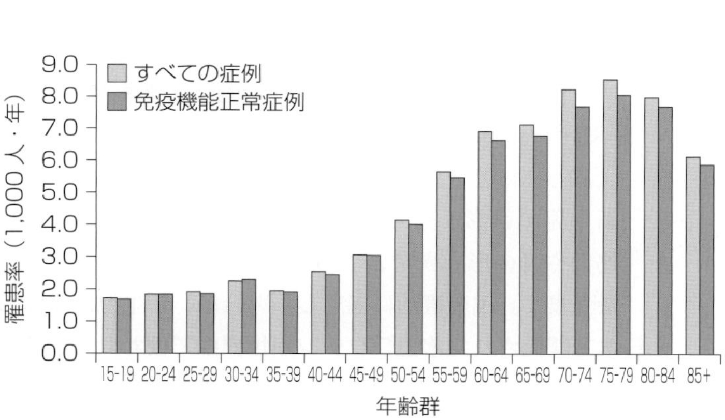

	15-19	20-24	25-29	30-34	35-39	40-44	45-49	50-54	55-59	60-64	65-69	70-74	75-79	80-84	85+
すべての症例	1.71	1.82	1.91	2.25	1.95	2.51	3.06	4.15	5.63	6.90	7.11	8.22	8.56	7.97	6.13
免疫機能正常症例	1.67	1.82	1.84	2.26	1.93	2.43	3.04	4.00	5.47	6.61	6.75	7.68	8.06	7.69	5.85

図 22　帯状疱疹患者の年齢別罹患数
（帯状疱疹ワクチン ファクトシート、国立感染症研究所、2017 年 2 月 17 日より）

新たに承認された帯状疱疹予防ワクチン

水痘と帯状疱疹は同じウイルスによって発病するところからも、高橋らが開発した水痘ワクチンに予防効果があることが期待されます。実際、わが国でも2016年に水痘生ワクチンが、50歳以上の人を対象に、帯状疱疹予防用に適応追加になっており、95%以上の予防効果が報告されています。なお、帯状疱疹は神経節に潜伏した水痘・帯状疱疹ウイルスの再活性化によって起こり、片側性の発疹、水疱、疼痛を生じる厄介な疾患です。とりわけ、なかなか全快しない疼痛が悩みの種です。50歳以上の高齢者に多く発症します（**図22**）。

また、ジャパンワクチンとGSK社は、2018年3月に、乾燥組換え帯状疱疹ワクチンについて、帯状疱疹の予防の適応で、わが国での製造販売承認を取得しました。このワクチンは先の生ワクチンとは異なり、不活化成分ワクチンです。97%という高い有効性が示され、4年近くの試験期間中も、90%に近い有効性が持続することも示されています。ワクチンに関連すると思われる重篤な副反応はみられていません（Lal H et al：Efficacy of an adjuvanted herpes zoster subunit vaccine in older adults. N Engl J Med, 2015；372：2087-2098.）。

水痘生ワクチンは、帯状疱疹予防用に適応が追加されていますが、こちらの方も、乾燥組み換え帯状疱疹ワクチンとともに、残念ながら、定期接種には指定されていません（2019年4月現在）。

5 日本脳炎ワクチンと致死率の高い日本脳炎

日本脳炎ウイルスはアジア各地だけでなく、オーストラリアでも見つかっている

日本脳炎の病原体はウイルスで、コガタアカイエカという蚊（**図23**）によって媒介される病気です。ウイルスは蚊の唾液腺の中で、しぶとく持続感染を続けています。蚊に刺されて日本脳炎ウイルスの感染を受けても、大部分のヒトは発症しません。発症者は感染者のうち、千人あたり1～20人と推測されています。しかし、発症した患者の死亡率は高く、約20%と言われています。高齢者や乳幼児が発症した場合の方が、成人よりも死亡率が高いという統計が出ています。死の淵から生還できた患者でも、約半数に深刻な神経症状を伴う後遺症が残る恐ろしい感染症です。主な後遺症としては、行動異常、記憶障害、運動障害、痙攣などがあります。日本脳炎ウイルスはRNA型のウイルスで、フラビウイルス科に属しています。フラビウイルス科には、黄熱ウイルス、西ナイルウイルス、デングウイルスなどの恐ろしいウイルスが含まれます。

日本脳炎ウイルスは、主にブタが増幅動物になっています。ブタは日本脳炎ウイルスに感染しても、病状を示さないようです。ただし、妊娠しているブタが日本脳炎ウイルスに感染すると、流産を起こすことがあります。ヒトからヒトへの直接的な感染はありません。**図24**に日本脳炎ウイルスの動物間での感染サイクルを示します。なお、ある種のトリ（サギなどの野鳥）も自然界でのウイルス維持や、他地域への運搬の役割を果たしていると考え

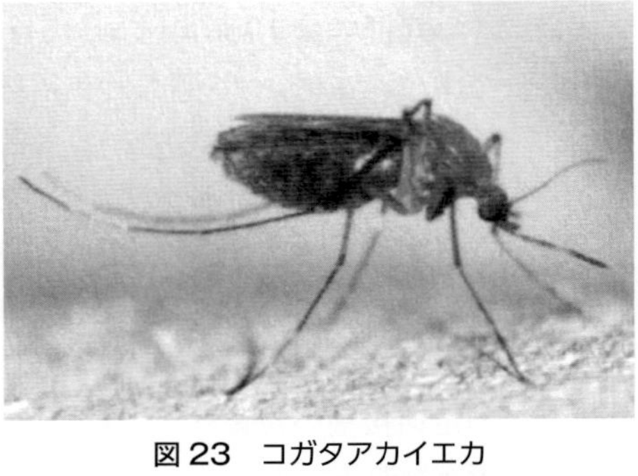

図23　コガタアカイエカ
（国立感染症研究所、ウイルス第一部第2室紹介のページより）

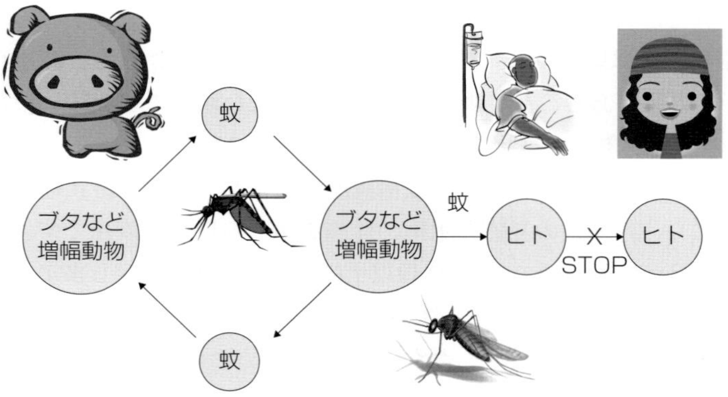

図 24　日本脳炎ウイルスの増殖サイクル

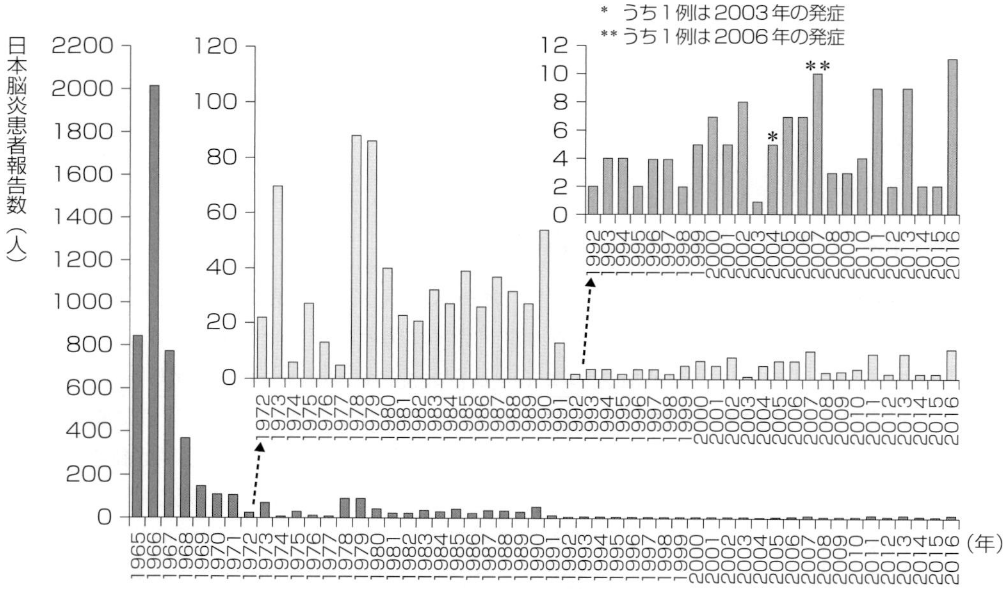

図 25　日本脳炎の報告患者数の推移（1965〜2016 年；2016 年は 11 月まで）
3 グラフの縦軸の単位が異なることに注意。（国立感染症研究所感染症疫学センターより）

られます。

わが国では 1966 年までは、1 年間に 1,000 人以上の日本脳炎患者が出る年も多かったのですが、ワクチンの普及や生活環境の変化によって 1992 年以降、患者数は年間 10 人以下の年が続いています（**図 25**）。蚊の活動が盛んになる 6〜9 月に患者が多く出ています。患者の発生は、九州や中国などの西日本に多く、現在のところは、北海道や東北では発生例はないようです（**図 26**）。しかし、地球の温暖化が続くと、蚊の北上が進み、将来はこれらの地方で患者が出る可能性が大です。現実に、北海道でも日本脳炎ウイルスの存在を示すデータが出ています。北海道在留者が西日本に旅行する可能性も考慮されて、2016 年からは、これまで定期接種の対象外とされていた北海道でも、日本脳炎ワクチンは定期接種になりました。大きな改正です。

日本脳炎の潜伏期は 1〜2 週で、最初の症状は頭痛、発熱、下痢、腹痛などです。続いて 2

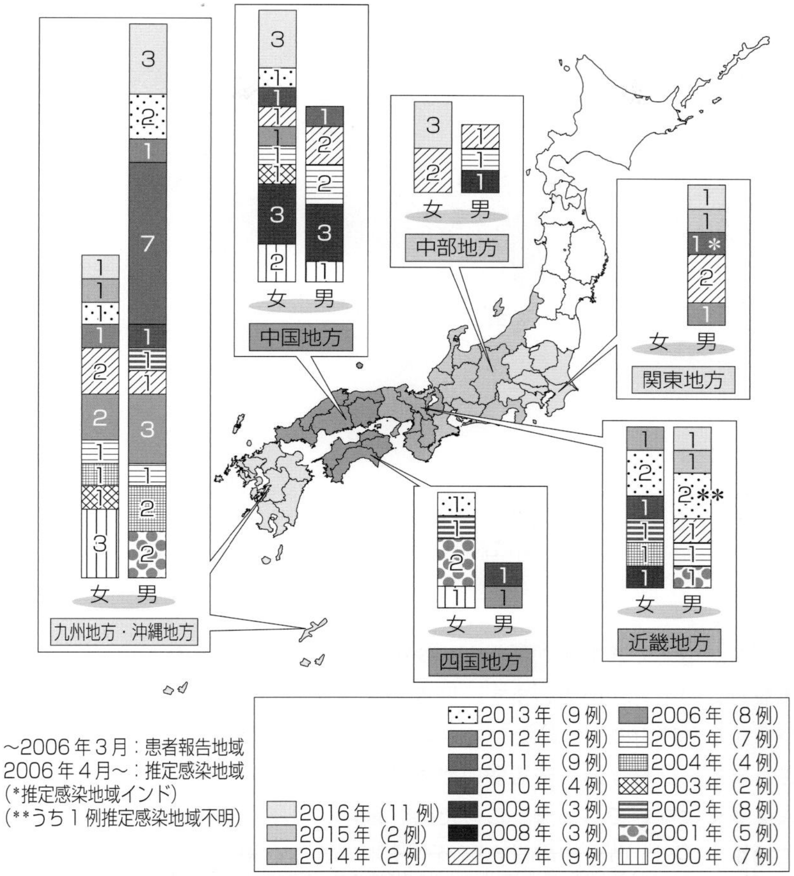

図 26　地域別日本脳炎患者の報告数（2000～2016 年）
患者の発生は関東以西に偏在している。（国立感染症研究所、感染症疫学センターによる）

～4 日の間に高熱、悪寒、嘔吐、傾眠などの症状が進み、四肢麻痺、意識障害、痙攣、昏眠などの神経障害が顕著になり、死に至ります。残念ながら、効果のある抗ウイルス薬はありません。頼りは予防と対症療法だけであることは、多くの激症型のウイルス性疾患と変わりません。日本脳炎ウイルスに特異的な抗体を検出するエライザ（ELISA）法や、遺伝子増幅検出法として注目されているランプ（LAMP）法による診断が開発されています。日本脳炎の疑いのある場合は、各都道府県の地方衛生研究所に検査を依頼することになります。国立感染症研究所や厚労省の助力もあり、地方衛生研究所の検査レベルは十分に高く、信頼できます。感染症法では４類感染症に指定されています。

日本脳炎ウイルスは日本だけのものではなく、アジアなどの他地域にも拡散しています。**図 27** からも明らかなように、西はインド、パキスタンから、北は中国東北部からロシアの一部、南はオーストラリアの一部までがこのウイルスに汚染されています。日本脳炎という名前から、日本に存在していたウイルスが各地に拡散してしまったという印象がありますが、正しくありません。日本脳炎ウイルスの原産地は東南アジアで、それが日本を含む各地に拡散したという考えが有力です。

ウイルスを運ぶコガタアカイエカは水田地帯に生息し、春から夏にかけて、ブタに感染し

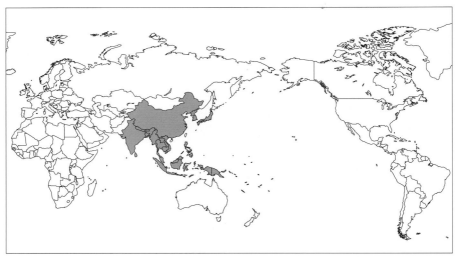

図27　日本脳炎ウイルスの汚染地帯
(国立感染症研究所の資料より)

てウイルスが増えてきます。稲作とブタの飼育が同時に行われる地域を中心に、アジア各地で毎年数万人の患者が出ています。日本でも、かつてはブタを家の近くで飼っていたことが、患者が多発した理由の一つになっていました。ブタは食用として飼育されており、1年以内に屠殺されます。ブタはあれでも愛嬌があるのですが、愛玩用に長年に渡って飼育しているという人は多くはないでしょう。このため、毎年、ウイルスに感染していないブタが飼われることになり、ブタの血液中の日本脳炎ウイルス抗体を調べれば、その年の日本脳炎の流行が予測できます。こうした流行予測システムは、大谷 明（国立予防衛生研究所；現国立感染症研究所）らが確立したもので、極めて有用なシステムです。ブタの日本脳炎抗体調査からも、わが国の日本脳炎ウイルスは、撲滅には、ほど遠い状態にあることが分かっています。

アデムの発症と日本脳炎ワクチンの改良

日本脳炎ワクチンは不活化ワクチンで、有効性の点では大変に評価が高いワクチンです。ただし、2005年ぐらいまで約50万人の接種者のうち1人ぐらいの割合で、神経障害などの重篤な有害作用が出ていました。特に悪名高いのが「急性散在性脳脊髄炎」と呼ばれるものです。英語名の頭文字をとり、ADEM（アデム）とも呼んでいます。当時のワクチンはマウスの脳で増やしたウイルスを原料に使っていたため、マウス脳由来成分がADEMの原因ではないかという意見がありました。

日本脳炎ワクチンの予防接種は、1976年から臨時接種として始められ、1994年からは定期接種に指定され、勧奨接種の対象とされてきました。しかし、アデムの発生が社会問題化したこともあって、厚生労働省は2005年に、当面の間は積極的には日本脳炎ワクチン接種を勧奨しない方針を出しました。その間に、マウスの脳に接種して増やすという方法に代えて、培養細胞を使ってワクチンウイルスを増やす方法が開発され、この方法で作った日本脳炎ワクチンは2009年2月に承認されました。ワクチン製造に使用されている培養細胞は、日本で開発された評判の高いベロ（vero）細胞です。

培養細胞を使ったワクチンの効果と安全性が確認されたこともあって、2010年になって、厚生労働省は、新製法の日本脳炎ワクチンを勧奨接種ワクチンに戻しています。現在使用されている日本脳炎ワクチンは、すべて培養細胞で作ったワクチンで、マウスの脳で増やしたワクチンは使われていません。新ワクチンの評判は良好です。なお、日本脳炎ワクチンの接種時期は２期に分かれており､第１期は３歳児で３回の接種がされます。第２期は９歳児で、ここでの接種は１回です。接種の詳細については、**巻頭付表**も参照してください。

なお、WHOは日本脳炎が流行し、多数の患者を出しているアジア地域の農村部を旅行する人には、日本脳炎ワクチンの接種を推奨しています。患者数が多いのはインド、ベトナム、タイ、ネパール、中国などです。同時にWHOは、都市部を短期間旅行する人は日本脳炎に罹るリスクが非常に低いので、まれとはいえ深刻な副作用の出るワクチン接種を推奨するものではないとしています。このWHOの勧告は、日本脳炎ウイルスが存在しない地域で生活している欧米人たちを念頭に置いてなされたものと思われます。しかし、日本脳炎ワクチンの定期接種を受けている日本人でも、免疫力が落ちている場合があり、海外の日本脳炎多発地帯を旅行する人には感染するリスクが十分にあります。考慮に値する勧告です。

6 ■ ２種類の肺炎球菌ワクチン ―高齢者用と乳幼児用ワクチン―

肺炎球菌は、高齢者の肺炎や乳幼児の髄膜炎の原因菌として重要である

肺炎や髄膜炎を起こす微生物はたくさんいますが、その代表格が肺炎球菌です。幸い、この菌に効果があるワクチンが開発されています。肺炎球菌は、グラム陽性菌に属します。肺炎レンサ球菌や肺炎双球菌とも呼ばれています。周囲の環境によって、レンサ状になったり双球状の形態をとったりします。近年は抗菌薬、特にペニシリンが効かない耐性菌（PRSP；20ページ）が多くなったこともあり、肺炎の死亡数は年間十数万人を数えています。2015年の死亡統計では、三大生活習慣病（悪性新生物（がん）、心疾患、脳血管疾患）のうちで、死亡数のトップを独走しているがんはともかくとして、肺炎の死亡数は脳血管疾患の死亡数を凌駕し、死亡原因の第３位にランクされています（第２位は心疾患、脳血管疾患は第４位；**図28**）。なお、肺炎の死亡者のほとんどが高齢者です。そのうち約半数の６～８万人が肺炎

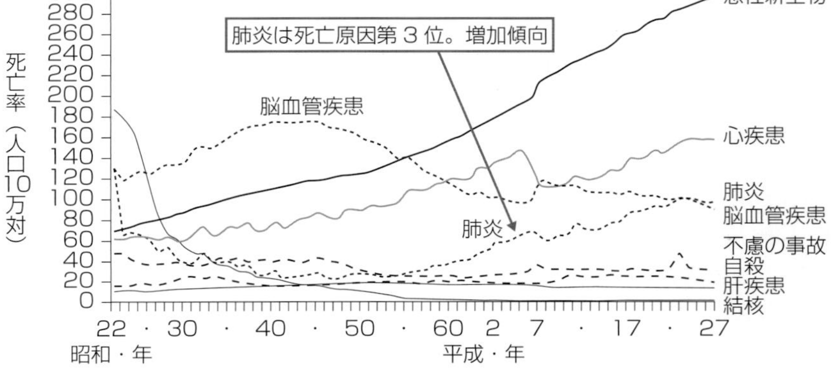

図28　わが国における主要な死亡原因の推移（厚生労働省統計情報部のデータによる）
近年、わが国では、肺炎の死亡者数の増加が目立っている。平成23(2011)年には肺炎の死亡者総数は年間12万人を突破し、脳血管疾患と凌駕した。また、2011年の不慮の事故による死亡者増は、3月11日に東日本を襲った大地震と大津波によっている。

球菌感染によって死亡していると推定されています。肺炎球菌はまた、乳幼児の髄膜炎の原因菌としても重要です。ワクチンが開発されるまでは、次項で述べるヒブ菌（インフルエンザｂ型菌）と並んで患者数が多い細菌でした（**コラム 24、25**）。

これまで有効だったペニシリンが効かない、ペニシリン耐性肺炎球菌（PRSP）の蔓延もあり、世界中で肺炎球菌対策が緊急の課題になっているのです。抗菌薬の効きが悪くなれば、ワクチンで制御するしか方法はありません。いろいろなワクチンを日本に持ち込み、承認を取ろうとしている複数の外国系製薬会社がいますし、現在、承認されている肺炎球菌ワクチンも外国系製薬会社が開発したものです。国内外で使用されている多くの肺炎球菌ワクチン

Column 25　肺炎を起こす微生物；市中肺炎と院内肺炎

肺炎を起こす微生物にはたくさんのものがあります。細菌、ウイルス、真菌など多岐にわたっていますが、細菌による肺炎が最も多くの患者を出しています。

肺炎は「市中肺炎」と「院内肺炎」に大別されます。両者では肺炎を起こす微生物の種類に違いがみられます。市中肺炎は健全な社会生活をしている人が発症する肺炎で、community-acquired pneumonia にあたります 。「市中」肺炎と呼んでいますが、健全な「田園」生活を送っている人でも、肺炎になると市中肺炎に含まれます（いずれにせよ、発症前にインフルエンザや下痢症などに罹り、体力が落ちたときに肺炎を発症することが多いのですが）。市中肺炎を起こす微生物には、病原性が強い微生物が多いのが特徴です。多くの国の疫学データで、肺炎球菌が市中肺炎の原因菌のトップを占めています。次いで、インフルエンザ菌、肺炎マイコプラズマ、肺炎クラミジア、レジオネラ属菌などが多いようです。ウイルスは市中肺炎の 2～20％を占めています。黄色ブドウ球菌や緑膿菌は、肺炎球菌やインフルエンザ菌に比べると、市中肺炎の原因菌になることは少ないようです。

一方、院内肺炎は、病院などの医療施設内で発症する肺炎で、基礎疾患を持っている患者や術後患者などが発症する肺炎です。こちらの方は市中肺炎を起こす微生物に比べると、病原性の弱いものが多いという特徴があります。原因菌としては緑膿菌と黄色ブドウ球菌が多く、肺炎桿菌、大腸菌、腸球菌などが続いています。医療施設によっては、肺炎球菌やインフルエンザ菌が原因菌の上位を占めるところもあります。

Column 26　マクロファージ、好中球、樹状細胞

自然免疫にも重要な役割を果たす白血球には、マクロファージ（大食細胞）や好中球（多形核白血球）といったものが含まれます。これらの特殊な白血球は、一群の病原微生物に幅広く共通している構造パターンを認識できる受容体を持ち、その関与によって生体内に侵入してきた病原微生物を取り込み、貪食します。貪食を専門にしているところからマクロファージや好中球は「食菌細胞」と呼ばれています。

マクロファージは大型の細胞で、殺菌力はそれほどではありませんが、長命な食菌細胞です。これに対して好中球は殺菌力には長じていますが、短命な食菌細胞です。両者には一長一短があり、それぞれの特長を生かして生体防御機能に重要な役割を果たしています。

近年、抗原提示細胞として注目を集めている樹状細胞も、食細胞としての機能を保持しており、エイズウイルス、C 型肝炎ウイルス、結核菌などの侵襲性病原微生物の捕捉に関係していることが明らかになっています。

は成分ワクチンで、肺炎球菌の病原因子である莢膜（12ページ参照）の多糖類を抗原として使っています。

肺炎球菌は、莢膜の抗原性の違いから、約百種類のタイプ（血清型）に分けられています。患者から検出される頻度は各血清型で一定ではなくさまざまです。莢膜を持つ細菌は大食細胞や好中球（**コラム26**）による食菌に抵抗し、打ち勝つこともできます。要するに、莢膜は細菌にとって防御装置の役割を果たしているのです。結果として、感染したヒトの抵抗力が弱い場合は、ヒトの体内で莢膜を持つ肺炎球菌が大増殖し、肺炎、髄膜炎、敗血症などの深刻な病気を引き起こします。一方、莢膜を持たない菌は簡単に食菌細胞に食われてしまうために、病気を引き起こせません。このために非病原菌と見なされています。莢膜は肺炎球菌の重要な病原因子になっているのです。

高齢者用と乳幼児用肺炎球菌ワクチンの差異

2019年4月現在、2種類の肺炎球菌ワクチンが定期接種ワクチンに指定され、それぞれニューモバックス（MSD社）とプレベナー（ファイザー社）という製品名がつけられています。両者ではワクチン本体の構成が違っています。ニューモバックスは精製した莢膜だけがワクチンの本体になっていますが、プレベナーでは精製莢膜に無毒ジフテリア毒素蛋白が結合しています。後から説明しますが、プレベナーは結合（コンジュゲート）ワクチンの一種で強い免疫原性を保持しています。

接種対象者も両方のワクチンで異なり、ニューモバックスの場合は高齢者や2歳以上の易感染者（**コラム27**）が対象者です。先に述べましたが、近年はペニシリンが効かない肺炎球菌性肺炎による高齢者の死亡が多くなっています。一方、プレベナーの場合は、2歳未満の乳幼児が標準の接種対象者です。こちらの場合は、乳幼児の侵襲性肺炎球菌性感染症（Invasive Pneumococcal Diseases：IPD）、特に髄膜炎を予防することが目的になっています。ニューモバックスの場合は、2歳未満の乳幼児に接種しても、まずは大きな予防効果が期待できません。一方、プレベナーの場合は、2歳以上の人たちに接種しても効果があることが示され、2014年6月から、65歳以上の高齢者に対して適用が拡大されました。現時点（2019年4月）では高齢者に対しては、プレベナーは任意接種に留まっています。

なお、ニューモバックスが、わが国で承認されたのが1988年のことですが、プレベナーの承認は諸外国の中でも際立って遅れ、2009年になってからです。

Column 27　易感染者と日和見感染症

寝たきり老人、術後患者、生活習慣病を患っている人など、感染症に対する防御機構に問題があるヒトは、健康なヒトが感染しないような弱毒病原微生物にも感染して深刻な感染症を起こしがちです。こうしたヒトを指して「易感染者」といいます。

また、健康なヒトには感染症を起こさないが、易感染者に感染症を起こす弱毒細菌を指して「日和見細菌」と呼んでいます。日和見細菌によって起こる感染症が「日和見感染症」です。現在では、日和見細菌は院内感染の主な原因微生物になっており、「院内感染症」という言葉も日和見感染症とほぼ同じ意味で使われています。緑膿菌や黄色ブドウ球菌が、日和見細菌の代表です。

承認後20数年ぶりに定期接種ワクチンに指定された高齢者用肺炎球菌ワクチン

二つのワクチンのうちで、先に承認されたニューモバックスから紹介します。このワクチンには、抗原として異なる23種類の血清型莢膜が含まれています。この23の血清型の肺炎球菌は、患者から検出される頻度が高いもので、わが国で患者から見つかる肺炎球菌の8割強をカバーしており、これらの血清型による肺炎などの感染症予防に有効です。しかし、ワクチンに含まれない残りの2割弱の血清型を持つ肺炎球菌には、効果が期待できません。また、言うまでもないことですが、肺炎球菌ワクチンは他の細菌による肺炎、たとえば緑膿菌やインフルエンザ菌による肺炎にも予防効果はありません。

血清型が一致した場合でも、このワクチンの予防効果は限定的ではないかという意見も出ていました。ニューモバックスは、免疫原性が強力でない莢膜から精製した多糖類がワクチンの本体です。しかし、北欧などで行われた大規模な疫学調査からは、65歳以上の高齢者には一定の肺炎予防効果があること、また流行期の前にインフルエンザワクチンも接種すれば、さらに肺炎の予防効果が上がることなどが指摘されました。そのうえ、三重大学のグループによる日本の老人ホームでの大規模な治験で、ニューモバックスが高齢者の肺炎球菌性肺炎の予防に極めて有効であることが証明されました。ただし、このワクチンは一般の健康成人には、強くお勧めできるワクチンではないようです。

肺炎球菌感染症は、高齢者などの易感染者（特に脾臓に障がいを持つ人）には重症化しやすいので、ニューモバックスは必要なワクチンです。以前はこれらの人を対象に、原則として1回だけ筋肉内、もしくは皮下に接種するワクチンとされていたのです。再接種すると、接種部位に腫れや痛みが強く出ることがあり、1回接種に留めるとされていました。ただし、今日では、高齢者などのハイリスク者では、接種後5年以上経過すると免疫力が低下し、リスクを上回る効果があると判断され、再接種ができるようになりました。ニューモバックスは、アメリカなどでは高齢者や易感染者に対しては定期接種になっていますが、わが国では長く任意接種に留まっていました。ようやく2014年(平成26年)になって、B類疾病に指定され、承認後20数年ぶりに定期接種ワクチンになりました。ただし、定期接種の対象者とされる人たちは極めて限定されており、2014年度の定期接種対象者は65歳、70歳、75歳、80歳、85歳、90歳、95歳、および100歳以上の人たちでした。同時に心臓や腎臓などに障害を持つ人や、免疫機構に障害のある60～64歳の人なども定期接種対象者になります。なお、2015～2023年度は、各年度中に65、70、75、80、85、90、95、100歳になる人たちが、心臓や腎臓などに障がいを持つ60～64歳の人たちなどとともに、定期接種対象者になります。接種回数は1回です。財政的な制限があるとはいえ、こうした定期接種対象者の指定は完全とは程遠く、首をかしげざるをえません。

乳幼児用結合ワクチンの長所

肺炎球菌は、とりわけ乳幼児に対して、髄膜炎（**コラム24**；73ページ）などの侵襲性感染症（IPD）を起こす細菌として警戒が必要です。乳幼児用の肺炎球菌ワクチンが導入されるまでは、1年間に300～400人もの乳幼児がIPDを患い、そのうち約15%が死亡していました。幸い、IPDを克服し、命を取り留めても、重度の神経性後遺症が残ることが少なくありません。乳幼児の肺炎球菌感染症はインフルエンザの流行時期と重なるように、冬期に多く発生します。特に生後6ヵ月から2歳までの乳幼児に罹患率が高く、男の乳幼児の方が罹患しやすいという統計結果が出ています。

高齢者用の肺炎球菌ワクチン、ニューモバックスでは、2歳未満の乳幼児のIPDに対しては予防効果が期待できません。生後間もない乳幼児では、免疫機構が十分に発達していないうえに、多糖類から成る莢膜しか含まないニューモバックスでは、十分な免疫を引き出すことができません。莢膜多糖類単独では免疫を誘導する能力が弱いのです。一方、先に述べたように、2009年になってようやく承認されたプレベナーは、肺炎球菌の莢膜に、無毒ジフテリア毒素蛋白；51ページ参照）を結合させたワクチンです。プレベナータイプのワクチンは、ニューモバックスのような莢膜だけのワクチンとは違って、2歳未満の乳幼児のIPDに対する良好な予防効果があります。

一般に、低免疫原性の多糖類抗原の免疫原性を高める方法として、多糖類抗原を高分子の蛋白質と結合させる方法が知られています。高分子蛋白質の免疫原性は高く、結合させることによって多糖類抗原の免疫原性が引き上げられます。今後は免疫原性の低い莢膜多糖類を蛋白質に結合させたワクチン（コンジュゲートconjugate〔結合〕ワクチン）が多く開発されてくると思われます。結合ワクチンに使われる高分子蛋白質としては、トキソイドや細菌の膜表在蛋白質などがあります。

欧米でも、日本でも、結合ワクチンの使用により、乳幼児のIPDが大幅に減少した

結合ワクチン・プレベナーは乳幼児にIPDを起こす頻度が高い13種類の血清型に有効です。高齢者や易感染者用の肺炎球菌ワクチン、ニューモバックスが、異なる23血清型に有効であるに対し、プレベナーが有効なのは13血清型に過ぎません。しかし、プレベナーは、日本人乳幼児に髄膜炎を起す肺炎球菌のうちで約80%の肺炎球菌に有効とされています。

プレベナーには2種類のもの、すなわち、プレベナー7とプレベナー13が開発されています。最初に開発・承認されたものは、プレベナー7です。プレベナー7はIPDを起こす頻度の高い7種類の血清型を含むワクチンでしたが、後発のプレベナー13ではプレベナー7に含まれる7種類の血清型に加えて、6種類の次いで重要な血清型が加えられています。2013年4月から、プレベナー7は、ヒブワクチンや子宮頸がんワクチンとともに、定期接種ワクチンに指定されました。その後、2013年11月にはプレベナー13が定期接種ワクチンとして承認され、より多くの血清型に有効であるために、プレベナー13がもっぱら使用されています。

いずれのプレベナーも、2歳未満の乳幼児に、間隔をあけて合計4回の接種が勧められています。乳幼児への接種は皮下接種です。なお、プレベナー接種による副作用は腫脹や発赤が出るくらいで、重症の反応は出ていません。人種の違いによって有効性や副作用に差もみられません。

アリストテレス曰く『自然は真空を嫌う』

アメリカで、プレベナーが乳幼児の髄膜炎をはじめとするIPD予防のために広く使われ始めたのは2000年からです。それ以降、プレベナーに含まれる血清型によるIPDは劇的に減少し、現在アメリカで5歳未満の乳幼児に引き起こされるIPD全体の2%未満に低下しています。プレベナーの予防効果は、極めて強力だったのです。日本でもプレベナーの接種により、乳幼児のIPDは劇的に減少しています。しかし、その減少の度合いは予想されたものよりは低いことがあるのです。すなわち、プレベナーに含まれる血清型によるIPDは大幅に減少していますが、プレベナーに含まれない、以前はそれほど重要視されなかった血清型によるIPDが増加していることがあるのです。

オランダで行われた調査研究によると、プレベナーの接種によって、乳幼児の鼻咽頭にプレベナーに含まれない血清型の肺炎球菌が高い割合で検出されるようになってきています。多数の乳幼児を調査した研究で、統計学的にも意味のある数字が出ています。要するに、プレベナー接種により、これまで鼻咽頭を住みかにしていたワクチンに含まれる血清型の肺炎球菌が殺された（もしくは追い出された）空白に、プレベナーに含まれない血清型肺炎球菌が住みかとするようになった（血清型置換）、そして、風邪や食あたりなどにより乳幼児の体調が崩れたときに、鼻咽頭内の肺炎球菌が凶悪性を発揮し、IPDを引き起こすと推測されます。

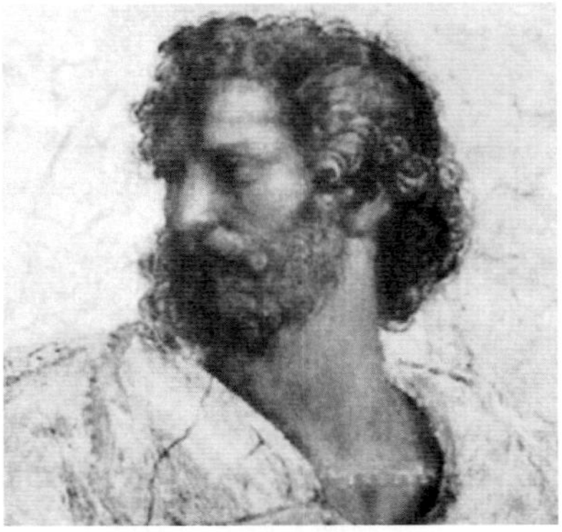

図29　アリストテレス
「アテナイの学堂（部分）」ラファエロ画、バチカン

こうした事態に対処するために、今後はさらに多くの血清型を含むワクチンが開発・使用されそうですが、そうした後でもまた、ワクチンに含まれない血清型によるIPDが増加することになるかもしれません。ちょうど、新しい抗菌薬を開発しても、使用頻度が上昇すれば、耐性菌の蔓延によって効果が減弱させられたような事態が、ワクチン分野にも出てきそうです。古代ギリシャの大哲学者アリストテレス（**図29**）の言葉に『自然は真空を嫌う』という言葉があるそうです。微生物も、空白分野に進出する傾向があるようです。

なお、日本で定期接種とされている肺炎球菌ワクチンは、上記、ニューモバックスとプレベナーですが、2015年3月に新たにGSK社が開発したシンフロリックスが承認を受けています。シンフロリックスは、10種類の肺炎球菌血清型によるIPDや肺炎の予防に効果があります。キャリアー蛋白質として、破傷風トキソイド、ジフテリアトキソイド、または莢膜を持たないインフルエンザ菌のD蛋白質を結合させた新型成分ワクチンです。筋肉内に接種します。本ワクチンは6週齢以上、5歳未満の乳幼児に適用です。ただし、2016年4月厚生科学会議・予防接種基本方針部会では、シンフロリックスはプレベナー13に比べて、有効性が若干劣るのではないかなどの意見が出され、定期接種ワクチンには指定されず今日に至っています（2019年4月現在）。

7 ■ 結合ワクチンの草分け、ヒブワクチン

ヒブの名前の由来

ヒブワクチンというのは、インフルエンザb型菌のワクチンのことです。わが国では2007年に承認されたワクチンです。2013年4月には、前述の乳幼児用肺炎球菌ワクチン、後述の子宮頸がんワクチンとともに、定期接種ワクチンに指定されました。

インフルエンザ菌はウイルスの培養技術が確立されていなかった時代に、インフルエンザの病原体であると誤認された細菌で、今日までも義理堅く誤解に基づいた名前を引きずっています。言うまでもなく、インフルエンザは、インフルエンザウイルスによって引き起こされる感染症です。インフルエンザ菌は、日頃はおとなしくわれわれの鼻腔などに鎮座していますが、インフルエンザや風邪などに罹ると、防御能力が落ちたヒトに襲いかかり、病気を起

こします。日和見細菌の一種ですが、インフルエンザ患者がしばしばインフルエンザ菌の混合感染を起すところから、インフルエンザの原因微生物と誤解されてしまったのです。インフルエンザ菌が発見された当時は、ウイルスを観察できる電子顕微鏡も開発されていなかったので、こうした誤解がされたのは無理からぬところもあります。

インフルエンザ菌はグラム陰性の桿菌です。ただし、桿菌といっても寸胴型の短桿菌です。クシャミによって吐き出されるエアロゾルを介したり、患者との接触によって感染を広げます。1995年にウイルスを除く全生物の中で、トップを切ってインフルエンザ菌遺伝子の全塩基配列が解明されたことでも有名です。その後、10年を経ずして、インフルエンザ菌の千倍もの長さを持つヒトの全遺伝子（約30億の塩基対を持つ）がほぼ解明されたことを思うと、この面での進歩は長足なものがあります。また、遺伝子を切る「はさみ」としてバイオテクノロジー技術に多用されている「制限酵素」も、最初のものはこのインフルエンザ菌から見つかっています。遺伝学や生化学との関わりも深い細菌です。

インフルエンザ菌は、莢膜（**コラム６**；12ページ参照）を持つタイプと、持たないタイプに分かれます。ヒトに病気を起こす役割を分担しているわけではないでしょうが、両者では起こす病気に差があります。莢膜型は血液中に入り、髄膜炎、敗血症、喉頭蓋炎などの侵襲性疾患を起こします。一方、中耳炎、気管支炎、副鼻腔炎、結膜炎など、粘膜感染症の多くは非莢膜型のインフルエンザ菌の感染によって起ります。インフルエンザ菌が原因となる肺炎では、莢膜型と非莢膜型の両方が原因菌になっています。

侵襲性疾患を起こす莢膜を持つタイプは、莢膜の抗原性の違いによってａからｆまでの６血清型に分けられています。これら６型には病気を起す能力に違いがあり、際だってｂ型菌が悪質です。ヒブワクチンが開発されるまでは、インフルエンザ菌が５歳未満の小児に起す髄膜炎で、95％以上がｂ型菌の感染が原因になっていました。インフルエンザｂ型菌の学名は *Haemophilus influenzae* ｂで、頭文字に繫げるとHib（ヒブ）となります。いささか説明が長くなりましたが、これがヒブの名前の由来です。

日本では恒例のように、遅れてヒブワクチンも承認された

インフルエンザｂ型（ヒブ）菌の感染に対しては人種差があるようで、黒人や白人はヒブ菌に弱く、日本人を含むアジア系は比較的強いとも言われています。こうした理由もあるのでしょうか、ヒブワクチンは西欧で広く接種されており、乳幼児の髄膜炎などの予防に優れた効果を上げています。ワクチンの導入によって、アメリカではヒブ菌による乳幼児髄膜炎の犠牲者は95％以上も少なくなったと言われています。欧米では、副作用の弱い、予防効果の高い優れたワクチンという評価を受けています。

アジア系はヒブ菌感染に比較的強いと書きましたが、わが国でもヒブ菌による乳幼児の髄膜炎は増加傾向にありました。ワクチンが承認される以前は、１年間に約700人の乳幼児患者が出ていたと推定されています。死亡率は数％ですが、病気が長引くことが多く、患者４人に１人ぐらいの割合で、深刻な神経系の機能障がい（聴覚障がい、てんかん、運動機能障がいなど）を起こします。極めて厄介な病気です。患者の大半は５歳未満で、１歳台の幼児が半数以上を占めています。

現在、わが国で承認されているヒブワクチンはｂ型の莢膜多糖体を精製して、破傷風トキソイドと結合させたものです（製品名アクトヒブ、サノフィー・パスツール社）。欧米では破傷風トキソイドだけでなく、無毒ジフテリア毒素蛋白や、髄膜炎菌の外膜蛋白を莢膜と結合

表9 諸外国で使われている代表的な小児用ヒブコンジュゲートワクチン

ワクチン名	結合蛋白	製造会社[*1]
アクトヒブ	破傷風トキソイド	サノフィ・パスツール
ヒブタイター	弱毒化ジフテリア毒素	ファイザー
ペトバックスヒブ	髄膜炎菌外膜蛋白	MSD
バクセムヒブ	弱毒化ジフテリア毒素	ノバルティス
ヒベリックス	破傷風トキソイド	GSK

[*1] ここに記載されている5社は世界の5大ワクチンメーカーと言われている。2019年4月現在、日本で承認されているヒブワクチンは、アクトヒブだけである。

させたワクチンなども使用されています（**表9**）。莢膜単独では、2歳未満の乳幼児に十分な免疫を与えられないために、トキソイド蛋白などと結合させているのです。こうしたワクチンをコンジュゲートワクチン（conjugate vaccine；結合ワクチン）と言いますが、ヒブワクチンもその1例で、結合ワクチンの草分けの一つです。乳幼児用肺炎球菌ワクチン（87ページ参照）もそうですが、いろいろな結合ワクチンが開発されつつあります。

ヒブワクチンの通常の接種スケジュールでは、2～6ヵ月の乳児に3～8週間間隔で、初回接種を3回行い、約1年後に1回の追加接種を行うのが標準的な接種方法とされています。99％もの小児が十分な免疫力を獲得しています。ワクチン接種と関係のある重篤な副作用は出ていません。4人に1人ぐらいの割合で、腫脹、発赤などが出ていますが、大半は1日で収まっています。**ヒブワクチンは、b型菌以外のインフルエンザ菌による感染症には効果がありません。特に、非莢膜型のインフルエンザ菌が原因の多数を占める中耳炎、気管支炎、副鼻腔炎などには、あまり予防効果は期待できません。しかし、インフルエンザ菌による髄膜炎の大半はb型菌によって起こっているところから、十分なワクチン接種の意義があります。**

わが国でも、ヒブワクチンの広範な接種により、ヒブ菌による侵襲性感染症は大幅に減少しています。2008～2010年にはわが国では年間約700人の侵襲性感染症の患者が出ていましたが、ヒブワクチンが大々的に導入された2011年以降は、患者数は98％も減少しています〔国立病院機構三重病院・菅 秀氏（第18回日本ワクチン学会学術集会講演、2014年12月）より〕。一方では、ヒブワクチン接種により、ヒブ菌による侵襲性感染症は激減したが、最近はインフルエンザa型菌による感染症が増えつつあるという報告もあります（Ulanova M, Tsang RSW：Haemophilus influenzae serotype a as a cause of serious invasive infection. Lancet Infect Dis, 2014；14：70-82.）。肺炎球菌ワクチン接種によって、ワクチンに含まれる血清型によって起こる髄膜炎が激減したのに反し、ワクチンに含まれない血清型による髄膜炎が増えてきたというケースと似た現象が、インフルエンザ菌にもみられるようです（92ページ参照）。

ヒブ菌では、特に抗菌薬が効かない耐性菌が多くなっていますので、感染・発症すると治療は厄介です。重要なワクチンの種類が多くなると、予防接種スケジュールに余裕がなくなり、接種時期も重なるところから、DPT＋IP四種混合ワクチンに、ヒブワクチンなどを加えた多種混合ワクチンが、わが国でも承認・使用される日が来ることが期待されます。すでに、欧米では五種混合ワクチン（DPT＋IP＋Hib）などが増えてきており、実際に広く接種されています（66ページ参照）。

8 ■ 子宮頸がんの予防のために開発されたヒトパピローマウイルス（HPV）ワクチン

ヒトパピローマウイルス（HPV）による子宮頸がん予防用のワクチンが、アメリカと欧州の製薬会社によって開発され、わが国でも諸外国に遅れて使用ができるようになっています。すなわち、サーバリックス（製品名、GSK 社）が 2009 年に承認され、ガーダシル（製品名、MSD 社）も 2011 年に承認されました。両ワクチンともに 10 代前半の女性を主な接種対象者にしています。また、2013 年 4 月から、厚生労働省は子宮頸がんワクチンを、乳幼児用肺炎球菌ワクチンと、ヒブワクチンと共に、定期接種ワクチンに引き上げています。

このうち、子宮頸がんワクチンで、ワクチン接種との関連性が否定できない副作用事例が報告され、厚生労働省は当面の処置として、子宮頸がんワクチンを勧奨しないという決定を下しました。定期接種を中止するほどリスクが高いとは評価されていないことから、子宮頸がんワクチンは勧奨接種ワクチンではないものの、定期接種ワクチンに留まっています（2019 年 4 月現在）。一般市民にとって、極めて分かりにくい事態です。「専門家にとっても分かりにくい」という意見が多いです。

子宮頸がんワクチン接種との因果関係が明らかな死亡例は出ていませんが、原因不明の注射部位に限局しない激しい痛み、しびれ、脱力などが現れ、長期間にわたって症状が持続する例が報告されています。また、接種後に失神を起こした例も出ています。このため、厚生労働省では子宮頸がんワクチン接種で異常が認められた場合は、すぐに医師に受診すること、また、失神の可能性もあるので、接種を受けたものは接種後 30 分程度椅子に座り、様子をみるなどの注意喚起を行っています。

若者に性感染症が増えている

性の解放が広がった今日、セックスの形態も多様化しています。ホモセックスなどは、白昼堂々とテレビでも取り上げられるようになっています。そうした動向を反映してか、日本性感染症学会などでは、男女間のセックスを介して発症する「性病」という言葉よりも、広い意味を持たせた「性感染症」という言葉を使うようになっています。本書では性病ではなく、性感染症で統一しています。

多くの人は下半身に病気を持っていることは胸を張って誇れることとは思っていませんので、大抵の性感染症は隠匿される傾向があります。表面に現れる患者の数は氷山の一角です。ただし、いくつかの代表的な地域を精密に調査していけば、全国的な病気の発生状況などの大まかな傾向がつかめます。そうした調査（定点把握）によりますと、わが国では性感染症の患者が予想外に多いことがわかってきました。特に性器クラミジア症と淋病の患者が多く、合わせて 100 万人を超える患者が出ているようです。

性器クラミジア症と淋病に次いで多いのは、性器ヘルペスと尖圭（せんけい）コンジロームです。性器ヘルペスは 10 万人を越え、尖圭コンジロームは 8 万人以上の患者が出ていると推定されています。尖圭コンジロームという病名は一般の人々には普及していませんが、陰部粘膜の増殖により出現する疣贅（ゆうぜい）を指します。「疣贅」もまた、広く行きわたっている言葉ではなく、一般にはイボと呼ばれていますので、以下の文章では、イボと記します。なお、上記 4 性感染症の患者数は 2009 年以降、横ばい状態が続いています。尖圭コンジローマに限っては、以前は男性の患者が多かったのですが、近年は女性（特に若い女性）患者の割合が増え、男女格差がなくなっています。これが歓迎すべきことかどうかは分かりませんが…。

子宮頸がんを起こすヒトパピローマウイルス（HPV）

子宮頸部のイボは HPV の感染によって出現するのです。イボは特別な痛みを伴うことはなく、多くは自然に消滅します。ほとんどのイボは良性です。しかし、特別の型の HPV が、膣と子宮体部の間の子宮頸部の粘膜に感染すると異形成が起こり、長年月の後で悪性化し子宮頸がんを発生することがあります。

近年、大都会の 10 歳代から 20 歳代の若者に、HPV 感染者が多いという統計結果が出ています。年ごとに若い感染者の数が増加しており、子宮頸がんの犠牲者も増えています。「近頃の若者はススンデイル」と言われていますが、病気の統計からも正しそうです。ただし、正常な日常生活を送っている人にも、HPV 感染によって子宮頸がんが発生しています。本項の HPV ワクチンは、こうした子宮頸がんを予防するためのワクチンです。わが国の多くの肝臓がんが、C 型や B 型肝炎ウイルス感染によって発生している以上に、**ほとんどすべての子宮頸がんは HPV 感染によって起こっています。**わが国でも一年間に約 3,000 人もの女性が、このがんで死亡しています。世界中で、1 年間に約 50 万人もの患者が発生し、その半数が死に至っています。多くは発展途上国の女性です。

発がん性の HPV の感染によって、子宮頸部にイボができても、すぐにがんになるのではありません。大半は 3 年以内に自然に消退します。しかし、消退しないイボの中で、時間の経過と共に悪性度が高まり、数年から 20～30 年かけてがん化するものが出ます。イボは手術や薬品を使って削除することができますが、陰部のイボはあまり嬉しくないところだけに、医師にかからず放置し、最悪のケースになることもありえます。特に子宮頸部にできるものは、見えないところのできているだけに見過ごされがちです。それだけに危険で、がん化の可能性が高く、死亡者も多いのです。

HPV、すなわち、ヒトパピローマウイルスのパピローマは「乳頭腫」という意味です。このため、「ヒト乳頭腫ウイルス」とも呼ばれています。DNA ウイルスで、高温や乾燥といった生存に不適な環境でもかなりの程度、耐えられるウイルスと言われています。ただし、気難しいウイルスらしく、培養細胞を使って増やすことが難しいウイルスです。こうした理由もあって、HPV の全貌が明らかになったのは、かなり遅れています。西ドイツ（当時）の zur Hausen（**図 30**）が主宰する研究室で、HPV が子宮頸がんの原因になることが証明されたのは 1983 年のことです。

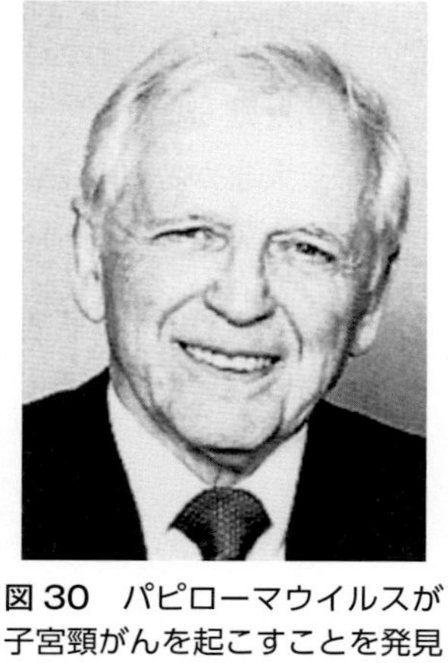
図 30　パピローマウイルスが子宮頸がんを起こすことを発見したツアー・ハウゼン
(Nobelprize. Org より)

HPV は口腔がんなどの原因にもなっている

HPV は相互に違いがあり、遺伝子型で細分類されています。多くのウイルスや細菌は血清型によって細かく分類されるのですが、HPV は培養が難しいこともあって、遺伝子型によって細分類されているのです（培養できなくとも、組換え DNA 技術などを応用すれば、その生物が持つ遺伝子の全貌は明らかにできます）。現在、100 以上の遺伝子型が発見されています。これらは増殖する場所の違いによって、「皮膚型」と「粘膜型」に大別されています。その他、極めてまれな病態を示すものに「疣贅状表皮発育異常症関連型」と呼ばれるものがあります。覚えるのが難しい名前のイボですが、一生にわたって、イボが持続的に多発し、病変部に上皮がんが発生することがあるタイプだそうです。

皮膚型は手足にできるイボが代表的なもので、がん化する確率は極めて低いものです。遺伝子型 2, 3, 4, 10, 27 などといった HPV 感染が原因になっています。一方、粘膜型のイボを起こすものには 30 種類以上のものが含まれ、研究の進展に伴い、その数も増えています。子宮頸部だけでなく、他の場所（男性性器、肛門、口腔、上気道など）でも粘膜上にイボを作ります。大半が良性のイボを作る遺伝子型と、がん化につながるイボを作る遺伝子型に分けられます。前者の遺伝子型では、6 と 11 が最も多く検出されています。後者では、遺伝子型 16, 18, 31, 33, 35, 45, 51, 52, 56, 58, 59, 68, 73, 82 などが含まれ、これらが約 95% の子宮頸がんの原因になっています。なかでも 16 型と 18 型が悪役の最たるもので、両者で子宮頸がん全体の約 70%を独占しています。遺伝子型が異なる HPV が、それぞれどの程度の割合で子宮頸がんの原因になっているかについて、zur Hausen が作成した図と、わが国における HPV 型分布の図を掲げておきます（**図 30-1** と **30-2**）。

なお、近年の研究によって、HPV は口腔がんの原因ウイルスとしても注目を集めています。

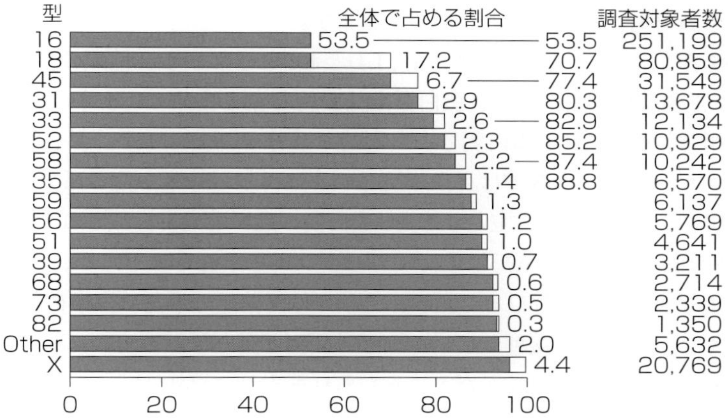

Other，上記以外のパピローマウイルス型による子宮頸がん；X，原因不明

図 31-1　子宮頸がんを起こすヒトパピローマウイルスの型とその割合

（H. zur Hauzen：Infections causing human cancer, Wiley-VCH, 2006. より）

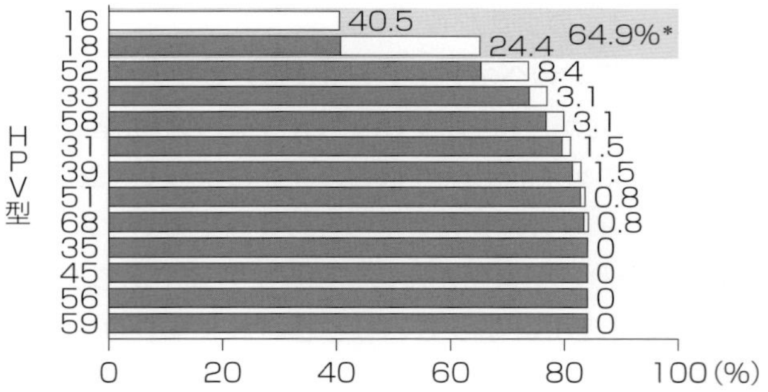

調査数，131　*HPV16 型と HPV18 型の総計

図 31-2　わが国における子宮頸がんを起こすヒトパピローマウイルスの遺伝子型分布

（Onoki, M et al：Cancer Sci, 2009；100：1312-1318. より）

特に遺伝子型16による口腔がんが多く、アメリカでは口腔がん全体の約半分を占めているという報告も出ています。咽頭がんについても、HPVの関与が疑われています。

HPVは、ヒトを含む霊長類、ウマ、ウシ、イヌ、マウス、トリなど、いろいろな動物で特有のウイルスが見つかっています。HPVは宿主の選り好みが激しく、ヒトに感染するHPVは義理堅く、もっぱらヒトだけに感染します。同様に、他の動物のHPVはヒトには感染しないようです。ご多分にもれず、HPVを抑制する良い抗ウイルス薬は現時点では、開発されていません。

承認されているHPVワクチンは約70%の子宮頸がんを予防する

わが国で承認されているHPVワクチン、すなわちサーバリックスもガーダシルもともに、16型と18型のHPV感染を予防するものです（なお、ガーダシルは16型と18型に加えて、6型と11型によるイボの予防にも有効です）。**これらのHPVワクチンはすべての子宮頸がんを予防するワクチンではありませんが、臨床試験の結果からは16型と18型による子宮頸がんの予防には極めて有効です。**要するに、ワクチンで子宮頸がんの65～70%が予防できることになります。なお、16型と18型以外の発がん性を持つ遺伝子型を抑えるワクチンも開発され、外国では承認されたものもあります。将来は子宮頸がんのほとんどが、ワクチンで抑えられる時代が来ることが期待されます。

HPV粒子は、DNA遺伝子に加えて、L1とL2と呼ばれる2種類の蛋白質を持っています。L1の方が主要な構成蛋白質で、蛋白質全体の約8割を占めています。ワクチン抗原は組換えDNA技術で増やしたL1蛋白質で、典型的な成分ワクチンです。ガーダシルではL1は組換え酵母で、サーバリックスでは昆虫細胞とバキュロウイルスを使う系で、増殖させています。なお、HPVの遺伝子型は、主としてL1蛋白質の違いを元に分類されています。

米国食品医薬品庁（FDA）は最初にガーダシルを承認しましたが、このワクチンの登場はアメリカで思わぬ反響を呼びました。アメリカは医薬品の承認は国家機関に属するFDAが決定しますが、ワクチンの接種システムなどは州ごとにバラバラです。いくつかの州ではHPVワクチンを定期接種に組み込んだところもありますが、なかには「こうしたワクチンはフリー・セックスを助長する」という反対意見が出て、導入に踏み切らないところもあるようです。なお、現状ではHPVワクチンの価格が高いこともあって、子宮頸がん患者が多く出ている発展途上国では、ワクチンを使いたくとも使えないという問題点が浮き彫りになっています。性交により、HPV感染のリスクが著しく増大するところから、ワクチンの主な接種対象者は10代前半から後半にかけての少女たちです。

ハンス症候群とHPVワクチンのベネフィット（便益）とリスク

先にも述べましたが、発がん性HPV16とHPV18の発見者たちは西ドイツ(当時)のzur Hausenのグループです。zur Hausenはこの発見によって、2008年にノーベル医学賞を受賞しています（エイズウイルスの発見者たちとの共同受賞です）。原因ウイルスの発見によってワクチン化が可能になり、子宮頸がんの予防ができるであろうという期待が高かったことも、zur Hausenの受賞理由になっていると思われます。事実、オーストラリアなどでのHPVワクチン接種の予防効果を追跡する大規模調査研究では、ワクチンにはHPV16とHPV18による子宮頸がんを予防する効果が認められています。これらの結果も、統計学的に意味のある数字とされており、HPVワクチンの便益は大きいと考えられます。

一方、わが国ではHPVワクチン接種後に、少女たちに起こった激しいけいれんを伴う失神や、アナフィラキシーなどの発生がメディアに大きく取り上げられたこともあり、2013 年に定期接種ワクチンに指定されたものの、勧奨接種から外され、接種率は一桁台にとどまっています（一説によると、接種率は 1％以下）。HPV ワクチンの本体が接種を受けた少女たちに、深刻な神経症状を伴う重篤な副作用事例を引き起こすと主張する医師たちもいます。こうした医師の一人は「HPV ワクチン関連神経免疫異常症候群（英語の頭文字を繋げて HANS；ハンス症候群）」という病名をつけています。

ただし、ハンス症候群の患者の中には、ワクチン接種後、数ヵ月から 2 年も経過した後で発症したケースでも、ワクチン接種の副作用事例として計上されているものがあり、因果関係に首をかしげざるをえません。HPV ワクチンは生ワクチンではなく、含まれる成分も明らかになっているところから、接種後数ヵ月たって副作用を発揮するとは考えられません。特に大量のワクチンが接種されるわけでもありません。HPV ワクチンの主な接種対象者は十代前半の少女たちですが、ワクチンの副作用とされている事例の多くは、多感な年代の少女たちに起こりがちな神経症状で、多くはワクチンとは関係のない「紛れ込み事故」だという意見が、専門家の間では有力です。筆者（KM）は医師でもなく、統計学者でもない単なる微生物学の研究者ですが、「ハンス症候群」とされているものの多くは、ワクチンそのものによらないという見解に賛成しています。人種の差や生活様式の違いがワクチンの副作用に影響するケースもありえますが（日本人女性に、特に副作用が高く出る可能性もありますが）、本ワクチンの副作用事例には、個々に検討しなければならない事例が多く含まれていると考えます。

9 ■ 日本では、何ゆえか任意接種にとどまっているロタワクチン

ロタ下痢症は、発展途上国の乳幼児の主要死亡原因

ロタウイルスのロタという言葉は、ラテン語で「車軸」という意味だそうです。事実、ロタウイルスの電子顕微鏡写真を見ますと、ウイルスの姿は車軸に似ています（**図 32**）。

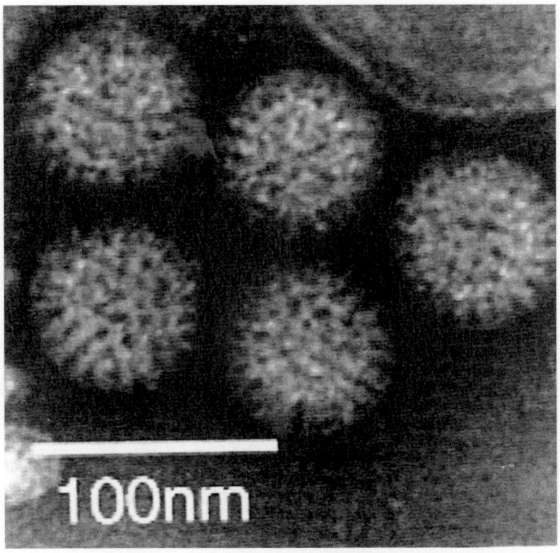

図 32　ロタウイルスの電子顕微鏡写真（神奈川県衛生研究所/衛研ニュース No 118 より）
車輪のようなウイルス粒子がみられる。

ロタウイルスが乳幼児下痢症を起こすことが確定したのは比較的遅く、1970 年代に入ってからです。飲食物と共に経口感染し、腸管内でウイルスが増え、水様性の下痢を引き起こします。潜伏期は 2～3 日です。下痢症状は 1 週間ほど続き、最悪のケースでは脱水症状で死亡します。有効な抗ウイルス薬は開発されておらず、経口もしくは点滴で失われた水分と電解質を補充します。わが国や北半球の先進国では 1～6 月に多く発生し、ピークは 2～3 月です。ロタ下痢症の発生時期がノロウイルス下痢症（**コラム 28**）と重複することもあり、識別が難しいところがあります。幸い、検査材料（下

痢便など）から、ロタウイルスを検出できるキットが市販されています。また、ノロウイルスを検出できるキットも保険適用になっています。一般に、ロタ下痢症はノロウイルス感染症よりも厳しい症状を呈します。しばしば白い下痢便になります。

ロタウイルスは、発展途上国における乳幼児下痢症の原因微生物として、極めて重要視されています。世界中で発展途上国を中心に、約100万人もの乳幼児がロタウイルス下痢症で死亡しているようです。感染力の強いウイルスで、わが国でもほとんどの乳幼児がロタウイルスに感染しますが,栄養条件が良く医療が格段に進んでいるために死亡例はまれです（年間、10人弱)。ハンディキャップを負っている小児には危険な下痢症であることは言うまでもありません。ロタワクチンはこうした下痢症を予防するものです。

ロタウイルスは、遺伝子として二本鎖RNAを持つレオウイルス科の仲間です。RNAは11個の分節に分かれています。哺乳類や鳥類の腸管に感染するウイルスで、A～G群の７血清群に分類されます。ヒトに感染するのはA、B、Cの３群で、圧倒的に多いのがA群です。その中でも多くのタイプに分かれています。現在、米国と欧州の製薬会社が、ロタワクチンを開発し、それぞれ多くの開発国で承認・使用されています（製品名、ロタテック、MSD社；製品名、ロタリックス、GSK社)。いずれも経口生ワクチンです。ロタリックスでは弱毒した

Column 28　多発するノロウイルス下痢症

『ノロウイルスという言葉はこのところよく聞くが、以前は全く聞かなかった』と思っている中高年の方が多いのではないでしょうか。そうした感想は全く当然で、ウイルス学専門家の間でノロウイルスという言葉が使われ始めたのは2002年からだからです。それまでは「小型球形RNAウイルス」とか、「ノルウォーク様ウイルス」などと呼ばれていました。これが2002年に行われたウイルス学の専門家会議でノロウイルスという名称に統一されたのです。「襲名披露のご挨拶代わりに」というわけではないでしょうが、そのころからわが国では、ノロウイルスによる食中毒が急増しています。

冬期に牡蠣を介して起こる食中毒の大半はノロウイルスが原因といわれていました。しかし、現在は、直接的に牡蠣等の二枚貝を食したために食中毒を起こす割合が減少し、ノロウイルス食中毒全体の半分以下になっているようです。ノロウイルスに感染したヒトの吐物や下痢便には、多数のノロウイルスが含まれていますが、そうした吐物などが手指を介して食品などに付着することで食中毒を起こす事例が増えています。直近の十年間、ほとんどの年で、ノロウイルス食中毒の患者数が、カンピロバクターやサルモネラなどの食中毒患者数を抑えて、一番多くなっています。

ノロウイルス食中毒の症状は一般に軽く、吐き気、嘔吐、下痢が主な症状です。腹痛や発熱を伴うこともあります。まれに老人や乳児で死亡する例が出ていますが、多くは吐物がのどにつまって呼吸ができず、死亡したケースです。潜伏期は短く、半日から２日ぐらいです。ノロウイルスを抑える抗ウイルス薬はなく、食中毒患者の治療は対症療法だけです。食中毒の発生要因として、先にも述べたように吐物などを介してヒトからヒトに感染するケースが増えています。有名な例では、ノロウイルスに感染しているヒトが扱った給食用パンを食べた学童たちに、ノロウイルス食中毒が集団発生したケースなどがあります。ノロウイルスに汚染された手でパンを触ったためにノロウイルスがパンに付着したのです。

この事件から分かるように、ノロウイルスは感染力が強いウイルスです。ヒトによっては数百個を口に入れただけで感染するとも言われています。**ノロウイルスはウイルスの中では極めて熱に安定なウイルスです。加熱が十分でないと生残し、食中毒を起こす原因になります。**

ヒトロタウイルスが、ロタテックではヒトとウシの再集合体ロタウイルスが、それぞれワクチンの本体になっています。わが国では 2011～2012 年に両ワクチンが承認され、使用できるようになりました。ロタワクチンの評価は高いのですが、わが国では任意接種にとどまっています。残念な事態です。

飲ませるワクチンなのに、注射で接種して事故を起こした例が少なくない

ロタテックもロタリックスも、ともに良好な予防効果を上げています。ただし、ロタワクチンの予防効果は、ワクチン接種を行う国の衛生状態や、国民の栄養状態に大きく関係するようです。すなわち、日本や欧米の開発国のように衛生状態も栄養も行きわたっている国では、90%に近い素晴らしい予防効果がみられます。一方、サハラ砂漠以南の最貧国では、約 40%という低い予防効果しか出ていません。ただし、予防効果が低いからといって、ワクチンを否定するものではなく、ロタ下痢症の死亡者の多い国で、半数近くの乳幼児が救われるという現実は高く評価すべきです。ロタウイルスには多様性があることも理由となり、ロタ下痢症が多発している最貧国では、しばしば再感染が起こることが、ワクチンの予防効果が低い理由になっています。

ロタワクチンは飲むワクチンですから、利便性に優れています。生後 6 週から少なくとも 4 週の間隔をあけて、2 回（ロタリックス）、または 3 回（ロタテック）飲みます。副作用も極めて弱いワクチンといわれています。一方では、公衆衛生と医療が格段に進んでいるわが国では、ロタワクチンの使用は必要性が感じられないと主張する専門家がいないではありません。そうは言っても、生体防御機構が劣っている乳幼児たちには、いずれロタウイルス感染が免れないだけに、リスク対効果を考えれば必要とされるワクチンです。

米国疾病管理予防センター（CDC）では 2006 年 1 月から 2013 年 8 月までのワクチン接種による有害事象を集めており、その中の 39 例で、経口ロタワクチンを注射してしまったために起こった事例が含まれるそうです（JAMA, News & Analysis, 2014；311：1006.）。こんなにウッカリ事故が多いとは驚きで、要注意です。

いろいろなワクチンが導入されていることもあって、乳幼児期にはワクチン接種が混み合うことが予想されます。アメリカの予防接種諮問委員会（ACIP；28 ページ参照）では、ロタワクチンは、DPT＋IP 四種混合ワクチンなどの多くの不活化ワクチンと同時に接種して差し支えないという見解を取っています。

実は、ロタテックやロタリックスは、欧米で最初に承認されたロタワクチンではありません。両者の承認に先んじて、1998 年にロタシールドという生ワクチンが承認・使用されていましたが、大規模なワクチン接種により、ロタシールドが接種者約 1 万人当たり 1 人の割合で「腸重積症」を起こすことが分かり、翌年の 1999 年には自主回収されています。ロタシールドは、もちろん現在使用されていません。

腸重積症というのは、腸管の一部が下部の腸管に潜り込むもので、危険な症状です。治療が遅れると死亡します。生後 3 ヵ月から 1 年ぐらいの乳幼児に発生することが多い病気です。強い腹痛が起り、粘血便が出ます。圧力を加えて腸重積を元に戻すなどの治療法が取られています。先行したロタシールドが腸重積症を発生させ脱落したこともあり、ロタテックやロタリックスでも腸重積症を起こすリスクを重点的に検討しています。それぞれ数万人以上のロタワクチンを飲ませた乳幼児では、対照薬を飲ませた乳幼児たちに比べて、腸重積症の発生率に差がないという臨床試験の結果が出ていました。しかし、メキシコやブラジルなどで

行われた数百万人を対象とする大規模予防接種の結果から、両ワクチンともに数万人に１人の割合で、腸重積症のリスクを高めるのではないかという統計結果も出ています。リスク対効果を考えると、両ワクチンの接種はリスクを上回る大きな効果があるという結論になっています。

10 ■ 5種類の肝炎ウイルスと2種類の肝炎ワクチン

10-A ■ いろいろな肝炎ウイルスの特性と病状

肝炎ウイルス、すなわち肝臓の炎症を起すウイルスとしてはA型、B型、C型、D型、およびE型の5種類のウイルスが知られています。アルファベットの順番は、ウイルスが発見された順です。他のウイルスでも、たとえばサイトメガロウイルスのように肝炎を起こすものも知られています。しかし､先の5種類のウイルスはサイトメガロウイルスなどとは違って、もっぱら肝臓細胞を主な増殖の場にして、肝臓に炎症を起こすことに専念しているところから、肝炎ウイルスという名前が謹呈されています。症状には強弱があるものの、ほとんどの肝炎ウイルス感染で、発熱、倦怠感、吐き気、黄疸などの症状がみられます。なお、5種類のA～E型肝炎ウイルスのほかに、未発見の肝炎ウイルスの存在を示唆する報告も出されていますが､現在のところは多くの研究者の支持を得てはいません。しかし､科学の進歩と相まって、将来、新型肝炎ウイルスが発見される可能性は高そうです。ワクチンが開発されているのはA型とB型だけでしたが、2012年に中国で、最初のE型ワクチンが開発・承認されました。中国で行われた治験では、E型ワクチンの予防効果は95.5%という高さでした。わが国では、A型ワクチンとB型ワクチンは承認されていますが、E型は未承認です（2019年7月現在)。

A型からE型までの5種類の肝炎ウイルスのうちで、A型とE型は主として飲食物を介して感染を起こすタイプです。ただし、感染者の血液などを介して感染することもありますが、例数は多くありません。E型ウイルス（**図33**）は日本には存在しないと考えられていた時もありましたが、このところ野生動物（イノシシやシカなど）の生肉を食べた人を中心に時々患者が出ています。特に、野生のイノシシにはE型ウイルスに感染しているものの割合が高いという報告があります。また、東南アジアや中央アジアなどのE型肝炎ウイルス常在地に渡航し、帰国後にE型肝炎を発症する「輸入感染症」(135ページ参照）も出ています。

残りのB、C、D型は輸血を介して感染したり、母子感染を起すウイルスです。後でも述べますが、性行為を介して感染することもあります。5種類の肝炎ウイルスは、いずれも急性肝炎や劇症肝炎を起こす能力を持っています。それに加えて、B、C、D型はウイルスが患者の肝臓内部にとどまり、持続感染に至り、慢性肝炎を起こすことがあります。困ったことに、慢性肝炎が長期化すると、肝硬変から肝臓がんに移行する確率が高くなります。特にC型肝炎ウイルスによる肝臓がんが問題化しています。A型とE型は急性肝炎などを起こすだけで、慢性肝炎から肝臓がんを起こすことはないようです。5種類の肝炎ウイルスの特徴や、それらが起こす病気の症状などを**表10**にまとめて示します。

▍日本人の肝臓がん患者の大半は、肝炎ウイルス感染が原因

日本人の肝臓がん患者の約8割は、C型肝炎ウイルスの感染が原因になっています。がん

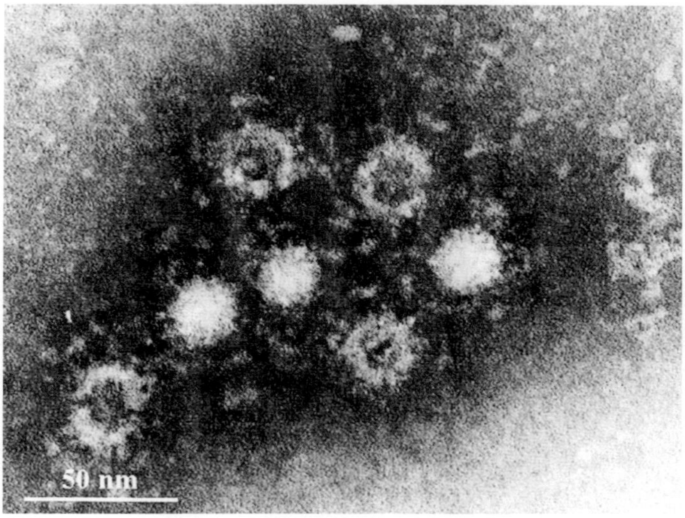

図 33　E 型肝炎ウイルスの電子顕微鏡写真
（国立感染症研究所 感染症疫学センター提供）

表 10　肝炎ウイルスの性状

肝炎	肝炎症状	感染様式	潜伏期	慢性肝炎	肝臓がんとの関連性	ワクチンの有無
A 型	通常は軽症	経口感染 （汚染水、食品）	平均 4 週間	無し	無し	有り
B 型	重症	血液感染、母子感染	1～6 ヵ月 （平均 3 ヵ月）	有り	有り	有り
C 型	中程度	血液感染、母子感染	1～数ヵ月	有り	有り	無し （開発進行中）
D 型	重症	血液感染、母子感染	B 型ウイルスの重感染が必要。B 型に続く。	有り	有り	無し
E 型	中程度 （妊婦は重症）	経口感染 （汚染水、食品）	1～2 ヵ月	無し	無し	中国で開発 わが国は未承認

を起こす点ではＢ型肝炎ウイルスの方が罪は軽く、肝臓がん患者の約１割がＢ型肝炎ウイルス感染者と言われています。ただし、急性肝炎の症状はＣ型よりＢ型の方が激烈です。Ｄ型ウイルスも肝臓がんを起こすことのあるウイルスですが、特殊なウイルスで、Ｂ、Ｃ型に比べると医学面での重要性は高くありません。Ｄ型は不完全ウイルスで、Ｂ型ウイルスの助けを借りないと単独では増殖できないウイルスです。B型ウイルスの感染を予防することによって、ある程度Ｄ型肝炎を制御することができます。なお、Ｃ型肝炎ワクチンの開発も試みられていますが、今のところ完成していません。早急なＣ型肝炎ワクチンの完成が待たれます（Ｃ型肝炎ワクチンの開発の現状については、166 ページ参照）。わが国では、食品添加物が肝臓がんを起す悪玉の親分であると認識している人たちがいますが、Ｃ型肝炎ウイルスやＢ型肝炎ウイルスの方が悪辣なのです。一方、衛生状態の良くない発展途上国では、カビ毒（アフラトキシンが多い）や、発がん性化学物質に汚染された飲食物を接取することが、肝臓がんの主要な原因になっています。

1950年代の後半以降、大規模手術に伴う輸血が盛んになるとともに、感染者の血液を介してB型やC型肝炎の患者が急増してきました。「術後肝炎」と呼んでいます。これらの感染者では、急性肝炎の症状が治まった後でも、患者から肝炎ウイルスを排除できず、持続感染に至り、慢性肝炎→肝硬変→肝がんというルートをとります。B型の場合は、免疫機構が抑えられているヒトなどがこの悲劇のルートに乗ることがありますが、幸い慢性肝炎ルートに乗るヒトは少数派です。一方、C型の場合には、約8割が慢性肝炎へのルートに移行します。

母親から感染を受けた乳児は免疫機構が発達していないために、C型だけでなくB型でも持続感染が起る可能性が高く、感染後も長い間ウイルスを抱えた生活を強いられます。C型の場合、慢性肝炎が寛解することはまれで、1割強のヒトが感染後、約20年で肝硬変に移行します。そして約30年後には、その2割が肝臓がんを発症すると推測されています。ただし、これらは適切な治療が施されなかった場合です。

幸いなことに、B型肝炎ウイルスは1965年に、C型の方は1989年にそれぞれ良い検出法が考案され、感染者の血液は輸血に使われなくなりました。その結果、術後肝炎の発生は激減しています。しかし、わが国では、現在もB型やC型肝炎ウイルスに持続感染している人たちが、それぞれ約100万人もいます。B型肝炎については、インターフェロンやラミブジン（**コラム29**）などが治療に使われており、ある程度の治療効果を上げていますが、副作用も強く、肝臓内部に潜んでいるウイルスはなかなか退治できません。一方、C型肝炎の治療薬には良いものが次々と開発され、特にソバルディやそれを使用した合薬ハーボニー（ギリアド社）は90%以上の治癒効果を示しています。重い副作用例も少なく、2015年から保険適用になっているのは朗報です。

10-B ■ B型肝炎とB型肝炎ワクチン

5種類の肝炎ウイルスの中で、B型肝炎ウイルスだけがDNAウイルスで、残りはすべてRNAウイルスです。B型肝炎は5類感染症（全数把握）に指定されています。B型肝炎ウイ

Column 29　B型とC型の慢性肝炎の治療薬

B型肝炎の治療のための抗ウイルス薬としては、インターフェロンと核酸類似（アナログ）化合物が開発されています。後者として、ラミブジン、エンテカビル、アデホビルなどが使われています。インターフェロン療法は即効性に欠けるところがありますが、30〜40%の患者でウイルスの増殖が抑えられ、肝炎が治まるとされています。一方、核酸アナログ薬は、即効性の点では優れていますが、長く使用すると、耐性型のウイルスが出現するという難点があります。こうしたケースでは抗ウイルス薬を代えるということなどで対処しています。

一方、C型肝炎の治療では、過去にはペグインターフェロン療法（インターフェロンにポリエチレングリコールを付けたもの）にリバビリンを併用した療法が主体になっていました。

この療法では、遺伝子型によっては効果が低いケースがあり、副作用が強いという問題もありました。幸い、本文でも触れたように、最近は有効で副作用もそれほど強くない、種々のC型肝炎の新薬が開発されてきていることは朗報です。薬価がまだ高いという難点はありますが、多くのC型肝炎は治癒できるようになりました。

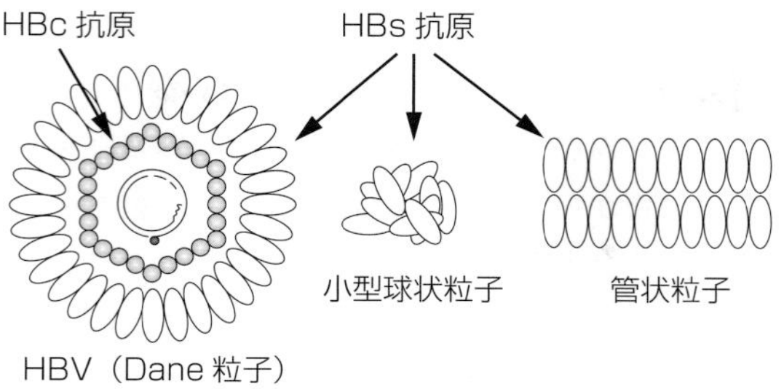

図 34　ヒト血清中の HBV（Dane 粒子）と HBs の模式図
（吉田真一ほか：戸田新細菌学、南山堂、2007 年より、一部書き換えて収載）

ルスの感染力はかなり強く、輸血だけでなく、入れ墨、注射の回し打ち、歯ブラシやカミソリの共有、不適切な血液の扱いなどによっても感染します。また、性行為によっても感染を広げます。わが国で最も多い感染原因は性行為で、患者の半数を占めています。日本人男性が外国人の女性たち（多くは発展途上国の女性たち）と行う性行為による感染例が多くなっています。輸血による感染例は診断法が確立して以来、減少の一途をたどっています。

わが国では、1 年間に 300 人前後の B 型肝炎患者が出ていますが、約 2 割は海外で感染し、帰国後発症する輸入感染例です。多数の B 型肝炎のキャリアーがいるアジアやアフリカなどの国に長期滞在する場合は、ワクチン接種をした方がよいでしょう。

先にも触れたように、B 型肝炎ウイルスに感染した場合、免疫機構が十分に発達している成人では、急性肝炎を起こしても慢性肝炎から肝臓がん発生のルートをとることはまれです。急性肝炎の発症までの潜伏期はバラツキがあり、1～6 ヵ月と言われています。なお、B 型の場合、急性肝炎患者の約 1％が劇症肝炎を起こします。患者の年齢などにもよりますが、一般に 2～4 ヵ月で全快します。一方、母子感染による新生児の感染では、約 1 割が慢性肝炎から肝臓がん発生のルートをとります。C 型肝炎ウイルスによる肝臓がんの発生も長年月がかかりますが、B 型でもがん発生までには 20 年以上を要します。

B 型肝炎には良い診断法があると書きましたが、1965 年に発表されたブランバーグらによるオーストラリア抗原の発見がその端緒となりました。彼らは、輸血を繰り返していた血友病患者の血清と反応を起す抗原がオーストラリア原住民の血液中に存在することを発見し、「オーストラリア抗原」と名付けました。その後、九州大学の大河内一雄らによって、オーストラリア抗原と肝炎発生の間に関連性があることが報告され、この抗原を持つヒトの血液を輸血に使用しないようになりました。その結果、輸血後の B 型肝炎の発生は激減しました。今ではオーストラリア抗原は、B 型肝炎ウイルスを構成する表皮蛋白（HBs；**図 34**）であることが明らかになっています。B 型肝炎感染者には、B 型肝炎ウイルス（**図 34** の Dane 粒子がそれに当たります）のほかに大量の HBs が存在するのです。

評判が高い B 型肝炎ワクチンが開発されている

わが国では B 型肝炎ワクチンは 1984 年に承認されています。当初は B 型肝炎ウイルス感染者の血液から HBs を精製し、ワクチンの原料にしていました。しかし、多数の感染者の血液が必要なために、大量生産が難しかったのです。しかし、こうした困難は、組換え DNA 技術を使って HBs を酵母で大量生産できるようになり、こちらの製法に移行しました。現在では、組換え酵母を使って製造したワクチンのほかに、ヒト培養細胞を使って製造されるワクチンもあります。これらのワクチンは、B 型肝炎感染者の母親から新生児への感染予防のためなどにも使われています。B 型肝炎ウイルスは妊娠中に母親の胎盤を通じて、胎児に感染することはまずありません。感染者の母から新生児への感染リスクが極度に高くなるのは出産時です。感染者の母親から生まれた新生児には、出産直後（24 時間以内；早ければ早いほどよい）に、B 型肝炎ワクチンと抗 B 型肝炎免疫グロブリン（186 ページ参照）を注射します。ワクチンはその後、生後 1 ヵ月と 6 ヵ月の合計 3 回接種します。抗 B 型肝炎免疫グロブリンは筋肉内注射で、ワクチンは皮下注射です。

家族内に B 型肝炎ウイルスの感染者がいる場合や、腎透析患者や血友病患者、医師、看護師、血液や糞便などを扱うことの多い検査技師たちにも、B 型肝炎ワクチンの接種が勧められています。この場合の接種法は、1 ヵ月間隔で 2 回接種し、その数ヵ月後に追加接種する方法がとられています。9 割以上のヒトに免疫が成立します。際だって副作用の弱い良いワクチンとして知られていますので、小児や一般の方も接種を受けることがお勧めです。接種方法は通常 0.5mL ずつを 4 週の間隔をおいて 2 回接種し、さらに 20～24 週経過した後で 1 回 0.5mL 皮下または筋肉内に接種します。ただし、10 歳未満の小児に接種する場合の接種量は 0.25mL です。

B 型肝炎ワクチンは、その優れた予防効果にもかかわらず、長い間、任意接種ワクチンに留められていました。2016 年 10 月になり、ようやく全国で B 型肝炎ワクチンの定期接種が開始されました。接種費用が公費でまかなわれる赤ちゃんは、2016 年 4 月 1 日以降に生まれたゼロ歳児です。ワクチンは合計 3 回接種で、1 歳になる前に 3 回すべての接種を終える必要があります。

10-C ■ 渡航者下痢症の主要原因の一つになっている A 型肝炎と A 型肝炎ワクチン

A 型肝炎ウイルスは乾燥、高熱、酸などには強いウイルスで、制御することが厄介です。わが国では B 型肝炎と同じように、1 年間に約 300 人の A 型肝炎患者が出ています。潜伏期は約 1 ヵ月で、ほとんどの患者は発症後 2 ヵ月で全快します。海外で感染するケースが年ごとに増えています。A 型肝炎では一度感染してしまうと、ほぼ全員に終生免疫が得られます。

ワクチンの方は B 型よりも遅れて開発・承認され、1995 年から任意接種になっています。2019 年 4 月現在、定期接種ワクチンには指定されていません。A 型と B 型では、ワクチンが開発された順番は、ウイルスが発見された順番とは逆になっています。外資系メーカーのものも含め、数社の A 型ワクチンが利用できますが、いずれも有効性の点でも、安全性の点でも大きな問題はなく、良いワクチンとされています。精製したウイルスをホルマリンなどで不活化したワクチンです。

わが国では衛生状態が良いために、A 型肝炎の患者は少なくなっていますが、世界的には発展途上国を中心に A 型肝炎が依然として多発しています。汚染飲料水や食べ物を介して感染するために、A 型肝炎の多発地帯（東南アジア、中南米、アフリカなど）を長期間旅行するときは、生水などを飲まないように注意するとともに、あらかじめワクチンを接種しておいた方がよいでしょう。わが国では 50 歳以下の大半の人が A 型肝炎には免疫をもっていません。ただし、太平洋戦争直後までの衛生状態の劣悪な環境をやり過ごした高齢者は、過半数が A

型肝炎に感染しており、免疫を持っています。A型肝炎は何ゆえか、小児は発病することが少なく、発病したにしても症状は軽いのが一般的です。一方、成人がA型肝炎ウイルスに感染すると、劇症肝炎（感染者の約2%）を起こすことも珍しくありません。

わが国のA型ワクチン（エイムゲン）の通常の接種スケジュールでは、初回接種は2～4週間空けて、2回接種します。その後、6ヵ月後に3回目の追加接種をします。この方法で100%に近い人が有効な免疫を獲得できます。ワクチンの予防効果は少なくとも数年は続きます。突然に、衛生状態の悪い国に長期間、滞在しなければならなくなった人では、日本で追加接種を受ける余裕もありません。こうした場合は初回接種の2回しか接種できませんが、追加接種を省いても大半の人に免疫がつき、その効果は、半年間は持続すると言われています。

11 ■ インフルエンザワクチン（季節性と新型の2種類のワクチン）

2019年2月現在、わが国で承認されているインフルエンザワクチンは2種類のものに分かれます。このうちの1種類は、冬期に流行を繰り返している「季節性（通年型）インフルエンザ」に対するワクチンです。そして、もう1種類は2007年に初めて承認された新型インフルエンザ（高病原性インフルエンザ；H5N1型）ワクチンで、将来発生するかも知れないH5N1型高病原性インフルエンザの流行に備えるためのワクチンです。同じインフルエンザワクチンの名前がつけられていますが、両者の使用目的などは大きく違っていますので個別に紹介します。

なお、2009年春にはメキシコに端を発したブタ由来「新型」H1N1インフルエンザがわが国にも侵入し、その後の流行で多数の患者が出たことは記憶に新しいものがあります。このブタ由来「新型」インフルエンザは世界各地で流行し、しっかりと定着したために、もはや「新型」ではなくなり、そのワクチンは「季節性」インフルエンザワクチンの中に組み入れられました。まず、季節性インフルエンザワクチンから解説します。

11-A ■ 季節性インフルエンザウイルスと季節性インフルエンザワクチン

一部に評判が悪い季節性インフルエンザワクチンは予防効果があるか？

これまでワクチン接種に関して、賛否両論が出されてきた季節性インフルエンザワクチンの効果については、効果は健康な若者たちに対しては明らかでないとするのが正しいかも知れません。しかし、**65歳以上の高齢者や持病を抱えている易感染者の人たちには、インフルエンザワクチンを接種することにより、ウイルス感染後に起こる細菌感染による肺炎に対して、予防効果があることは明白です。**当然、インフルエンザワクチンの細菌性肺炎に対する予防効果は間接的なものなのです（なお、頻度は低いのですが、インフルエンザウイルス感染だけでも、肺炎を引き起こすことがあります）。

「風邪やインフルエンザは万病のもと」とも言われています。特に高齢者や易感染者には、インフルエンザに罹った後に起こる細菌感染で肺炎を起こすことが憂慮されています。インフルエンザ患者は感染症に対する抵抗力が低下しているために、細菌感染を起こしやすいのです。数ある肺炎を起こす細菌の中でも、肺炎球菌は病原性が強く、肺炎の死亡者の約半数を占めていることは肺炎球菌ワクチンの項で述べた通りです。インフルエンザワクチンによる予防接種でインフルエンザ患者が少なくなれば、それに比例して肺炎などの患者数も減ることになります。65歳以上の高齢者、または60歳以上から65歳未満の易感染者たち（呼吸器、循環器、泌尿器などに病気を持っている人、負傷者、HIV感染者など）には、インフルエンザワクチンと肺炎球菌ワクチンの両方を接種すると、肺炎の予防効果が一段と高くなるという統計結果も出ています。こうしたこともあって、高齢者たちには、インフルエンザワクチンが定期接種（B類、33ページ参照）の対象になっています。

頻繁に突然変異を繰り返すインフルエンザウイルス

インフルエンザワクチンの最大の欠点は、流行するインフルエンザウイルスの抗原性や型が年ごとに変化することもあって、効力が長続きしないという点にあります。インフルエンザウイルスは突然変異を起こしやすいウイルスなのです。このため、1年ごとに流行するタイプを予測してワクチンが作られています。具体的に書くと、WHO（世界保健機構）が次のシーズンに北半球で流行しそうなウイルス株を予測し、結果を各国に知らせます。その情報をもとに、わが国におけるインフルエンザの流行状況の調査や、分離ウイルス株の抗原分析、国民の抗体保有状況などの膨大な資料が検討され、国立感染症研究所や厚生労働省の担当者たちが意見を交換し、次シーズンのワクチン用ウイルス株が決定されます。WHOの推奨株がそのまま採用されることもあれば、一部が別の株に置き換わることもあります。

以前は流行株の予想が当たらず、「競馬の予想屋以下の的中率だ」と酷評され、ワクチンへの不信感を助長していました。しかし、近年はかなり予想が当たるようになりました。予想が的中するようになったのは、ウイルス学が進歩したことに加えて、世界レベルでインフルエンザの流行疫学調査が行われ、その情報が生かされるようになったためです。とりわけ、ウイルスの遺伝生化学的解析技術が格段に向上したことが、流行株の予測的中率を高める要因になっています。そうは言っても、神様ならぬ人間様のやることですから、予測が外れる年もかなりあります。

こうしたインフルエンザワクチンの短所を紹介すると、『予想が当たらないなら、流行しているインフルエンザウイルスを使って、直接ワクチンを作ればよい。問題はすこぶる簡単だ』と言われるかもしれません。確かにご意見はごもっともで、良策のように思えます。しかし、ワクチンは製造に着手して流通に至るまでは、少なくとも数ヵ月はかかるのです。ワクチンは1週間ででき上がるような結構な代物ではありません。現在のインフルエンザワクチンは膨大な数の孵化鶏卵を使って製造していますので、ワクチン原料になるウイルスを大量に集めるのには時間がかかるのです。質の良い孵化鶏卵を揃えるのだけでも大変な作業です。製造だけでなく、ワクチンの有効性や安全性を確認するための時間も必要なのです。季節性インフルエンザワクチンに限れば、次年のインフルエンザシーズン用のワクチン株は、その年のシーズンが終わる頃の2～4月に決定されることが多いのです。要するに、次のシーズンが始まる数ヵ月以上前ということになります。こうして決められた株を基に、次のインフルエンザシーズンに備えて、ワクチンが夏場にせっせと製造されているのですが、その空白の数ヵ月の間にヒトのウイルスが変異を起こして抗原性が変わったり、動物から予想外のインフルエンザウイルスがヒト社会に侵入して流行することがあるのです。このため、ワクチン株が流行株と一致しないことが起こるのです。

ワクチン製造にかかる時間を短縮するために、孵化鶏卵培養に代えて、細胞培養法などでウイルスを大量に増やす方法などが、主に外国企業で採用されつつあります。現実に、2009

～2011 年に流行した元・新型（こういう表現が適切であるかどうかわかりませんが）のブタ由来 H1N1 インフルエンザに対するワクチンは、孵化鶏卵培養法以外の培養法を使って製造されたものもありました。この方式によれば、流行株の決定をもう少し遅くすることが可能になり、変異を起こすまでの時間が短いために、ワクチン株と流行株が一致する確率が高くなります。

季節性インフルエンザワクチンの歴史

季節性インフルエンザワクチンの副作用については、接種部位に軽い炎症を起こすぐらいで、発熱や頭痛といった全身反応はまれです。起こっても 2～3 日で消滅します。その他、ギラン・バレー症候群、急性脳症、痙攣などの深刻な副作用報告例もありますが、ワクチン接種との因果関係については明らかになっていません。高齢者には毎年 1 回のインフルエンザワクチン接種（皮下接種）が勧められています。インフルエンザシーズンは師走から 3 月にかけてですから、10 月から 12 月の初め頃までに接種するのが効果的です。

インフルエンザワクチンほど社会の話題になったワクチンは少ないでしょう。一般市民の関心も極めて高いものがあります。このワクチンは 1962 年から小中学生を中心に集団接種がされてきました。しかし、ワクチンを打ったにもかかわらずインフルエンザに罹るケースも出てきて、ワクチン接種に反対の意見も強まってきました。また、ワクチン接種の目的が集団防衛から個人防衛を重視する方向に変わってきたこともあって、1994（平成 6）年から法律の改正で、インフルエンザワクチンは任意接種に降格されました。1994 年前後のインフルエンザシーズンには、わが国ではインフルエンザワクチンはほとんど接種されませんでした。しかし、その 7 年後に、肺炎死亡数の増加などもあって、65 歳以上の高齢者、および 60～65 歳未満の易感染者にはインフルエンザワクチンは定期接種（二類（現在の B 類）、33 ページ参照）に指定され、製造量が急速に増加してきます。今やインフルエンザワクチンは、学童に集団接種されていた時代を凌ぐ製造量を誇っています。2017～2018 年のインフルエンザシーズンには、接種希望者が多く、インフルエンザワクチンの不足も話題になりました。U

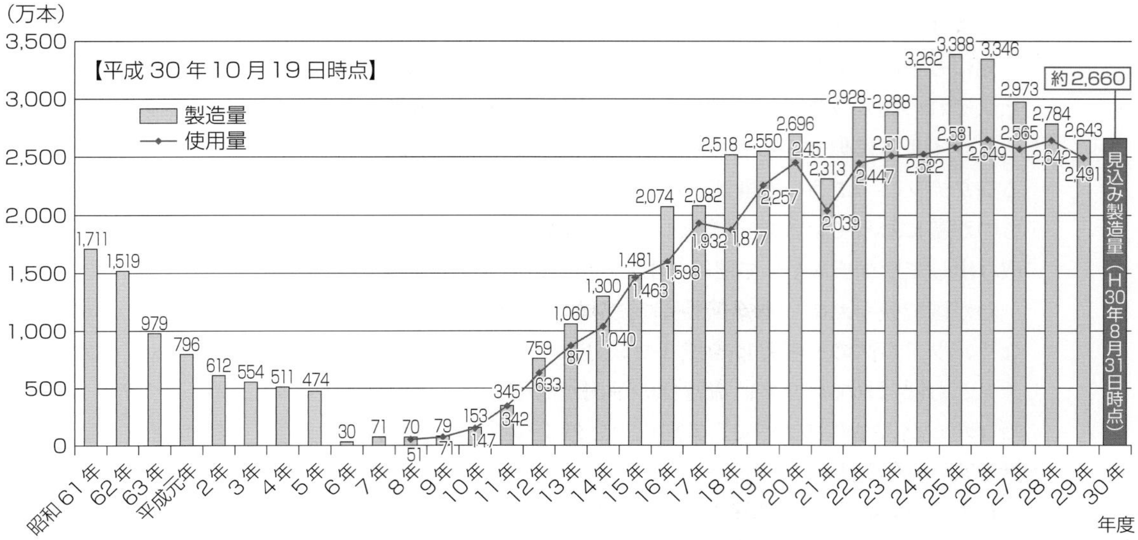

図 35　インフルエンザワクチンの製造量と使用量の推移

（厚労省健康局健康課提供の資料による。なお、平成 7 年以前の使用量は不明）

字型曲線が描かれている**図35**を見れば、その間の劇的な変化が一目瞭然です。

インフルエンザは風邪とは違う

わが国では風邪とインフルエンザが混同されることが多いのですが、お互いに違うものです。インフルエンザを起す病原体はインフルエンザウイルスですが、風邪の病原体はコロナウイルス、アデノウイルス、ライノウイルス、RSウイルスなど、200種類以上のものが存在します。多くはありませんが、細菌の中にもヒトに感染すると風邪様の症状を呈するものがあります。なお、インフルエンザウイルスにはA、B、Cの3型があります。C型は臨床上さほど重要ではなく、問題なのはA型とB型です。病気の症状も、インフルエンザは風邪とは比較にならないほど強烈です。インフルエンザに罹ると38℃以上の高熱を発し、極度に倦怠感を感じます。筋肉痛や関節痛も伴います。高齢者には重症化して、死をもたらすことも多い病気です。

かつては経験を積んだ医師は別として、新米の医師がインフルエンザと風邪を区別して診断するのは難しい側面がありました。現在は市販の迅速診断キットを使えば、10分から20分のうちでインフルエンザウイルスが検出できます。また、A型とB型ウイルスを区別して診断することが可能です（数社の簡便なキットが利用できますが、A型の亜型までの診断は不可能です；なお亜型の説明については、次ページの「インフルエンザウイルスの生物学」の項を参照して下さい）。キット法によるウイルスの検出感度は、材料の採取方法や採取時期によっても異なります。鼻腔吸引液、鼻腔ぬぐい液、咽頭ぬぐい液などが検査のために採取されます。結果が明瞭でない場合もありますが、陽性の場合はインフルエンザと診断されます。しかし、患者材料の採取時期や採取方法によっては、インフルエンザの確定診断ができない場合もあります。

インフルエンザワクチンの改良

インフルエンザワクチンに使われるウイルスは、流行を起こしそうな4種類のウイルス（A型2種類とB型2種類）が使われます。以前はワクチンに含まれるウイルス抗原はA型2種、B型1種でしたが、2015年からB型1種が追加され、全体で4種類になりました。この変更により、ワクチンの効果は1段と高まったはずです。

先にも触れたように、WHOの情報と意見を参考にしながら、各国の特殊な情勢を加味して、それぞれの国でワクチンの種になるウイルスが選ばれます。そのため、各国で使われるワクチンウイルスは似ているものの、必ずしも同じではありません。現在、わが国で使われているワクチンは、こうして選ばれたウイルスを孵化鶏卵（42ページ参照）に接種して増やしたものが基になっています。増やしたウイルスは精製した後、免疫を誘導する主な部分だけを取り出してワクチンとして使用します。

わが国で使われている季節性インフルエンザワクチンは、ウイルス全粒子を含むものではなく、ウイルスの一部だけを使った成分ワクチンの一種です。後で解説しますが、HAワクチンとも呼ばれています。流行株の予測が的中したときの高齢者の死亡率は、ワクチンを打たなかった人たちに比べて、7割以上も低くなると推定されています。注目に値する予防効果です。

日本ではこれまで、諸外国に比べると、インフルエンザワクチンの小児への予防効果は低かったのですが、それは諸外国に比べて、ワクチンの接種量が少なかったことが理由の一つであったと思われます。2011年以降、WHOの推奨接種量に合わせる形で接種量を増したために、以前より小児への予防効果が高まっていると期待されます。なお、ワクチンウイルスを増やすために孵化鶏卵を使っているので、強い卵アレルギーを起す人にはインフルエンザワクチンは接種できません。現在のワクチン製造法では、卵のアレルゲン（**コラム 30**）を完全に除去することは不可能なのです。

定期接種の対象となっている高齢者たち以外は、インフルエンザワクチンは任意接種となっています。ワクチン接種をした方がよいと思われる人たちには、医療関係者や老人ホームの職員、家庭内に高齢者や基礎疾患を抱えている人たちが該当します。こうした人たちがインフルエンザに罹ると、周辺の免疫力の低下した人たちに感染させるリスクが高まるので、ワクチン接種が望まれます。こうした人たちも、定期接種の対象者に指定して欲しいと思います。

また、年によって異なりますが、わが国では年間 100 人ほどの子どもが、インフルエンザ脳症を発症しています。主に 6 歳未満の子どもが罹っています。なぜか欧米では、インフルエンザ脳症が多発したという報告は、ほとんどないようです。この脳症の死亡率は高く（約 30%）、助かっても深刻な後遺症が残ることの多い病気です。40℃にも及ぶ高熱や痙攣がみられ、意識障害が進みます。インフルエンザウイルス感染が発症の引き金を引いていることは確実ですが、発症機構は分かっていません。日本小児科学会では、「1 歳以上、6 歳未満の小児については、インフルエンザによる合併症のリスクをかんがみ、有効率 20～30%であることを説明したうえで、任意接種としてワクチン接種を推奨することが適切な方向であると考えられる」としていました。なお、6 ヵ月未満の乳児に対するインフルエンザワクチン接種には、否定的な意見を持っている専門家が多いようです。

インフルエンザウイルスの生物学

冬期になると、インフルエンザは毎年のように流行を繰り返しており、制御の難しい病気であることは万人の認めるところです。年によってバラツキがありますが、平均すると 1 年間に日本人の 5～10%が発症しています。日本人の総人口を 1 億 3,000 万人とすると、毎年 650 万から 1,300 万人が、この面白くない病気に罹っている計算になります。インフルエンザ発病者中の致死率は 0.05～0.1%と計算されていますので、毎年 3,000 人から 1 万数千人が、インフルエンザが関係する病気（特に肺炎球菌などの細菌の混合感染による肺炎）で死亡していることになります。

インフルエンザが流行を繰り返して止むことがない理由は、インフルエンザウイルスの構造的特異性と関係があります。**図 36** に、インフルエンザウイルスの構造を掲げておきます。説明を容易にするために、この図は模式的に書かれています。

インフルエンザウイルスの大きさは直径 1 ミリメータの 1 万分の 1（100 nm）ぐらいで、

Column 30　アレルゲンのリスク

アレルギーを起こす原因物質を指して「アレルゲン」と言います。アレルゲンそれ自体には毒性はありませんが、アトピーのヒトには超微量取り込んだだけでも過敏症反応を引き起こすことがある危険な物質です。

卵は牛乳、小麦、大豆、米と並んで、食物アレルギーを起こす主要な食物として有名です。決して無視することはできません。

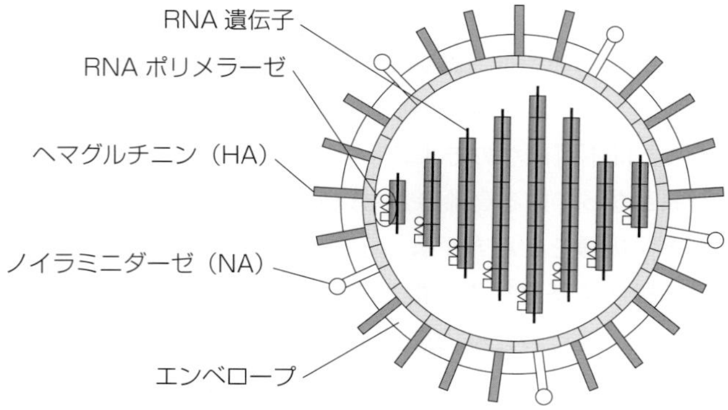

図 36　インフルエンザウイルスの構造（模式図）

内部には蛋白質のほかに、8 本の長さが異なる RNA 遺伝子が含まれています。エンベロープを持つウイルスです。また、表面には、スパイク(棘）を思わせる 2 種類の蛋白がたくさん突きだしています。それらは赤血球凝集素（ヘマグルチニン；HA、もしくは H で表わす）と、ノイラミニダーゼ（NA、もしくは N で表わす）と呼ばれています。HA はウイルスの病原性にも強い関わりがあり、ウイルスがヒトの細胞上にある受容体（レセプター）と結合し、細胞の内部に侵入して増殖するために必要な蛋白質です。この蛋白質の活性が抑えられると、ウイルスは細胞の中に入れず増殖できません。わが国の季節性インフルエンザワクチンは成分ワクチンであることは先に述べたとおりですが、主としてこの HA がワクチンの主成分になっています。一方、NA の方は、細胞中で増殖したウイルスが細胞の外に飛び出すときに必要とされる蛋白質です。後でも述べますが、現在インフルエンザ薬として使われている有名なタミフルは、この NA の機能を阻害する薬です。

A 型インフルエンザウイルスには HA は 18 種あり、NA は 9 種類あります。HA と NA の組み合わせの違いによって、A 型が細分類され、その数は理論上 18×9＝162 の組み合わせができます。これらのそれぞれが A 型の亜型と呼ばれるものです。B 型インフルエンザウイルスは、抗原性が山形系統とビクトリア系統に 2 別されており、それぞれの代表株が、季節性インフルエンザワクチンの抗原として使用されています。

先にもふれたように、インフルエンザウイルスは高頻度に突然変異を起すウイルスです。特にウイルスの抗原性に強い影響を与える HA や NA は、1 年のうちでも少しずつ変異を繰り返していきます。そうなると、前年に接種したワクチンでヒトの体内で作られている抗体では、変異したウイルスを抑えきれないことも起こります。同じ亜型内での小さな変異を「小変異」、もしくは「連続抗原変異」と呼んでいます。小変異では、同じ HA と NA の亜型を保ちながら（たとえば、H1N1）、小さな変異を繰り返していきます。毎年のようにインフルエンザに罹る不運な人が出る主な理由がここにあります。また、インフルエンザを予防するために 1 年ごとにワクチンを打つ理由の一つにもなっています。

インフルエンザは 10 年、もしくは数 10 年の間隔を置いて、大きな変異を起こし世界的な大流行を引き起こしています。このケースでは、それまでの流行型とは全く違う HA と NA の組み合わせタイプが出現しています。こうした変異を「大変異」、もしくは「不連続抗原変異」と呼んでいます。たとえば、1918 年のスペイン風邪（H1N1 型）の大流行によって、世界中で 5,000 万人もの死者が出たと推定されています。その後、1957 年にはアジア風邪（H2N2

型）が、1968 年からは香港風邪（H3N2）が登場しています。これらの新しい亜型ウイルスは、すべてトリが持っているウイルスから由来したと考えられていました。特にカモなどの水鳥の多くは、A 型インフルエンザウイルスの宿主として重要とされています。

かような事実から、今後のパンデミックインフルエンザウイルスも、トリ由来のものになるであろうと予想されていました。ところが意外にも、2009 年にはブタ由来の H1N1 インフルエンザウイルスが世界中で大流行を巻き起こしました。幸い、このウイルスの病原性はさほど強いものではありませんでしたが、特に妊産婦には危険なウイルスでした。これまで流行を起こしていた季節性インフルエンザと同じ H1N1 抗原を持っていますが、ブタ由来のこともあり、多くのヒト（特に若年層）が免疫を持っていませんでした。このため、2009 年の流行発生時に「新型」インフルエンザとされた経緯があります。

インフルエンザの治療薬の数も増えてきた

かつて、インフルエンザや風邪に罹ると「卵酒を飲んで寝る」というのが有力な治療法でした。この言葉を翻訳すると、「インフルエンザを治すには、休養と栄養をとるに限る」というになります。

現在は多くの方がご存じの通り、インフルエンザには抗ウイルス薬が開発されています。2019 年 4 月現在、6 種類が利用できます。すなわち、アマンタジン（商品名、シンメトレル）、オセルタミビル（タミフル）、ザナミビル（リレンザ）、ペラミビル（ラピアクタ）、ラニナミビル（イナビル）、およびバロキサビル（ゾフルーザ）です。このうち、イナビルとゾフルーザは、わが国で開発された薬で、それぞれ 2010 年と 2018 年に承認されています。上記の薬のうちで、シンメトレルがウイルスのヒト細胞への侵入を抑制するに対し、後発のゾフルーザは「キャップ依存性エンドヌクレアーゼ阻害薬」と呼ばれる経口薬です。宿主細胞の中に侵入してきたインフルエンザウイルスの転写を抑える新しいタイプの薬で、服用 1 回で、効果が出るとされています。A、B 両型のインフルエンザに効果があります。ただし、耐性ウイルスが出やすいという問題点があり、要注意です。

タミフルなど残りの 4 薬は、NA（ノイラミニダーゼ）蛋白質を阻害し、細胞内部で作られたウイルスが細胞の外に出るのを抑える作用があります。すなわち、タミフルなどはウイルスのヒト細胞への感染を阻止するものではなく、感染した後で、でき上がったウイルス粒子が細胞から放出されるのを阻止します。これによって、ウイルスが増殖を繰り返すのを抑えるとされています。これらの薬は作用機構からも想像できるように、すでに全身症状を示しているインフルエンザ患者にはあまり効果が期待できません。

シンメトレルは耐性ウイルスが出やすい薬で、投薬された 3 割以上に耐性ウイルスが出現したというデータがあります。使用例が増えるとともに、薬の切れ味が落ちています。B 型ウイルスには元々効果がありません。キットを使った検査などで患者のインフルエンザウイルスが B 型であることが分かった場合は、シンメトレルの投与は行うべきではありません。現状では、本薬は推奨できる薬ではなくなっています。

タミフル、リレンザ、ラピアクタ、イナビル、およびゾフルーザは A 型にも B 型にもある程度、効果があります。耐性ウイルスの出現も報告されていますが、出現頻度はシンメトレルほどではありません。タミフルは経口剤であるに対し、リレンザとイナビルは吸入剤です。ラピアクタは特殊な薬剤で、静注で投与されます。原則として外来では使用できません。経口剤は利便性で勝ることもあって、わが国ではタミフルが大量に使用されてきました。「日本

表 11　わが国で汎用されているインフルエンザ治療薬の概要

製品名	投与方法	作用機構*1	販売会社
タミフル	経口	NA 阻害	中外製薬
リレンザ	吸入	NA 阻害	GSK
ラピアクタ	点滴（静脈内）	NA 阻害	塩野義
イナビル	吸入	NA 阻害	第一三共
ゾフルーザ	経口	CDE 阻害	塩野義

*1 NA、ノイラミニダーゼ；　CDE、キャップ依存性エンドヌクレアーゼ

一国だけで、世界のタミフル使用量の7割を占めている」とまで言われた時代もありました。薬が大好きな日本人らしい傾向ですが、全くクレイジーとしか言いようもない現象でした。

ただし、2006年頃から、頻度は極めて低いものの、未成年者（特に男子）がタミフルを飲むと異常行動に走るのではないかという疑いを持たれ、日本でのタミフルの消費量は激減してきました。タミフルが10歳以上の未成年者に異常行動を誘発するかどうかについて、厚生労働省に置かれた調査委員会で大規模な追跡調査が行われました。その結果は「タミフルが異常行動を誘発するとは言えない」という結論になっています。

タミフルの摂取が未成年者に深刻な副作用を誘発するか否かの結論はさておき、何でも薬に頼ってしまう日本人の習性には大いに反省の余地があります。**インフルエンザに効く抗ウイルス薬が少ないだけに、いざというときのために、タミフルのような貴重な薬は大切に使うべきです。健康に恵まれている青少年が、たいした病状を示していないのにタミフルを服用するのは疑問があります。**欧米ならば、健康な青少年がインフルエンザに罹っても、まず休養と栄養をとって悪化を防止し、自身の体力の回復を待ちます。それゆえ、わが国に比べて、外国の先進国ではタミフルの消費量は少なかったのです。

筆者たちは「タミフルなどを使用すべきでない」と主張しているのでは決してありません。患者の病状や年齢から判断して、タミフルなどの抗ウイルス薬の投与が必要な場合は、最悪を避けるためにも投与すべきです。しかし、元来、健康な人が患者の場合は、タミフルよりも「卵酒を飲んで寝る」という古典的な治療法の方がはるかに勝ると思われます（この場合、酒などのアルコール飲料とアセトアミノフェンを含む解熱剤を同時に飲むと、肝機能障がいを起こすことがあるので要注意ですが）。**表11**に、わが国で汎用されているインフルエンザ薬の概要を纏めておきます。

11-B ■ 新型インフルエンザと高病原性新型（H5N1）インフルエンザワクチン

先の項でも説明しましたが、新型インフルエンザウイルスとは、原則として毎年流行しているHAとNAの組み合わせとは違う組み合わせを持ったウイルスを指します。流行しているA型ウイルスはHA1NA1(H1N1で表わす)、HA3NA2(H3N2)およびHA2NA2(H2N2)の3型ですから、それ以外の組み合わせのウイルスが流行するようになった場合、いずれもが新型インフルエンザウイルスの仲間に入ります。たとえば、H5N1、H7N7、H7N9、H9N2といったものです。いずれもトリが持っているウイルスです。これらも将来、毎年の

ように流行を繰り返すようになると、季節性（通年型）インフルエンザウイルスに昇格（？）し、新型インフルエンザウイルスとは呼ばれなくなります。また、流行している型のうちでも、多くの人が抗体を持たないウイルスは、新型インフルエンザとされます。2009 年に世界中にパンデミックを起こした、ブタ由来「新型」H1N1 インフルエンザがよい例です。

理論上、新型インフルエンザの候補はたくさんありますが、2007 年秋に日本で承認された新型インフルエンザワクチンは、高病原性トリインフルエンザが変異してヒトへの流行が懸念されている H5N1 型に対する予防ワクチンです。以下に、この項で述べる新型インフルエンザワクチンは、H5N1 ワクチンを指しています。同じ新型でも、H5N1 ワクチンは、ほかの亜型（たとえば H7N9 や H9N2）には全く効果はないでしょう。幸い、2019 年 7 月の時点では、ヒト－ヒト感染を起す H5N1 型の高病原性「ヒト」インフルエンザウイルスは、わが国では出現していません。

将来の流行に備えるプレパンデミックワクチンとしての新型 H5N1 インフルエンザワクチン

新型 H5N1 インフルエンザワクチンは、現在のところ誰でも自由に接種できるワクチンではありません。H5N1 ウイルスの流行に備えるために承認され、備蓄されています。流行の前、もしくは流行のごく初期に接種するワクチンです。将来、流行が予測される H5N1 ウイルスが、ワクチンの製造に使ったウイルスとよく似ていれば、十分な予防効果が期待できるはずです。

なお、用語の説明が後になっていますが、表題のパンデミック（Pandemic）とは、「広範な（世界的な）流行病」を指す言葉です。プレパンデミック（Prepandemic）の接頭語 pre には「……以前の」という意味があります。言葉通りに解釈すれば、パンデミックワクチンは大流行時に使うワクチンであるのに対し、プレパンデミックワクチンは大流行時の前に、それに備えて使うワクチンということになりそうです。しかし、ワクチンの原料に限ると、パンデミックを起しているウイルスがパンデミック時に使われるとは限りません。

確かに、ヒトからヒトに高頻度に感染する高病原性の新型 H5N1 インフルエンザの大流行が起こった場合、大流行の原因ウイルスを基にして製造したワクチンを使えば、感染を効率的に予防することができるでしょう。しかし、事態はそれほど簡単に解決できるものではないのです。108 ページで述べたように、**現在の製法では、インフルエンザワクチンの製造を開始してから、使用できるようになるまでには半年はかかるのです。**それゆえ、こうしたパンデミックウイルスを使うワクチンの製造を待つ方式では、パンデミック時には対応できず、流行は阻止できません。ただし、同一ウイルスによる流行が何波かに分かれて起こる場合は、先のシーズンのパンデミック株が、次シーズンの流行に対するワクチン株として使えることになります。

なお、厚生労働省の「新型インフルエンザワクチン接種に関するガイドライン」では、プレパンデミックワクチンとパンデミックワクチンを以下のように明確に定義しています。ここの定義では、両者を使用時ではなく、ワクチンウイルスの由来で区別しています。

- **プレパンデミックワクチン**：新型インフルエンザウイルスが、パンデミックを起こす以前に、トリ－ヒト感染の患者、またはトリから分離されたウイルスを基にして製造されるワクチン
- **パンデミックワクチン**：ヒト－ヒト感染を生じたウイルス、またはこれと同じ抗原性を持つウイルスを基に製造されるワクチン

参考までに書きますと、新型インフルエンザワクチンの原料になるH5N1型インフルエンザウイルスには、ヒトやトリに取り付き、甚大な被害を出している野生型ウイルスは使われていません。野生株は非常に毒性が強いので、ウイルス増殖用細胞をすぐに不活化してしまい、ウイルスは増えてくれません。東京大学の河岡義裕らがH5N1ウイルスの遺伝子配列を基に、リバースジェネティクス（**コラム31**）を応用して作った弱毒型のウイルスが、ワクチン製造用に使われています。

当たり前のことですが、ヒトに高病原性H5N1ウイルスを感染させ、ワクチンの予防効果をみる臨床試験はできません。得られているワクチンの予防効果は間接的な証明だけです。すなわち、ボランティアに対してワクチンを接種した場合、H5N1ウイルスの活性を中和するに十分な免疫抗体が、ボランティアの血清中に作られていることなどで効果が証明されています。また、実験動物を使った感染実験で、あらかじめワクチンを接種しておいた動物では、後からH5N1ウイルスを感染させても死亡しないことなどが示されています。

わが国で備蓄されている新型インフルエンザワクチンは不活化ワクチンですが、季節性インフルエンザワクチンが、HA（ヘマグルチニン）を主とする不活化成分ワクチンであるのに対し、承認を受けている新型の方は、ウイルス全粒子を主成分とするワクチンです。H5N1の場合、HAを主成分とするワクチンでは、工夫を凝らさないと、なかなか高い抗体価が得られないのです。全粒子ワクチンは副作用が出る頻度が高いのですが、H5N1インフルエンザの病原性が強いために、副作用には目をつぶってでも、効果の点で優れている全粒子ワクチンを採用しないわけにはいかないのです。

致死率50%強といわれるH5N1インフルエンザ

わが国では幸い、H5N1型インフルエンザウイルスの犠牲者が出ていませんが、1997年以降、香港を含む中国、ベトナム、タイ、インドネシア、トルコ、イラク、エジプトなどで散発的に患者や死亡者が報告されています（**図37、表12**）。2017年9月までに860人の患者と454人の死亡者が出ています。平均死亡率は50%強という高さです。特に、インドネシアで拡散しているH5N1ウイルスは、際立って病原性の強いタイプであると推定されます。2005年から10年近くの間は、患者の発生に強い歯止めがかかりませんでしたが、その後は

Column 31

フォワード・ジェネティックス と リバース・ジェネティックス

1970年代の後半までは、特定の遺伝形質を解析するためには、生物が持つ形質の変異に注目し、遺伝子地図を元に目的遺伝子を含む領域を狭めながら原因遺伝子にたどり着くという方法が一般的でした。こうした手法を、フォワード・ジェネティックス（forward genetics）と呼んでいます。

一方、いろいろな遺伝子塩基配列が容易に解析できるようになると、遺伝子の塩基配列を改変して、結果として現れてくる表現形の変化などから、遺伝子の機能を明らかにする手法が採用されるようになりました。これまでのフォワード・ジェネティックスの逆のやり方であるため、この手法をリバース・ジェネティックス（reverse genetics）と呼んでいます。

病原微生物分野では、培養が難しい細菌やウイルスもたくさんいます。また、その高病原性がゆえに、直接病原微生物を扱うことは避けたいケースも多く出てきます。こうしたこともあり、病原微生物分野では特に、リバース・ジェネティックスが汎用されています。

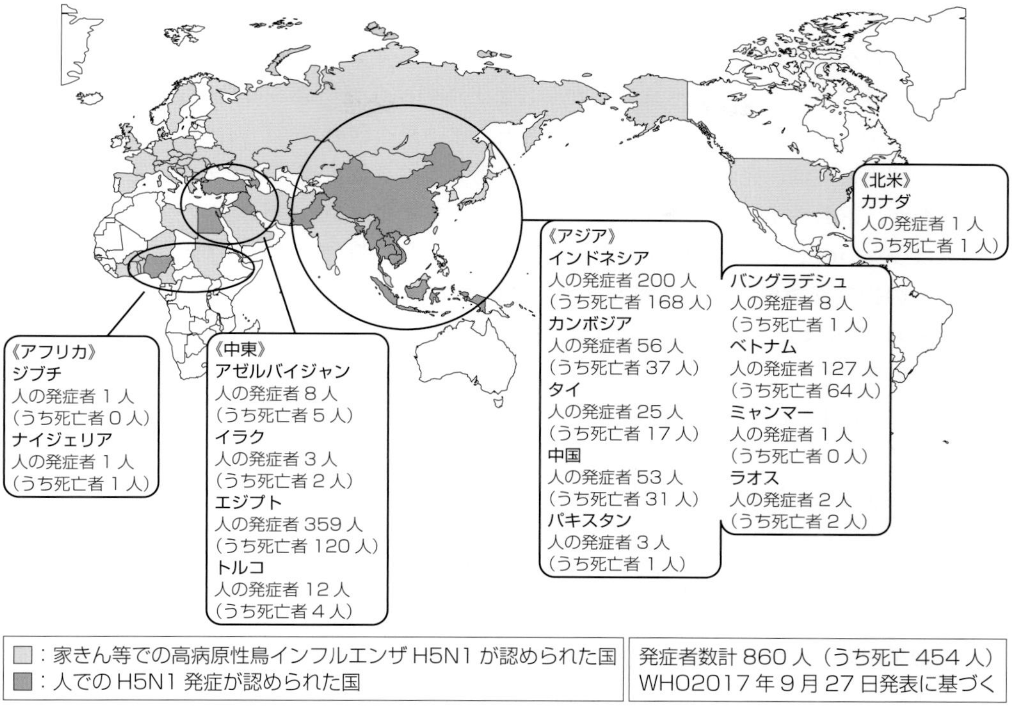

図 37　トリインフルエンザ（H5N1）発生国およびヒトでの確定症例
（WHO/OIE の正式公表に基づく）。厚労省・健康局・新型インフルエンザ対策推進室作成資料

表 12　WHO に報告されたトリインフルエンザ（H5N1）の患者数と死亡数

	2003〜2009 年		2010 年		2011 年		2012 年		2013 年		2014 年		2015 年		2016 年		2017 年		合計	
	症例数	死亡数	症例数	死亡数	症例数	死亡数	症例数	死亡数	症例数	死亡数	症例数	死亡数	症例数	死亡数	症例数	死亡数	症例数	死亡数	症例数	死亡数
アゼルバイジャン	8	5	0	0	0	0	0	0	0	0	0	0	0	0	0	0	0	0	8	5
バングラデシュ	1		0	0	2	0	3	0	1	1	0	0	1	0	0	0	0	0	8	1
カンボジア	9	7	1	1	8	8	3	3	26	14	9	4	0	0	0	0	0	0	56	37
カナダ			0	0	0	0	0	0	1	1	0	0	0	0	0	0	0	0	1	1
中国	38	25	2	1	1	1	2	1	2	2	2	0	6	1	0	0	0	0	53	31
ジブチ	1		0	0	0	0	0	0	0	0	0	0	0	0	0	0	0	0	1	0
エジプト	90	27	29	13	39	15	11	5	4	3	37	14	136	39	10	3	3	1	359	120
インドネシア	162	134	9	7	12	10	9	9	3	3	2	2	2	2	0	0	1	1	200	168
イラク	3	2	0	0	0	0	0	0	0	0	0	0	0	0	0	0	0	0	3	2
ラオス	2	2	0	0	0	0	0	0	0	0	0	0	0	0	0	0	0	0	2	2
ミャンマー	1		0	0	0	0	0	0	0	0	0	0	0	0	0	0	0	0	1	0
ナイジェリア	1	1	0	0	0	0	0	0	0	0	0	0	0	0	0	0	0	0	1	1
パキスタン	3	1	0	0	0	0	0	0	0	0	0	0	0	0	0	0	0	0	3	1
タイ	25	17	0	0	0	0	0	0	0	0	0	0	0	0	0	0	0	0	25	17
トルコ	12	4	0	0	0	0	0	0	0	0	0	0	0	0	0	0	0	0	12	4
ベトナム	112	57	7	2	0	0	4	2	2	1	2	2	0	0	0	0	0	0	127	64
合計	468	282	48	24	62	34	32	20	39	25	52	22	145	42	10	3	4	2	860	454

（2017 年 9 月 27 日現在）　厚生労働省、健康局、新型インフルエンザ対策推進室提供

幸い、患者の発生数が減少しています。こうした事態が続くことを願っています。

この恐ろしい H5N1 ウイルスは、季節性インフルエンザウイルスと比べても、形態や構造の違いはほとんどありません。しかし、ヒトへの病原性の強さでは、完全に違っています。国立感染症研究所のインフルエンザ研究センター長を務めていた田代真人は、H5N1 は病原性の観点からは、完全に別種のウイルスと考えるべきだと述べています。先の項でも触れましたが、季節性インフルエンザウイルスでは、ウイルスが感染しただけでは肺炎を起こすことは少ないのです。**季節性インフルエンザでは、多くのケースでウイルス感染後に肺炎球菌などの細菌が重感染し、肺炎を発症しています（107 ページ参照）。これに対して、新型 H5N1 の方は、ウイルスが感染しただけで激烈な肺炎や全身の炎症を起こし、50%強ものの患者が死亡しています。この場合、病原細菌の出番はありません。エボラ出血熱ウイルス並みのすさまじいウイルスなのです。**

新型インフルエンザに感染した人の多くは、発症後 1 週間以内で死亡しています。重症患者に対症療法を施しても、生存期間を 2～3 日延長できる程度といわれています。全身の臓器にウイルスが感染することが多く、一命を取り留めても、神経症状などの深刻な後遺症が残る患者が出ています。季節性インフルエンザでは、タミフルやリレンザといった抗ウイルス薬が、ある程度は治療効果がありますが、新型の方は発症してしまうと、抗ウイルス薬は全く効果がありません。ただし、抗ウイルス薬の事前内服による予防効果は「期待」されています。

H5N1 インフルエンザによる患者も死者も、10 歳から 39 歳という活動期にある人たちに多く出ています。H5N1 インフルエンザでは何ゆえか、年齢が高い人では死亡率が低くなっています。理由はよくわかりません。一つの仮説として、このウイルス感染によって全身の炎症が起こるために、抵抗力の強い若者ほど発熱などの生体防御反応が過剰に起こり、それがマイナスに作用して死亡するのではないかとも推測されています。発熱は、生体防御反応の発現でもあるのです。病原微生物の多くは発熱によって増殖が阻害されます。年をとると免疫力が低下するなど、おしなべて良いことが起こりませんが、H5N1 感染の場合は逆に、結果として相対的に強くなるようです。一方、季節性インフルエンザによる死亡者の大半は 65 歳以上の高齢者です。このように、H5N1 ウイルスは季節性のものに比べて、ヒトに対する病原性の点で大きな違いがあるのです。

「種の壁」は完全ではない

ヒトに犠牲者を出した H5N1 インフルエンザウイルスは、元来はトリが保有していたものがヒトに感染したもので、それゆえに「高病原性トリインフルエンザウイルス」とも呼ばれています。従来の考えでは、トリが持っているウイルスには「種の壁」があって、トリから直接ヒトには感染しないと考えられていました。しかし、世界各地で発症している例から判断すると、「種の壁」は絶対ではなく、H5N1 インフルエンザウイルスに感染しているトリと濃厚な接触によって、例外的に感染・発症することがあるようです。これまで報告されている H5N1 インフルエンザの犠牲者の多くは、感染したニワトリやカモの世話をしたり、解体したり、生肉や生焼け肉を食べたりした人たちです（**コラム 32**）。要するに、ウイルスを含むトリの体液や排泄物と濃厚に接触したり、ウイルスを含む飛沫を肺に吸い込んだり、口から取り入れたりして発症したものと思われます。逆からいえば、H5N1 インフルエンザウイルスを持つトリと濃厚に接触しない限り、現状では感染するリスクは低いとも言えます。このためには、H5N1 インフルエンザ患者が出ている国に渡航した場合は、可能な限り生きたトリとは接触しないように注意すべきです。

自分が飼っている愛鳥なども、可愛いと言ってキッスをする人もいますが、ヒトを含む動物とむやみにキッスをすると、とんでもない災難が降りかかることがあります。トリにはインフルエンザウイルスだけでなく、オウム病クラミジア（コラム33）などを保菌しているものもいます。愛鳥にキッスをして突かれ、オウム病に罹った不運な人もいます。要注意です。

高病原性 H5N1 ウイルスも変異を起こしやすい

インフルエンザウイルスの名がつくウイルスは、おしなべて変異しやすいウイルスです。病原性には大きな違いはあっても、新型の H5N1 ウイルスは、やはりインフルエンザウイルスの仲間です。季節性ウイルスと同様、変異を起こしやすいことが明らかになっています。現状では H5N1 ウイルスが、トリからごく少量ヒトに降りかかったぐらいでは発病しませんが、いつ何時、ヒトへの感染力の強い、突然変異を起こしたウイルスが出現しないとは限りません。実験室段階ですが、フェレットやマウスなどの哺乳類に高率に感染する H5N1 ウイルスのミュータントも出現することが報告されています（177ページ）。

季節性インフルエンザウイルスのように、高率にヒトからヒトに感染するタイプが出現すれば極めて由々しい事態が出現し、多数の患者と死者が出ます。こうしたインフルエンザウイルスに対抗する最も有効な手段はワクチン接種でしょう。その他の手段として流行地の学校閉鎖が、交通制限よりも流行を遅らせるために有効と考えられますが、効果はワクチンほ

Column 32　ヒト－ヒト感染を起こす新型インフルエンザ（H5N1型）

H5N1 トリインフルエンザの死亡者が最も多く出ているインドネシアでは、大半の患者は病鳥との接触によって発病していることがわかっています。しかし、4人に1人ぐらいの割合で感染経路が判明していない患者が出ています。こうした中には、新型インフルエンザに感染している患者から健常人への濃厚感染、すなわちヒトからヒトへの感染があったのではないかと疑っているウイルス学者もいます。

しかし、ヒト－ヒト感染があったにしても、2019年4月現在、ヒトからヒトに「高率に」感染する新型 H5N1 インフルエンザは出現していません。

Column 33　ハトなども保菌しているオウム病クラミジア

近年、オウム病クラミジアによる感染症の多発が話題になっています。クラミジアはリケッチアとともに、自律的には増殖できない細菌の一種です。オウム病は1～2週間の潜伏期の後で、高熱、悪寒、頭痛などを伴い発症します。肺炎を引き起こすこともあり、高齢者などの易感染者にとって死亡しかねない病原体です。

オウムの名前が付けられていますが、オウム以外のハト、カモメ、カナリア、インコなどが保菌しています。鳥類以外に哺乳類（家畜や齧歯類）にも感染が認められます。病鳥との接種でも感染しますが、主にトリが排出した糞尿などを含む塵埃を吸い込み発症する、呼吸器感染症の一つです。

Column 34

新型インフルエンザは、どのようにしてヒト社会で犠牲者を出すのか

新しいインフルエンザウイルスが出現する機構としては、1 個もしくは少数個の塩基の変異、欠失、付加などによって起こる「小変異」と、多数の塩基が一度に変わり完全に新しい遺伝子型が出現する「大変異」があります。小変異の場合は、たとえば、季節性インフルエンザウイルスの一つになっているH1N1 ウイルスで、年ごとに少しずつ抗原性が変わるケースが該当します。小変異では、多少変異してもH1N1 型であることには変わりがありません。

一方、現在はヒトで流行していませんが、将来はヒトからヒトに高頻度に感染するかもしれない高病原性の H5N1 インフルエンザウイルスなどが出現した場合は、その出現機構は季節性ウイルスの小変異の積み重ねでは説明できません。ヒト社会に H5N1 ウイルスが侵入する場合は、水鳥などが保持している H5N1 ウイルスが、さまざまなルートを介して、ヒトーヒト感染を起こすウイルスに変わることになるでしょう。

インフルエンザウイルスの RNA 遺伝子は、8 本に分かれた分節からなっています。もし一つの細胞に異なる 2 種類のインフルエンザウイルスが感染・増殖すると、**図Ⅵ-A** で示すように、両方の親ウイルスから由来したRNA 分節を持つ、新しいハイブリッドウイルスが出現する可能性があります。大変異は、こうした機構でも起こりうるのです。

インフルエンザウイルスは、トリ、ブタ、ヒトなど、種々の動物から見出されます。とりわけ水鳥はインフルエンザウイルスの宝庫と言われ、多種多様なウイルスを持っています。ただし、ウイルスと宿主との相性の問題があるようで、通常はトリのウイルスはトリの間で、ヒトのウイルスはヒトの間で感染を繰り返します。時々、とんでもない突然変異を起こしたトリのウイルスがヒトに感染した場合に、新型のインフルエンザの流行が起こります。過去の歴史の中で大流行を起こした新型インフルエンザウイルスの大半も、水鳥などのトリからヒトに乗り移ってきたものと考えられています。ただし、水鳥などのウイルスが直接ヒトに移る可能性は極めて低いと思われます。

図Ⅵ-B では、水鳥などが保持している H5N1 ウイルスが、ヒトに感染する有力な 3 つのルートが書かれています。その第一は、ヒトと水鳥のウイルスがブタに感染し、そこでヒトに感染する H5N1 ハイブリッドウイルスができ上がり、ヒトに感染するケースです。ブタは、ヒトとトリのウイルスが、ともに感染しやすい動物なのです(**図Ⅵ-B-a**)。

第二のケースは、水鳥のウイルスだけがブタに感染し、そこで変異を繰り返すことでヒトに感染しやすいウイルスに変わってしまうことが考えら

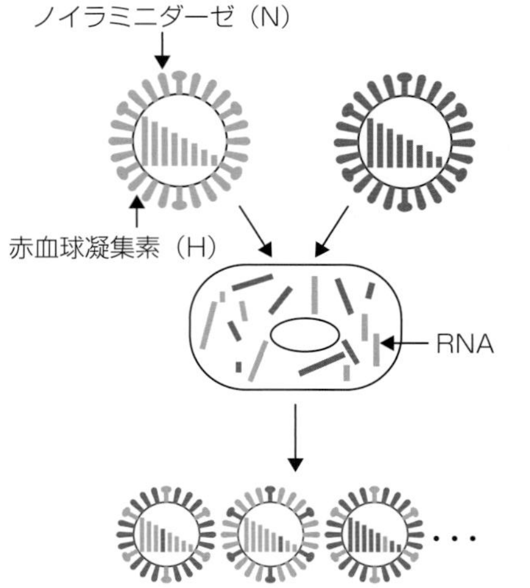

図Ⅵ-A ヒトに感染するハイブリッドウイルスの出現機構

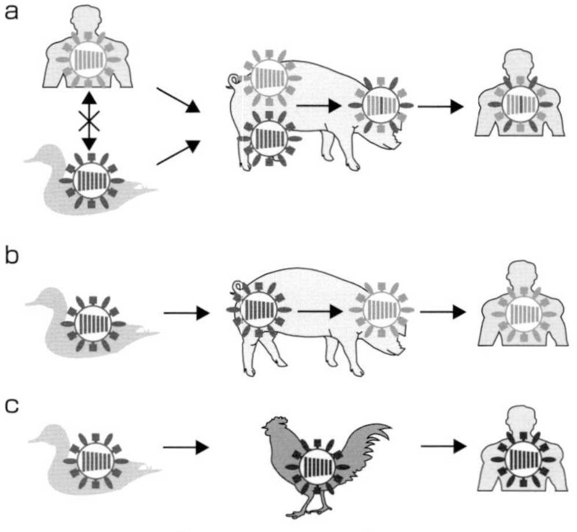

図Ⅵ-B ハイブリッドウイルスが作られる分子機構

れます（**図Ⅵ-B-b**）。

最後のケースは現在、ときおり起こっているケースです。すなわち水鳥のウイルスがニワトリに感染し、そこで変異を繰り返し、ヒトに感染しやすいウイルスが出現するケースです（**図Ⅵ-B-c**）。

こうしたウイルスが感染しているニワトリを解体したり、食べたりしたヒトの中でH5N1インフルエンザの犠牲者が出ています。現在のところは感染率が低いのですが、大量のインフルエンザウイルスを取り込むと、「種の壁」を乗り越えてニワトリからヒトへのウイルス感染が起こっているのです。

なお、新型インフルエンザウイルスの出現に関する詳しい解説としては、野口岳志、喜田 宏、河岡義裕「新型インフルエンザウイルス襲来」（別冊日経サイエンス「世界を脅かす感染症とどう闘うか」2003年11月）が大変に参考になり、本図もそれを基に作図しています。

どではないようです（義澤宣明、私信）。念のために書きますが、**季節性インフルエンザワクチンは、新型H5N1インフルエンザには予防効果ゼロのはずです。**なお、**コラム34**に、新型インフルエンザウイルスが出現する機序を解説しておきます。

H5N1インフルエンザの悲劇を避けるために、わが国を含む世界各国で、新しい手法を駆使したワクチン開発も進められています。多くのものが臨床試験の段階ですが、予防効果が期待できそうな新型インフルエンザワクチンが次々と開発されつつあります。特に、予防効果を格段に上げる新しいアジュバント（40ページ参照）が開発されてきたことは朗報です。また、わが国では、インフルエンザワクチンは孵化鶏卵を使って製造していますが、培養細胞を使って増やす方法や、HA蛋白などを組み込んだバキュロウイルスを昆虫細胞に感染・増殖させる方法も開発されています。こうした手段を使うと、短時間のうちに大量のワクチン原料が得られるために、パンデミック時には有用なワクチン製造法になるのではないかと期待されます。新手法を駆使したH5N1ワクチンの中でも、欧米ですでに承認が取られたものもあり、H5N1インフルエンザが流行しそうな緊急事態が生ずれば、即座に使用されるでしょう。

ワクチンの予防効果を間接的に測定する方法には、いろいろなものがあります。また、ワクチンの種類によって、試験法や判定基準が異なります。その中でよく使われる方法の一つに、ワクチン接種によって、どれだけのヒトが特異抗体を持つようになったかを調べる方法があります。インフルエンザワクチンの場合は、ワクチン接種を受けた7割以上のヒトがインフルエンザウイルスに対する抗体を保有していれば、効果が期待できるとされています。新型高病原性H5N1インフルエンザのような恐ろしい病気では、ワクチン接種者にH5N1ウイルスを感染させて直接ワクチンの予防効果を調べるような人体実験はできません。ただし、動物実験を含むいろいろな実験から、ワクチン接種による抗体保有率の上昇と感染予防効果との間には、H5N1ワクチンの場合でも強い関連性があると考えられています。わが国で開発されたH5N1ワクチンは、ワクチン接種者の抗体保有率の上昇や、実験動物を使った感染予防実験などから、予防効果が期待できる成績が得られています。H5N1インフルエンザは恐ろしい病気ですが、むやみに恐れる必要はありません。若者の一部には、抗菌グッズの使用に期待を寄せる向きがありますが、健康な若者が抗菌グッズに、このような期待を寄せることは、全く有害無益です。

ヒト－ヒト感染を起こす H5N1 ウイルスは出現するだろうか？

『感染力が強い、ヒト－ヒト感染を起す H5N1 インフルエンザウイルスが出現し、人間社会で流行するようになるか否か、もし流行するとすれば、それは何時か、その場合の死亡数はどの程度になるか』について、ウイルス学の専門家は、いろいろなところで予測を聞かれています。

これら 3 つの質問のうちで第一の質問については、多くのウイルス学者たちの回答は一致しています。すなわち、「ヒト－ヒト感染を起す H5N1 ウイルスが出現し、人間社会で流行を起こすことは避けられない」というのが、多くのウイルス学者たちの見解ですし、日本のウイルス学を長く牽引してきた大谷 明（国立感染症研究所の前身である国立予防衛生研究所の所長）も、生前そのように明言していました。すでに東南アジアだけでなく、ヨーロッパやアフリカなどのトリの中に、ヒト－ヒト感染は起こさないものの、多種類の H5N1 ウイルスが定着し、制御がきかない状態に陥っています。インフルエンザウイルスは変異しやすいウイルスですから、いずれヒト－ヒト感染を起こすウイルスの出現は避けられないでしょう。

第二の質問、それが何時起きるかについては、専門家の意見は違っています。確実に言えることは、ヒト－ヒト感染を起す H5N1 ウイルスの出現が遅れれば遅れるほど、犠牲者の数は少なくなるということです。その間にワクチンの備蓄やウイルス感染防御対策も進むでしょう。これは第三の質問に対する回答にも関係しています。

1918 年のスペイン風邪の流行では、全世界で約 5,000 万人もの死者が出ました。H5N1 ウイルスは、スペイン風邪ウイルス以上に病原性が強そうですが、現在は当時とは比較にならぬほど医学が進歩しています。わが国に限って言えば､購入可能な食品も豊富になっており、国民全体の体力もついています。ワクチンも開発され、備蓄量も増加しています。ハード、ソフト両面での公衆衛生も、1918 年当時とは比べものにならぬほど発達・完備しています。確かに H5N1 は、すさまじいウイルスですが、極端に恐れることはないはずです。もちろん、

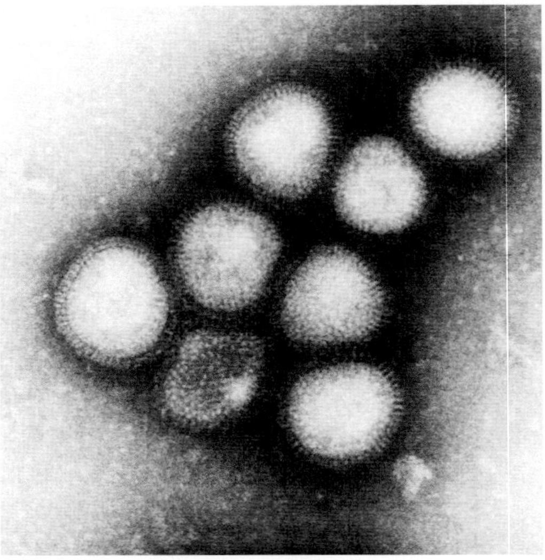

図 38　新型トリインフルエンザ（H7N9）の電子顕微鏡写真（国立感染症研究所提供）

これとは別に、政治や行政に当たる人たちは最悪の事態を予想し、十全の対策を立てねばならないことは言を待つまでもありません。

別の新型トリインフルエンザウイルスH7N9型が中国で発生、多数の犠牲者を出した

2013年3月末日、中国政府が新型トリインフルエンザ（H7N9型）患者の発生を報告して以来、2018年3月2日までに、中国で1,567人の患者と615人の死亡者が出ています。死亡率は約40%です。患者の大半は家禽との接触者です。患者のうちで、3例の輸入例（2例カナダ、1例マレーシア）を除くと、残りはすべて中国です。2018年の年末の時点で、H7N9インフルエンザ患者の発生にストップがかかっていません。患者の20%以上に肺炎などの急性呼吸器障がいが起こり、患者の年齢の中心は60歳台半ばで、死亡者も高齢者に多く出ています。

抗インフルエンザ薬のタミフルやリレンザが、H7N9インフルエンザに効果がありそうです。中国ではニワトリやアヒル、それに野生のハトからもH7N9ウイルスが検出されています。2012年まで、H7N9インフルエンザウイルス（**図38**）のヒトでの感染報告はありませんでした。ほとんどの専門家にとって、H7N9インフルエンザの大発生は予想されていなかったのです。利用できる予防ワクチンはありませんが、開発の努力はなされています。

困ったことには、今後も予想外の新型インフルエンザウイルスが人社会に侵入し、少なからぬ犠牲者が発生する可能性が高いでしょう。

第2章 トラベラーズワクチン（海外渡航時に使うワクチン）

1 トラベラーズワクチンと「輸入感染症」

さまざまなトラベラーズワクチン

わが国では制圧されていたり、まれにしか発生をみない感染症でも、広い世界では流行しているものがたくさんあります。マラリア、黄熱、狂犬病、A 型肝炎、ポリオ、コレラ、腸チフス、ワイル病、流行性髄膜炎などがそうしたものです。また、一部は先の章でも述べていますが、日本脳炎、B 型肝炎、C 型肝炎、E 型肝炎、麻しん、破傷風、ジフテリア、エイズなどは渡航地でも感染する恐れのある疾患です。こうした感染症が流行している発展途上国に渡航する場合、感染予防の注意が必要です。

短期間、都市部に滞在する旅行者はともかく、長期にわたって発展途上国に滞在する渡航者は、あらかじめ接種しておいた方がよいワクチンが少なくありません。**海外渡航時に使うワクチンをトラベラーズ（渡航者用）ワクチンといいます。**なお、入国の場合、ワクチン接種があらかじめ義務づけられているものには、流行国に入国する場合の黄熱ワクチン接種がよく知られています。流行性髄膜炎ワクチンの接種が要求されることもありますが、わが国でも増加している髄膜炎菌感染症のハイリスクを負った人たちにとっても、本ワクチンは大切なワクチンになっていますので、前章でも少し解説しています。

上記の感染症では、マラリア、エイズ、C 型肝炎、および E 型肝炎を除き、上記の疾病すべてに、予防ワクチンを接種することができます。なお、渡航先によって流行していたり、土着している感染症が異なるために、その地で推奨されているワクチンの種類が異なっていることは考慮すべきです。**表 13** に、厚労省検疫所が、地域別で推奨しているワクチンなどをまとめておきます。可能な限り、これらのワクチンは出国前に接種しておきますが、日本には未承認のワクチンもあるため、入手が難しいワクチンも少なくありません。こうしたケースではやむをえず、渡航先で速やかに接種する場合もあります。厚生労働省検疫所 http://www.forth.go.jp/、財団法人・母子衛生研究会 http://www.mcfh.net/、日本渡航医学会 http://www.jstah.umin.jp に海外渡航者のための感染症についての情報が満載されていますので、渡航される方は参照して下さい（199 ページも参照）。ここでは主要なトラベラーズワクチンを接種してくれる機関の地図や電話番号、および日本と海外の予防接種状況なども詳しく紹介されています。

増加する「輸入感染症」

わが国では延べ人数にすると、1 年間に約 1,700 万人ものの人が海外に渡航しており、その数は年ごとに増加しています。**表 13** で示されている感染症が数多く発生しているアジア、アフリカ、中南米などに渡航する人も増えており、それに比例するかのように渡航中に感染し、

表 13　海外渡航で検討する予防接種の目安（厚労省検疫所、2016 年 9 月のお知らせによる）

地域および滞在期間		黄熱	ポリオ	麻しんおよび風しん※1	日本脳炎	A 型肝炎	B 型肝炎	狂犬病	破傷風
東アジア	短期			◎		○			
	長期			◎	○	◎	○	○	◎
東南アジア	短期			◎		○			
	長期			◎	○	◎	○	○	◎
南アジア	短期			◎		○			
	長期		○	◎	○	◎	○	○	◎
中近東	短期			◎		○			
	長期		○	◎		◎	○	○	◎
太平洋地域	短期			◎		○			
	長期			◎		○	○	○	◎
オセアニア	短期			◎					
	長期			◎					◎
北アフリカ	短期			◎		○			
	長期		○	◎		◎	○	○	◎
中央アフリカ	短期	●		◎		○			
	長期	●	○	◎		◎	○	○	◎
南アフリカ	短期			◎		○			
	長期		○	◎		◎	○	○	◎
北・西ヨーロッパ	短期			◎					
	長期			◎				○※2	◎
東ヨーロッパ	短期			◎					
	長期		○	◎		○	○	○	◎
南ヨーロッパ	短期			◎					
	長期			◎		○	○	○	◎
ロシア	短期			◎					
	長期			◎		○	○	○	◎
北米	短期			◎					
	長期			◎				○	◎
中南米	短期	●		◎		○			
	長期	●		◎		◎	○	○	◎

●：黄熱に感染するリスクがある地域
◎：予防接種をおすすめしています。
○：局地的な発生があるなど、リスクがある場合に接種を検討してください。
※1：今までに 2 回接種の既往がない方、もしくは接種既往が不明の方に予防接種をおすすめしています。麻しんもしくは風しんの予防接種には、麻しん・風しん混合ワクチン（MR ワクチン）の使用が推奨されます。妊娠期間中は予防接種を受けられません。麻しん・風しんについての詳しい情報は厚生労働省からの情報もしくは WHO のホームページをご参照下さい。
※2：アイスランド、アイルランド、スウェーデン、ノルウェーと英国の一部は狂犬病清浄地域とされています。
【注意】 長期とは、およそ 1 ヵ月以上の滞在する場合です。冒険旅行は短期であっても長期に含めます。
なお、厚労省検疫所から出されている海外渡航者のための予防接種に関するお知らせが、2019 年 3 月に更新されています（https://www.forth.go.jp/useful/vaccination.html）。きわめて有益、かつ詳細な情報です。海外旅行を計画している方は必ず上記の情報を読まれることをおすすめします。

帰国後発症する「輸入感染症」が増えています。もっとも、好きで感染症を輸入しているわけではないから、「外来性感染症」という言葉を使うべきだと主張する人もいます。この本では一般に馴染みの深い「輸入感染症」の方を使っています。

先の章でも述べましたが、A 型肝炎や B 型肝炎の「輸入例」は増加傾向にあります。特にオーストラリア抗原（105 ページ参照）の発見と、その診断応用によって、輸血後肝炎が激減したこともあり、B型肝炎は今や性感染症の様相を呈しています。日本を含むアジア諸国の歓楽街で、不特定多数の男性を相手にする女性キャリアー（ここでは肝炎の症状を示していないが、B型肝炎ウイルスに感染している女性）から、饗宴の後の「おみやげ」として謹呈され発症するケースが増えています。

輸入感染症が減らない別の理由としては、ツアーなどを組む旅行社の多くが、渡航先で流行もしくは土着している感染症に対する注意を、渡航者に正確に伝えないこともあります。旅行社によっては感染症に関する知識を持っている人が少ないうえに、知識を持っていても渡航者に伝えないこともあります。なぜなら、正確な情報を伝えると感染症を恐れて、渡航を中止する人も出るからです。こうなると、旅行社はお金を稼げなくなってしまいます。ここでも人間社会における経済優先の原則が生きています。「この世は第一義的に経済の原則で動いている」ことは、いつの時代でも、どこの世界でも、真実のようです。

先進国に渡航する場合は、特に相手国（集団）に感染症を輸出して迷惑をかけないようにするという配慮も必要です。17ページにも書いたように、日本で定期接種に指定されていないワクチンが、アメリカなどでは定期接種に指定されていることもあります。わが国で承認されていないために、日本国内で入手が困難なワクチンもあります。後者のケースでは、複数のトラベラーズワクチンが該当します。欧米の学校では、定められている予防接種を受けない学生には入学させないこともあります。

この章では、主として発展途上国に渡航するときに使われるワクチン、すなわち黄熱、狂犬病、流行性髄膜炎、コレラ、腸チフスの各ワクチンについて解説します。また、現在は製造が中止されていますが、わが国で開発・使用されてきたワイル病秋やみ混合ワクチンについても、発展途上国に滞在する人が多くなっている現状を鑑み、ここで紹介します。これらのワクチン接種にかかる費用などは、接種を受ける者が原則として負担します。なお、A型肝炎、B型肝炎、破傷風、ポリオ、麻しん、ジフテリアなどのワクチンについては、これまでの章で紹介していますので、そちらを参照して下さい。

2 ■ 1回の接種で終生免疫が得られる黄熱ワクチン

黄熱の流行地に渡航する場合は、イエローカードが必要とされる

黄熱は蚊が媒介する有名なウイルス性出血熱で、野口英世が犠牲になった、いわくつきの感染症です。有効な抗ウイルス薬がないために、致死率20%という恐ろしい病気です。世界中で一年間に20万人前後の患者と数万人の死亡者が出ていると推測されています。公的に発表されている患者数や死亡数は、とんでもない過小計測数で、実態を全く反映していないとされています。

幸い、ロックフェラー研究所で野口英世の後輩だったタイラーによって、良い黄熱病の生ワクチンが開発されています。1937年に、彼や同僚たちが患者由来の黄熱ウイルスを100回以上も植え継ぎ、得た弱毒ウイルス株がワクチンの本体です。17Dというのがワクチン株の名前です（**コラム35**；10ページも参照）。以下でも述べますが、本ワクチンは効力の点で、素晴らしいワクチンです。

世界中で発症する黄熱患者のうち9割がアフリカで発生していますが、南米や中米の一部でも患者が出ています（**図39-1、39-2**）。黄熱は、国際検疫対象疾患になっており、流行地

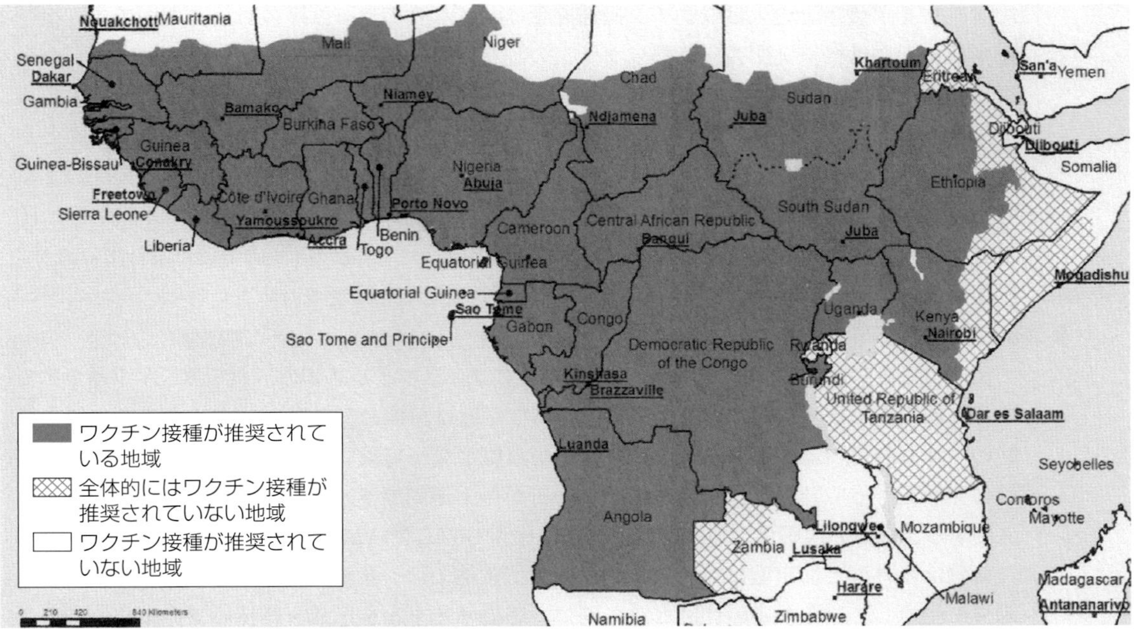

図 39-1　黄熱ワクチンの接種が推奨されている地域
アフリカ（2015 年 WHO）厚労省 FORTH（検疫所）提供のものを一部書きかえて掲載。

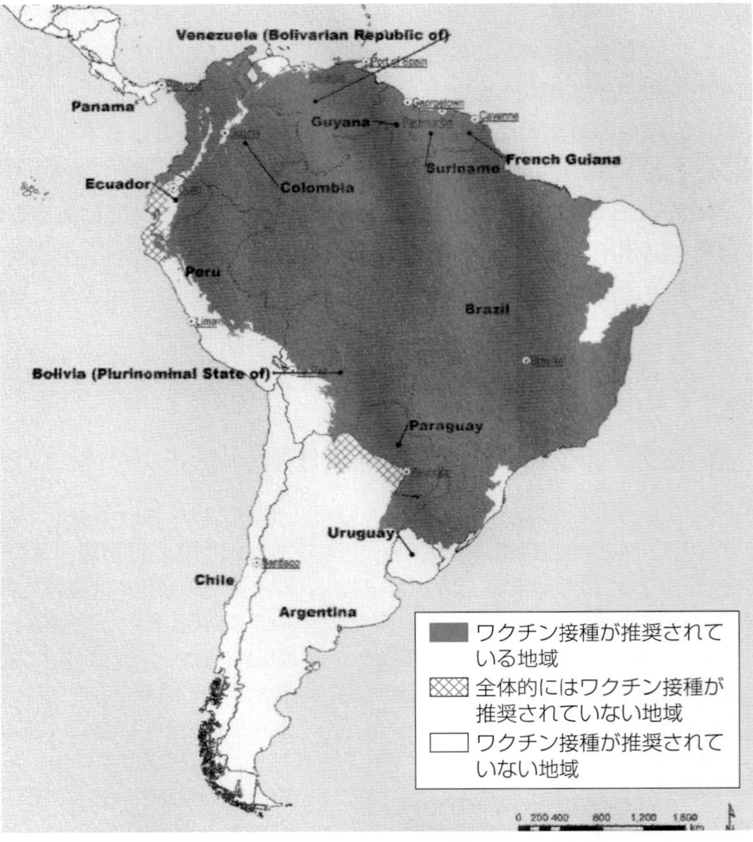

図 39-2　黄熱ワクチンの接種が推奨されている地域
アメリカ（2018 年 WHO）厚労省 FORTH（検疫所）提供のものを一部書きかえて掲載。

に渡航する1歳以上の人はワクチン接種を受けねばなりません。接種回数は1回です。接種を受けた人には接種証明書（黄熱ワクチンの証明書は「イエローカード」といいます）が発行され、カードは、以前は接種後10日から10年間有効とされていました。しかし、大規模な調査研究などから、黄熱ワクチンの予防効果は少なくとも20～35年程度持続することが報告されています。こうしたこともあり、2016年7月に、イエローカードの有効期間の上限を撤廃することが世界保健総会で決定されました。すなわち、接種後の有効期間は接種後10日から終生とされています。一度、ワクチンを打てば、その後の接種は不要になっています。ワクチンの接種は指定されている検疫所などで受けることができます。

森林型黄熱と都市型黄熱

黄熱ウイルスは、日本脳炎ウイルスと同じく、フラビウイルス属の一員でRNAウイルスです。名前の由来から想像できるように、有名な症状は黄疸と発熱です。ウイルスの主要な標的の一つが肝臓になっており、その障がいが黄疸となって現れます。出血性ウイルスで、突然の発熱を伴って発症します。潜伏期は3日から1週間です。わが国には存在しないウイルスですが、地球の温暖化現象が進むと将来は侵入してこないとは限りません。

黄熱は森林型と都市型に分かれます。森林型黄熱では、黄熱ウイルスはアフリカや南米の森林に生息しているサルの仲間と蚊の間で、感染サイクルを形成・維持しています。このサイクルの中にヒトが立ち入ると、蚊に刺されて発症します。黄熱の流行国の森林などを旅する人には、黄熱ワクチンの接種は欠かせません。一方、都市型黄熱では、患者の血を吸った蚊が別のヒトを刺すことを繰り返すことで流行を引き起こします。都市にはサルはほとんど生息していませんので、この感染サイクルに入ることはまずはないでしょう。黄熱を仲介する森林型の蚊と都市型の蚊では、種類が異なるそうです。

現在は殺虫剤の使用により、都市型の黄熱は激減しています（ただし、殺虫剤耐性の蚊も出ているようです）。黄熱の流行国でも、都市に生活する限り黄熱のリスクは低くなっています。**コラム35**にあるように、**17Dは評判の高いワクチンではあるものの、高齢者にはまれに重篤な副作用が出ることがあります。**入国にイエローカードが義務づけられていない国ならば、過去に黄熱の発生例があっても、都市部に生活するかぎり、高齢者は黄熱ワクチンの

Column 35

黄熱ワクチン17Dの深刻な副作用

黄熱ワクチン17Dは、効果のうえからも、安全性の点でも極めて優れた「理想のワクチン」と言われてきました。17Dの開発者・タイラーは、この業績でノーベル医学賞を受賞しています。17Dワクチンが開発されたおかげで、何億もの人が黄熱の危機から救われてきたのですから彼の受賞は当然でしょう。

ただし、残念なことに17Dの使用量が増えるとともに、副作用が問題になってきました。すなわち20万人から40万人に1人の割合で、17Dウイルスが内臓で増殖してしまい、重度の機能障害を起こすことが報告されています。こうしたケースでの致死率は極めて高く、60%と言われています。60歳以上に限ると、この深刻な副作用の出現率が5万人に1人の割合に急上昇します。また、同じ頻度で、ウイルスの脳への侵入により脳炎患者も出ています。この場合の致死率は約6%です。「理想のワクチン」といえども、副作用が避けられないのはワクチン、特に生ワクチンの宿命です。

接種を見合わせた方が無難かも知れません。より副作用の弱い黄熱ワクチンの開発研究がいろいろなところで行われていますが､一般に使用されるまでには時間がかかりそうです。なお、黄熱には、対症療法以外に良い治療法はありません。

3 ■ 致死率 100％の狂犬病と狂犬病ワクチン

▌死に至る病・狂犬病

狂犬病は一度、症状が出てしまうと助からないといわれる恐怖の感染症です。この病気はわが国では 1957 年以降、約 50 年にわたって発生の報告はありませんでした。しかし、2006 年に男性がフィリピン滞在中に狂犬に咬まれて、帰国後に病状が悪化した例が２件発生しました。国内での必死の治療にもかかわらず、２人とも助かりませんでした。これらの患者も、致死率 100％といわれる「狂犬病イコール死」の法則の例外ではなかったのです。絶望が精神の「死に至る病」なら、狂犬病は確実に肉体の「死に至る病」なのです（実は近年のデータからは、発症して生還できた患者が８人いるという報告もあります。狂犬病の死亡数は何百万というオーダーですから、これらの生還者は極めてまれな例外で、狂犬病の死亡率は 100％としても、差し支えないでしょう)。

日本国内での狂犬病ウイルスが、完全に撲滅されているとは言えませんが、長年にわたって国内で、狂犬病ウイルスを持っている動物が見つかっていないことは好ましい事態です。しかし、広範な調査を行えば、日本のどこかで狂犬病ウイルスを保持している動物が潜んでいると考えるウイルス学者は少なくありません。国内で野良犬に咬まれたときなどでも、それなりの対処をすべきです。わが国の現状はさておくとして、2006 年の死亡例でも明らかなように、海外ではいまだに狂犬病が発生している国が多いのです。

狂犬病は、咬まれて感染し発症するまでの時間、すなわち潜伏期が長い病気です。潜伏期は１ヵ月から３ヵ月に及ぶものが多く、１年以上に及ぶケースも数％はあるようです。狂犬病に罹っている動物（イヌに限らず、オオカミ、キツネ、アライグマ、スカンク、ネコなどがウイルスをもっていることもあります）に咬まれた場合、ワクチンとヒト狂犬病免疫グロブリン接種しか予防法はありません。なお、コウモリも狂犬病ウイルスを持っていることがあり、コウモリが生息している洞窟などに入り、彼らが放出するウイルスを含むエアロゾルを吸い込み、気道経由で感染・発症した例もあります。

ほかの多くの感染症では、感染した後にあわててワクチンを注射しても発症を食い止められません。しかし、狂犬病の場合は潜伏期が長いので例外的に事後ワクチン接種で予防が可能なのです。ただし、潜伏期が長いからといってグズグズするのは危険です。病気を発症してからでは、ワクチン注射をしても完全に手遅れで、死を待つほかはありません。

▌狂犬病の別名、恐水病

狂犬病ウイルスは RNA ウイルスで、弾丸のような構造をしていることで有名です（**図 40**)。恐ろしいウイルスですが、どちらかと言えば不安定なウイルスで、石鹸水などで部分的ながら不活化されます。狂犬に咬まれたときに、傷口を丁寧に水と石鹸で洗浄することが勧められているのは、こうした理由もあります。

狂犬病は、以前は日本でも多発しており､「恐水病」とも呼ばれていました。江戸時代の文学作品の中にも「恐水病」の名前が時々出てくるようです。患者は咽頭などの筋肉が痙攣し、

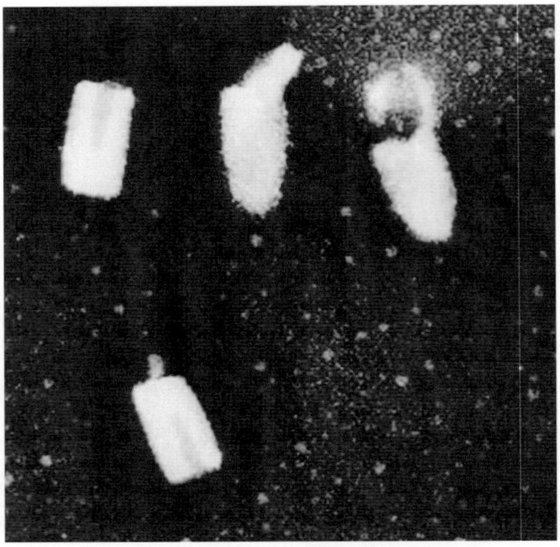

図 40　狂犬病ウイルスの電子顕微鏡写真
（国立感染症研究所提供）

強い痛みを発するため、水が飲み込めなくなります。当然、吸水を避けるようになり、ひどい場合は水を見ただけでも痛みを発します。こうしたところから恐水病の名前が由来しています。

世界中で狂犬病の患者数は、１年間に４万人前後と推定されています。狂犬病に関しては患者数イコール死亡数になりますから、同じ数が死亡していることになります。先にも述べたように、狂犬病を発症したにもかかわらず、死を免れた患者がいます。しかし、これまで数え切れないほど多くのヒトが狂犬病を発病し、死亡していることを思えば、こうした生還者は全く幸運な例外と見なすべきでしょう。

狂犬病の９割は、アジア地域で発生しています。次いでアフリカや中南米が多いという統計が出ています。とりわけ、インドが多発地帯です（**図 41**）。アジアの患者のほとんどが、都市部の野良犬に咬まれて発症するケースです。犠牲者には子どもが多いのも特徴の一つです。子どもは動物に強い興味を持ち、近づいて噛まれるという例が多々あります。

わが国の狂犬病は、イヌへの大々的なワクチン接種によって流行を抑えきりましたが（第７章の 195 ページ）、イヌへのワクチン接種が進んでいない国がたくさんあります。アジアの狂犬病多発地帯に長期滞在する場合は、野良犬に近づかないなどの配慮とともに、狂犬病ワクチンをあらかじめ接種しておいた方が安全でしょう。

わが国でも、検疫所などで、組織培養細胞を使って製造した不活化ワクチンの接種が可能です。ワクチンは３回接種で、最初の接種後の１ヵ月後と、さらにその 6～12 ヵ月後に、それぞれ２回目と３回目の接種をします。渡航する 2～3 ヵ月前に急に渡航が決まるケースも少なくありません。こうした場合は２回の接種を国内で済ませておき、渡航先で咬まれたときに直ちに狂犬病ワクチンを受けるという選択肢もあります。日本では、咬まれたときに６回のワクチン接種が行われます。WHO の推奨では、前もってワクチン接種を受けていない人は、咬まれた直後に直ちに創部の洗浄を行い、複数回のワクチン接種を行うとともに、必要に応じてヒト狂犬病免疫グロブリン（外国製品が開発されている）の接種が行われます。

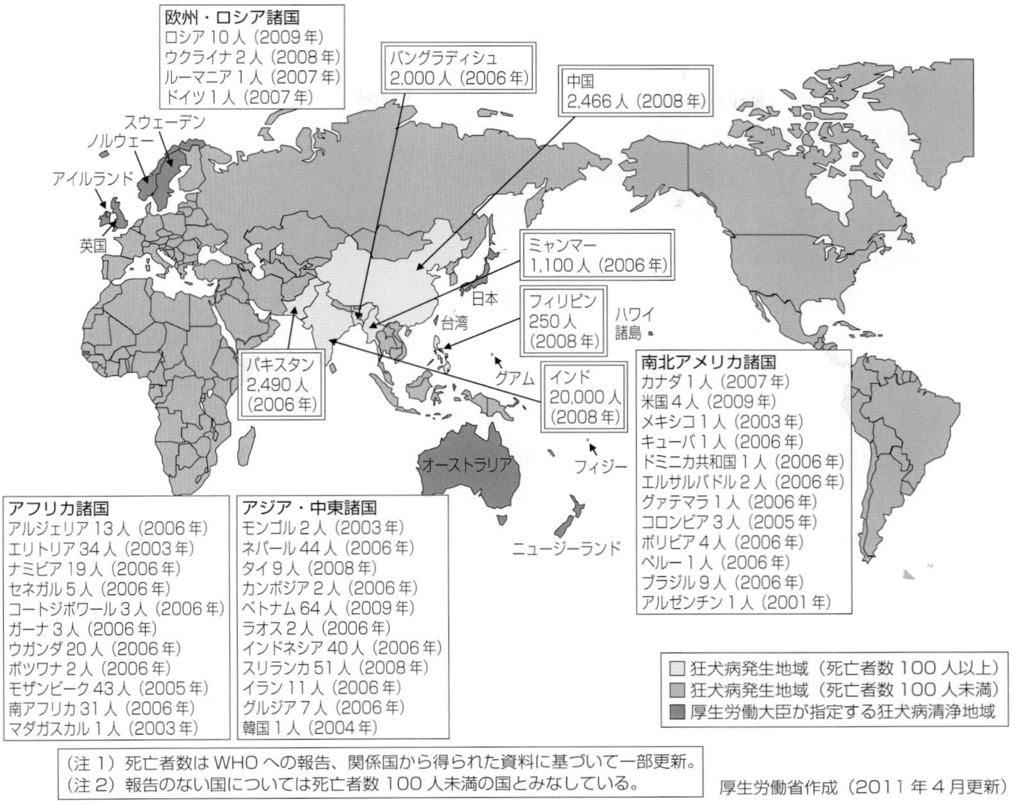
欧州・ロシア諸国
ロシア 10 人（2009 年）
ウクライナ 2 人（2008 年）
ルーマニア 1 人（2007 年）
ドイツ 1 人（2007 年）
バングラディシュ
2,000 人（2006 年）
中国
2,466 人（2008 年）
スウェーデン
ノルウェー
アイルランド
英国
ミャンマー
1,100 人（2006 年）
日本
フィリピン
250 人
（2008 年）
ハワイ
諸島
台湾
パキスタン
2,490 人
（2006 年）
グアム
インド
20,000 人
（2008 年）
南北アメリカ諸国
カナダ 1 人（2007 年）
米国 4 人（2009 年）
メキシコ 1 人（2003 年）
キューバ 1 人（2006 年）
ドミニカ共和国 1 人（2006 年）
エルサルバドル 2 人（2006 年）
グァテマラ 1 人（2006 年）
コロンビア 3 人（2005 年）
ボリビア 4 人（2006 年）
ペルー 1 人（2006 年）
ブラジル 9 人（2006 年）
アルゼンチン 1 人（2001 年）
オーストラリア
フィジー
ニュージーランド
アフリカ諸国
アルジェリア 13 人（2006 年）
エリトリア 34 人（2003 年）
ナミビア 19 人（2006 年）
セネガル 5 人（2006 年）
コートジボワール 3 人（2006 年）
ガーナ 3 人（2006 年）
ウガンダ 20 人（2006 年）
ボツワナ 2 人（2006 年）
モザンビーク 43 人（2005 年）
南アフリカ 31 人（2006 年）
マダガスカル 1 人（2003 年）
アジア・中東諸国
モンゴル 2 人（2003 年）
ネパール 44 人（2006 年）
タイ 9 人（2008 年）
カンボジア 2 人（2006 年）
ベトナム 64 人（2009 年）
ラオス 2 人（2006 年）
インドネシア 40 人（2006 年）
スリランカ 51 人（2008 年）
イラン 11 人（2006 年）
グルジア 7 人（2006 年）
韓国 1 人（2004 年）
狂犬病発生地域（死亡者数 100 人以上）
狂犬病発生地域（死亡者数 100 人未満）
厚生労働大臣が指定する狂犬病清浄地域
（注 1）死亡者数は WHO への報告、関係国から得られた資料に基づいて一部更新。
（注 2）報告のない国については死亡者数 100 人未満の国とみなしている。
厚生労働省作成（2011 年 4 月更新）

図 41　世界における狂犬病の発生状況
（厚生労働省作成資料による）

詳しくは国立感染症研究所より発行されている WHO ポジションペーパーの翻訳を参照ください（狂犬病ワクチン：WHO ポジションペーパーの更新. IASR, 2018；39：106.）。日本では、狂犬病免疫グロブリン製剤は製造されていません。また、認可されたものもありません。

狂犬病ワクチンには、発赤以外に目立った副作用はみられないようです。国内で承認・製造されている狂犬病ワクチンは、旧・化学及び血清療法研究所（化血研）が製造・販売していたワクチンだけでしたが、今後は外国企業が製造した不活化ワクチンが使われることになると思われます。イヌ用のワクチンをヒトに使うことはできません。転用は許されません。

4 ■ 国内でも流行が懸念される流行性髄膜炎と髄膜炎菌ワクチン

これまでわが国で未承認であった髄膜炎菌ワクチン（メナクトラ、サノフィ・パスツール社）が、2014 年 7 月に承認されました。海外渡航者用ワクチンとして重要ですが、侵襲性髄膜炎菌感染症のハイリスク者にとっても、本ワクチンは重要です。日本渡航医学会・海外渡航者のためのワクチンガイドラインによると、髄膜炎菌ワクチンの接種を推奨する者は以下の通りです。

1. 海外渡航者

アフリカの髄膜炎ベルト地帯を含めた流行地に渡航する者

メッカの巡礼に際してサウジアラビアに渡航する者
アメリカなどへの留学者で寮生活に入る者など

2. 侵襲性髄膜炎菌感染症のハイリスク者
無脾症、脾臓摘出者
補体欠損症（特に C3、C5-9 欠損の患者）
抗補体（C5）モノクローナル抗体製剤エクリズマブを使用する者
免疫抑制患者や HIV 感染者など

現在は日本では少なくなっている髄膜炎菌感染症

髄膜炎を起す微生物が多種類存在することは、**コラム 24** で触れている通りです。髄膜炎のうちでも、細菌が起す化膿性髄膜炎は予後が良くありません。こうした細菌の中にあって、「髄膜炎」の名前がついた細菌がいます。それがこの項で扱う「髄膜炎菌」です。

髄膜炎菌は感染力が強いうえに、致死率も高い髄膜炎を起こします。髄膜炎菌が起こす髄膜炎には「流行性髄膜炎」とか、「侵襲性髄膜炎菌感染症」という名が付けられています。他の髄膜炎を起こす細菌とは対照的に、髄膜炎菌は大流行を起こす能力が高いので、流行性髄膜炎といえば髄膜炎菌が起こす髄膜炎を指すことになっています。感染症法では5類感染症（全数把握）に指定されています。

性器に淋病を起こす淋菌と並んで、髄膜炎菌はナイセリア属に含まれるグラム陰性球菌です。ナイセリア属菌のように、球菌でグラム陰性を示す病原菌は珍しいのです。高温や乾燥に弱い細菌で、双球菌の形態を取ることの多い細菌です。迅速診断用のキットも開発されています。髄膜炎を起こす細菌の家元のような名前がついていますが、わが国では1年間の患者数は少なく、10～20 人といったところです。医療レベルが高いこともあり、死亡数はゼロの年が大半です。ワクチン接種がいきわたるまでは、1年間に約 700 人もの小児の髄膜炎患者を出していたヒブ菌（インフルエンザ b 型菌）などには及びもつきませんでした。ただし、太平洋戦争終結直後には、1年間に数千人もの流行性髄膜炎患者が発生し、栄養条件の悪さも手伝って多数の乳幼児が死亡しました。悲しむべき歴史を背負っています。

髄膜炎菌は飛沫感染によって、ヒトからヒトに感染します。潜伏期は 2～5 日といわれ、最初は上気道に炎症が出ます。症状が進むと菌血症から髄膜炎に進行します。重症例も多く、髄膜炎に至ると治療を施しても数%が死亡します。難聴や神経系が侵される後遺症が出ることもあり、予後は一般に良くありません。患者は5歳未満の小児に多く出ますが、年長者や成人にも患者が出ます。特に成人の場合は、重症化すると死亡するリスクが高くなります。化学療法はペニシリンが中心になりますが、欧米ではセフェム系抗菌薬やクロラムフェニコールも用いられているようです。

髄膜炎菌ワクチンは渡航者用ワクチンとして重要である

わが国では流行性髄膜炎の発生はまれですが、世界各地で散発的に流行を繰り返しています。WHO では年間 120 万人の流行性髄膜炎の患者が発生し、13 万人以上が死亡していると推定しています。交通機関の大発達により世界が急速に狭くなっている状況を見ると、過去数十年にわたって大規模な流行性髄膜炎の流行が起こっていない日本も安泰ではありません。

現在は常時、流行性髄膜炎が多発している地帯に、サハラ砂漠以南の中央アフリカが挙げられます。「アフリカの流行性髄膜炎多発ベルト」と呼ばれている地帯で、ブルキナファソ、スー

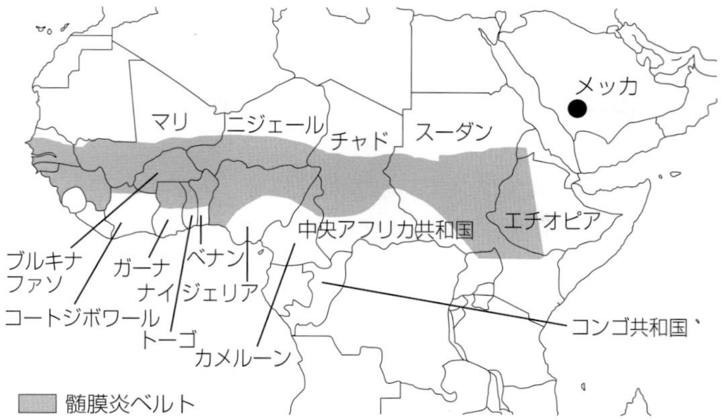

図 42　アフリカにおける流行性髄膜炎多発ベルトとメッカ
（関西空港検疫所・海外感染症情報 No.25 を元に本図を作成した。）

ダン、ウガンダ、ニジェール、マリ、コートジボワール、ナイジェリアなどの国々が含まれます（**図 42**）。また、メッカの巡礼で賑わうサウジアラビアでも、多数の患者を出したことがあります。こうした国に滞在する場合（特にサハラ以南のアフリカに 12 月から 5~6 月にかけての乾期に滞在する場合）は、予防接種を受けておいた方が良いでしょう。髄膜炎菌は莢膜型の違いによって 13 の血清型に分けられていますが、ヒトに髄膜炎を起こすことの多い血清型は A、B、C、X、Y および W135 の 6 型です。アフリカの多発ベルト地帯で流行しているのは A 型と W135 型です。とりわけ 2009 年には、A 型による大流行が起こり、ナイジェリアだけで 5 万人を超す患者が出ました。

わが国では 2019 年 4 月現在、髄膜炎菌に対するワクチンは開発・製造されていませんが、外国では莢膜から精製した多糖類を抗原にした複数の不活化ワクチンが開発されています。A 型などの単味ワクチンの他に、発症頻度の高い複数の血清型を混合したワクチンも製造されています。代表的なものが、A、C、Y、および W135 型に有効な 4 種混合ワクチンで、メナクトラ（サノフィ）、メンベオ（ノバルティス）、メンセバックス（GSK）などがあります。これらのワクチンは効果も高く、副作用の弱いワクチンとして定評があり、特にメナクトラは年商 10 億ドルに近い売り上げを誇っています。ただし、残念なことに、上記三種のワクチンには、わが国などの開発国に多い B 型抗原を含んでおらず、B 型には予防効果がありません。

なお、先にも述べましたが、メナクトラは 2014 年にわが国でも承認されています。アメリカなどの開発諸国では、髄膜炎菌ワクチンは定期接種ワクチンになっていますが、わが国では任意接種ワクチンです。

わが国では、現在のところは発症者数も少ないので、髄膜炎菌感染症に対する予防接種は必要ないかも知れません。しかし、中国などの近隣諸国で間欠的に流行が報ぜられているところから、それなりの対策を講じておくべきでしょう。永武 毅は、日本で流行性髄膜炎の発症例が少ないのは、日本では風邪症候群に対しても高い割合で抗菌薬を投与するため、髄膜炎菌が抑えられ、流行が起こらなかったのではないかと推論しています。こうした抗菌薬の頻繁な投与が耐性菌の増加をもたらしているのは周知の事実です。現在のところは髄膜炎菌に限っては、耐性菌の出現は顕著ではありません。しかし、みさかいのない抗菌薬の投与が続けば、髄膜炎菌の耐性度を強め、結果として抗菌薬の効かない髄膜炎菌による流行性髄膜炎の多発を誘発するのではないかと憂慮されます。肺炎球菌は長くペニシリンが有効でしたが、二十世紀の終わりごろからペニシリン耐性肺炎球菌（PRSP）が増え始め、今や肺炎球菌の多くには、ペニシリンの効きが悪くなっています（87 ページ）。これと同じ事態が髄膜炎菌でも起こりそうです。

欧米の大学では、髄膜炎菌ワクチンの予防接種を、入学の条件として義務付けているところもあります。対象者は留意しておく必要があります。

5 ■ わが国でも将来、土着が憂慮されているコレラとコレラワクチン

コレラの特徴は大量の下痢

コレラは経口感染､特に飲料水を介して爆発的に流行が起こる感染症の代表です。コレラは、「白痢」とも呼ばれています。名前の由来は、重症患者は米のとぎ汁のような白い便を出すところによります。腸の表面を構成している細胞の繊毛がはげ落ちたものが、白色の正体です。ヒトの腸表面には微小な凹凸を形成する繊毛があり、それが腸の表面積を大きく拡げています。一人の腸の表面積は、テニスコート１面半の広さに及ぶと言われています。コレラ毒素などの作用で、この繊毛が脱落するのです。コレラの潜伏期は１日から５日です。感染症法では３類に指定されています。グラム陰性菌で、コンマ（,）状をしています。

コレラ菌は、生物学的性状の違いから病原性の強い「アジア型」と、それよりは弱い「エルトール型」に分かれています。上記の型は生物型と呼ばれています。十九世紀から二十世紀のはじめにかけて、六度にわたる世界を巻き込んだコレラの大流行を起こしたのはアジア型ですが、現在流行しているのはエルトール型です。コレラ菌が属する *Vibrio cholerae* と命名されている水生細菌は、菌体抗原（O 抗原と言います）の違いで 200 以上の血清型群に分かれています。このうち、*Vibrio cholerae* O1 と O139 の２型のみがコレラ菌とされています。両者のうちでは圧倒的に O1 が重要です。*Vibrio cholerae* という立派な名前を持っているものの、他の血清型（O2 型など）は、厳しい食中毒症状を起こすものもいますが、コレラ菌とはされていません。

コレラには不顕性感染（**コラム 21**；61 ページ参照）が多く、アジア型でも感染者中４人に１人が、エルトール型に至っては感染者 30 人に１人が発症するに過ぎません。主な症状は下痢で、嘔吐もありますが、発熱や腹痛は少ないようです。患者によっては１日のうちに 10 リットル以上もの水様便を出すために、的確な処置を施さなければ、水と電解質の喪失により死亡します。早いケースでは、発症６時間後に死亡した患者もいます。このため、コレラの治療は失われる水と電解質を輸液によって補うことが第一になります。電解質を含まない真水だけを与えるのは、かえって良くありません。患者に体力があれば経口で、そうでなければ点滴で補います。今日では、コレラ患者用に良い輸液が開発されています。

また、治癒を早め、感染の拡大を抑えるためには、抗菌薬の投与が有効です。耐性菌でなければ、テトラサイクリンやアジスロマイシンが使われています（時々、テトラサイクリン耐性のコレラ菌も見つかっていますので、要注意です）。**コレラ菌は特段、強毒の神経毒素などは作りませんので、早期にコレラの診断がなされ、輸液などの処置が適切にとられれば、名前ほど恐ろしい病気ではなくなっています。**ただし、胃を摘出した人や制酸剤を飲んでいる人は、胃酸でコレラ菌を殺菌できないために発症しやすく重症化しがちです。こうした人に、

近年、コレラ菌感染によって、死亡者も出ています。また、十分な医療を受けることができない発展途上国では、コレラは依然として恐怖の疾患であることに変わりありません。

わが国に食料を輸出してくれる発展途上国の衛生状態の改善にも協力を！

わが国では十九世紀の半ば以降、間欠的にコレラの流行があり、明治年間には 40 万人もの人がコレラで死亡しました。この数は日清・日露戦争など、頻繁に戦争をしていた明治年間の戦死者総数の 2 倍以上という数になっています。**強毒感染症の流行は戦争よりも恐ろしいところがあります。**当時のコレラ患者の大部分は、アジア型コレラ菌の感染で死亡していました。

その後、コレラの流行は徐々に収まり、1940 年代の後半から 1970 年代のはじめ頃まではわが国ではほとんどコレラ患者は発生しませんでした。しかし、1970 年代の半ば以降、コレラ患者が間欠的に国内で発生し、多い年で 100 人近くの患者が出ていました。関係者の努力で、近年は 10 人以下の患者数の年が多くなっています。幸い、わが国の医療レベルが高いこともあって、死亡者はほとんど出ていません。今ではコレラ患者が出ても、数が多くなければニュースにもなりません。患者の多くは海外のコレラ常在国で感染し、帰国後に発症する輸入感染例ですが、渡航歴のない人にもときおりコレラ患者が出ています（**図 43**）。こうした患者はすべてではないにしても、多くは外国から輸入した食品にコレラ菌が混入しており、それを食べて発症しています。わが国では、食品の約 6 割を外国からの輸入に依存しており、海産魚介類も、コレラ菌が常在している発展途上国から大量に輸入しています。コレラ菌は、水性細菌で、そうした魚介類が汚染されている可能性もあります。海空港にある検疫所では日夜、輸入食品の検査をしていますが、われわれの口に入る食品そのものの安全性は、検査では完全には保証できません。当たり前のことですが。

食品を輸出してくれる発展途上国の衛生環境の改善に努めることは、わが国におけるコレラなどの感染症の侵入防止にも役立つがゆえに、結局のところはわれわれの利益にもなるはずです。もちろん相手の国々にも感謝されますし、そうした努力が必要です。なお、コレラ菌は、そのイメージとは逆に極めてヤワな細菌で、十分に熱を加えてやれば簡単に殺菌でき

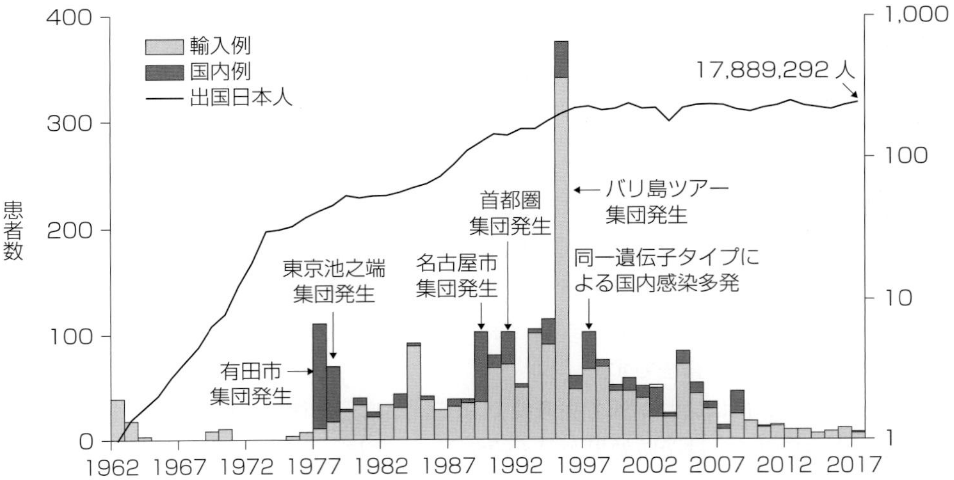

図 43　わが国におけるコレラの年次別発生推移（1962～2017）
厚労省資料を基に作成。（工藤泰雄提供）

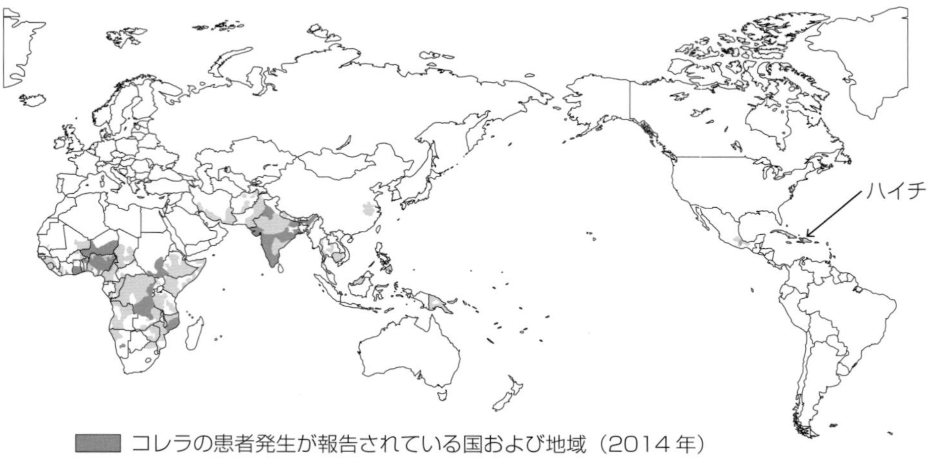

図44 コレラの感染リスクのある国（2010〜2014年）
〔厚労省FORTH（検疫所）提供〕

ます。また。酸性条件に置かれると急速に死滅します。かつては梅干しが、コレラに予防効果があると言われていましたが、全く根拠がないことではありません。周知のとおり、梅干しは酸性の強い食べ物ですから。もっとも、過大な期待は禁物です。

わが国もコレラ経口ワクチンの承認を検討すべき時期に入っている

現在、世界の50ヵ国以上で、年間数百万人ものコレラ患者が出ています。特に患者が多いのが、サハラ砂漠以南のアフリカと、インドならびにその近隣諸国で、かつては患者の大半を占めていました。ところが長年にわたってコレラは発生していなかったカリブ海のハイチでも、2010年にコレラが大発生し、定着してしまったようです（**図44**）。ハイチのコレラ菌は、遺伝子検査などから南アジアに多くみられる株で、人の活動によってハイチに持ち込まれたようです。困った問題なのですが、ハイチのコレラ菌は多くの抗菌薬に耐性を示す菌で、おまけにエルトール型のコレラ菌の中では、病原性が強いという性質を持っているようです。

WHOの公式統計では、世界のコレラの年間死亡数は4〜6千人というところで、死亡率は2〜3%と計算されていました。しかし、狂犬病などの患者数や死亡数と同様に、大変な過小評価で、世界の実際の年間のコレラ死亡数は10万人を超えており、しかもその数は年ごとに増えていると推測されています。コレラが土着しているインドなどでは、急性下痢症、もしくは胃腸炎で一括され、死亡統計の中にコレラは含まれていません。多くの発展途上国では、細菌学的な検査はされないために、当然のことながら統計には計上されていません。

コレラの診断は、コレラ症状を引き起こす主役であるコレラ毒素を検出する免疫化学的方法（RPLA法）と、毒素遺伝子を検出する方法（PCR法やLAMP法など）があり、両者ともに簡易診断法として使われています。特にLAMP法は日本で納富継宣らが開発した感度と特異性の高い優れた検査法です。

コレラワクチンには、わが国で従来使われていた皮下接種用全菌体不活化ワクチンがありました。このワクチンは予防効果が長く続かないうえに、副作用も強いという悪評判があり、2009年以降、製造中止になっています。一方、WHOも、皮下接種用不活化ワクチンではなく、下記の2種類の経口コレラワクチンを、コレラの予防のために推奨しています。

WHO が推奨しているワクチンの一つは 1970 年代に開発されたデュコラル（販売元、サノフィ・パスツール社）で、コレラ死菌とコレラ毒素を構成する B サブユニットを含むワクチンです。2 回接種の経口ワクチンです。約 85％の予防効果があるとされていますが、後で述べるワクチンと同様、効果は長く続かず、2 年ごとの追加接種が必要です。このワクチンは接種に要する費用が高い（40＄以上）こともあって、コレラが常在している発展途上国用のワクチンとは言えないでしょう。開発国向けのトラベラーズワクチンに留まっています。

一方、ベトナムで開発され、ソウルにある国際機関・IVI（国際ワクチン研究所）で改良された経口不活化ワクチン・シャンコールは、インドのコルカタで行われた第 3 相治験で約 66％の予防効果を示しています。デュコラルに比べて効果は明らかに劣りますが、デュコラルとは違って、O1 コレラだけでなく O139 コレラにも有効です（**コラム 36**）。シャンコールは、コレラ毒素の B サブユニットを含まないこともあって安価で、発展途上国のコレラ予防ワクチンとして期待されています。両ワクチンともに、残念ながら 2019 年 4 月現在、日本では承認されていません。一刻も早く、承認を検討してほしいと考えます。コレラ常在国に旅行する人たちは、ワクチンを常備している検疫所などでワクチン接種を受けることが可能です。

なお、コレラ常在地域に長期滞在したり、旅行する場合は、ワクチンに頼り切ってしまうのではなく、生水や生ものなどを取らないなどの注意とともに、手洗いやうがいの励行といった公衆衛生の原則を守ることが何よりも重要です。

コレラ菌は日本に定着するだろうか？

コレラが日本で流行するかどうかは、細菌学者の間でも時々話題になります。過去のコレ

Column 36

コレラの分類

コレラや下痢症を主徴とする食中毒を起こす細菌 *Vibrio cholerae* は、菌体抗原の違いから、200 種類以上のものが知られています。このうち、コレラ菌は血清型 O1 型と O139 型を持ったものです。*Vibrio cholerae* という立派な学名を持っていても、O1 と O139 以外の血清型（たとえば O2 型）に属するものはコレラ菌ではなく、「ナグビブリオ（NAG Vibrio）」とも呼ばれています。ナグビブリオは食中毒の原因細菌になりますが、症状は一般にコレラ菌に比べて軽症です。ナグビブリオ食中毒も下痢が主徴です。

先の 2 種類のコレラ菌のうちで、O1 型の方がコレラ菌の主流派です。O1 コレラ菌は生物学的な性状の違いから、「アジア型」と「エルトール型」に分けられます。1817 年頃から 20 世紀のはじめにかけて、世界で大流行を起こしたコレラ菌は O1 アジア型です。現在流行しているコレラは、アジア型に比べて病原性の弱いエルトール型によるものです。一方、O139 型の病原性は長い間、注目されていなかったのですが、1992 年になって突然、インドやバングラディッシュなどのベンガル地方で大流行を起こしました。このため、「O139 ベンガル」ともよばれています。病原性の点で O1 型コレラとは差がないようです。幸い、1990 年代の後半以降は O139 ベンガルによる大規模な流行は起こっていません。O139 コレラの感染者は日本人にも少数ながら出ています。

コレラ特有の症状は、激しい下痢を起こすことにあります。コレラ菌が作る外毒素の一種、コレラトキシン（コレラ毒素）が下痢を起こす本体です。O1 型や O139 型の菌でも、コレラトキシンを持たない菌はコレラ症状を引き起こしません。当然、こうした菌はコレラ菌とは見なされません。

ラの大流行は、コレラ菌に汚染された飲料水が原因になっています。安全な飲料水を利用できるわが国では、まずはコレラの大流行は起こらないだろうというのが多くの細菌学者の考えです。しかし、**地球の温暖化によって、日本周辺にもコレラ菌が常在しているのではないかと考える細菌学者も少なくありません**。おまけに、地震と台風の多さでは日本は世界でも有数の国です。こうした地震や台風（またはハリケーン）が給水施設を破壊し、コレラを蔓延させることは、2010年に起こったハイチのコレラ惨事を見ても明らかです（ハイチのコレラの大流行では、大地震とハリケーンの襲来が被害を増大させています）。日本にはコレラが流行する、かなりのリスクがあるのです。現実に、2011年3月11日には東北地方では、マグニチュード9.0の大地震と、それに伴う大津波の襲来を受け、衛生状態が悪くなり、コレラを含む食水系感染症の流行が憂慮されましたが、関係者の必死の努力などにより、その後は大過なく過ぎています。

こうした事情を考慮に入れれば、コレラ常在国に旅行をする人たちだけでなく、国内で起こる予期せぬ災害後のコレラの流行を防止するためにも、WHOが推奨しているコレラ経口ワクチン（特にデュコラル）を承認しておく必要があると考えます。

6 世界で2,000万人もの患者を出している腸チフスと腸チフスワクチン

現在の腸チフスはコレラより怖い

腸チフスはチフス菌によって起こる熱性疾患で、下痢がみられるとは限りません。似た症状を示す細菌にパラチフスA菌があり、両者ともにサルモネラ属に含まれます。ただし、食中毒に留まるサルモネラとは違って、腸チフスやパラチフスの症状は激烈です。起因菌は、血流に乗り全身にばらまかれ、極めて深刻な全身感染症を起こします。両者ともにグラム陰性桿菌で、感染症法では3類に指定されています。汚染した飲食物とともに取り込まれ発症する、経口感染症の代表的な起因菌になっています。極めて感染力の強い細菌です。10個以下のチフス菌を取り込んでも、感染・発症することが珍しくないと言われています。

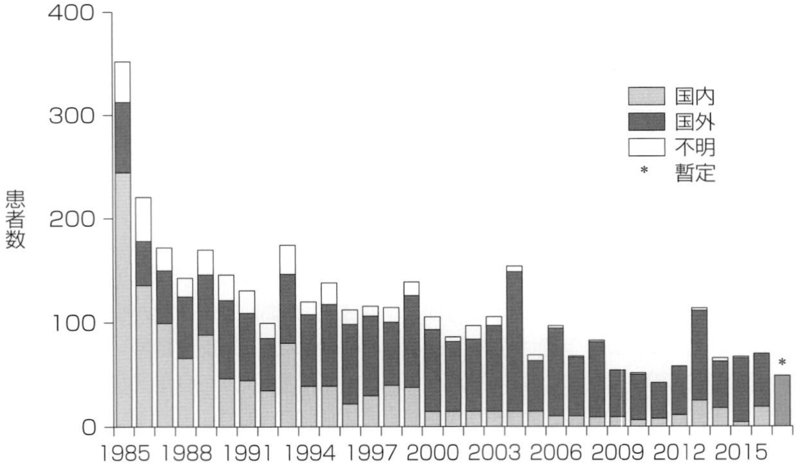

図45　わが国における腸チフス・パラチフス患者数の感染地別年次推移（1985〜2017年）
近年の患者の大半は輸入例。（厚生労働省資料を基に作成）（工藤泰雄提供）

チフスの潜伏期は、コレラなどに比較するとやや長く、1 週間から 3 週間に及ぶときがあります。重症例では、40℃を超す発熱を伴います。症状が出た数日後頃から、バラ疹が出現します。腸チフスは現代では、決め手になる治療法があるコレラよりも恐ろしい病気になっています。高熱が収まる回復期は、チフス菌の感染によって痛めつけられた腸管が潰瘍を形成する時期に当たっており、腸壁が脆くなっています。そのため、腸出血が起りがちです。熱が収まって 1 週間ぐらいは食事制限をするとともに、安静にすることが肝要です。回復したと思って運動などをするのは、もってのほかです。チフス菌やパラチフス A 菌には耐性菌が現れているものの、治療薬としては、ST 合剤、クロラムフェニコール、アジスロマイシン、セフトリアキソンなどが、原因菌の感受性をみながら投薬されます。なお、「感染症プラチナマニュアル」の著者・岡 秀昭は、耐性菌が増加しているため、これまで汎用されてきたニューキノロン系の抗菌薬を推奨していません。

戦前には、腸チフスやパラチフスの大流行が各地で起り、1 年間に数万人もの死者が出る年もありました。幸い、現在は両方を合わせて 100 人以下の患者が出る年が続いています。しかも国内での感染例は少なく、大半が輸入感染例です（**図 45**）。患者の多くは、アジアで感染しています。インド、インドネシア、ネパール、バングラディッシュなどで感染し、帰国後に病院に収容される例が増えています。このようなわけで、チフスの診断には発展途上国への渡航歴が判断基準の一つになっています。優れた感染症研究者である相楽裕子によれば、かつてチフスの診断に使われていたウィダール反応は、信頼性に乏しいとのことです。世界中で、年間 2,000 万人もの腸チフス患者が出ており、死亡者は 20 万人にも上るとされています。

良いワクチンが開発されているが、日本では未承認

チフス菌やパラチフス A 菌は、ヒトが唯一の宿主といわれています。チフス菌には永続保菌者が出ることが多く、こうしたケースでは菌は胆嚢などに潜んで間歇的に悪さをします。チフス菌の永続保菌者が食品製造に関わると大変です。恐怖の腸チフス・メアリー（**コラム**

Column 37

恐怖の腸チフス・メアリー

アメリカでは 19 世紀の終わりから 20 世紀の初めにかけて、メアリー・マロンという炊事婦の周辺で、次々と腸チフス患者が発生するという奇妙な事件が起こりました。当時は抗菌薬もなかったので、数多くの死亡者が出ていました。調べたところ、このメアリーがチフス菌の永続的な保菌者であることが判明しました。チフス菌は彼女の体内で平和共存しており、定期的に彼女から放出されるチフス菌に汚染された食物を食べた人に患者が出ていたのです。

チフス菌に感染したヒトの中には、全く病気の症状を示さず、健常人とは区別のつかない保菌者が出ることがあります。しかも、長期にわたってチフス菌を排出し続けるのです。こうしたヒトを「（チフス菌の）長期永続保菌者」とよびます。一説によれば、メアリーが作った汚染食品を食べてチフスに感染した人は 1,500 人にも上ったと言われています。彼女はチフスを流行させた犯人と判明したために牢獄に入れられましたが、出獄後、名前を変えてまた炊事婦をやり、ここでも多数のチフス患者を出しました。「恐怖の腸チフス・メアリー」とも呼ばれています。

このエピソードは、強毒病原微生物の健康保菌者が食品製造に関わることが如何に危険であるかを教えてくれます。

37）の逸話は、あまりにも有名です。わが国では、公衆衛生の改善や食品衛生対策の向上とともに、保菌者数の自然減少と相まって、国内発のチフス患者の発生は珍しくなっています（**図45**）。

チフス菌のワクチンには３種類のものがあります。そのうちの一つは、1960年頃までわが国で使われていた不活化ワクチンですが、フェノール（石炭酸）が加えられているうえに副作用が強く、効果も部分的で使用されなくなっています。これに対してTy21aと呼ばれる弱毒生ワクチンは、効力の点でも良いワクチンとされていますが、生ワクチンの常として免疫機能に問題がある人には禁忌です。このワクチンは、経口ワクチンであるという長所も持っています。６歳未満の乳幼児には接種できません。３種類のチフスワクチンのうちで最後の一つは、チフス菌の莢膜（Vi抗原といいます）を使った成分ワクチンです。このワクチンは２歳以上の者に接種できます。

フェノールを加えた不活化ワクチンを除く後の２種類のワクチン（Ty21aとViワクチン）は、DPTワクチンやMRワクチンほど高い防御能を持っていないようですが、流行地に長期滞在する場合は、ワクチンの接種を考慮した方がよいでしょう。

7 ■ レプトスピラ症とワイル病秋やみ混合ワクチン

多くの人には聞き慣れないワクチン名が項目に書かれていますが、このワクチンは、レプトスピラ症のワクチンなのです。レプトスピラ症は、黄疸や出血を伴う重症型のワイル病と、それより致死率が低い秋やみ（秋疫）、およびイヌ型レプトスピラ症に大別されます。それぞれの病気ごとに、異なる血清型のレプトスピラが病原体として見つかっています。ワイル病と秋やみを起こすレプトスピラは、ネズミなどの齧歯類が保菌し、病原体を尿中に排出します。尿で汚染された水などに触れて、経皮的に感染することが知られています。また、汚染食品を食べることで経口感染を起こした例もあります。一方、イヌ型レプトスピラは、イヌからヒトに感染します。九州や四国で散発例が報告されていますが、ワイル病や秋やみに比べると、臨床的な重要度は低いと思われます。動物用のイヌ型レプトスピラ症ワクチンが、開発・使用されています。

レプトスピラは、梅毒トレポネーマなどとともに、スピロヘータ目に属するグラム陰性菌です。スピロヘータに含まれるほかの細菌と同様、長いラセン構造をしています。感染症法では、４類感染症に含まれます。通常は5～10日の潜伏期の後で、全身の倦怠感、発熱、悪寒などを伴って発症します。風邪様症状で留まるものから、黄疸、出血、腎不全を伴う重症型まで臨床症状は多様です。ワイル病と秋やみを比較すると、ワイル病の症状がより厳しく、その特徴的な症状から「黄疸・出血性レプトスピラ症」とも呼ばれています。適切な治療が施されない場合の致死率は10～20%にも達します。秋やみの方には黄疸は通常現れず、症状も一般に軽く、死亡することは極めてまれになっています。イネが収穫される秋季の水田で、農作業中に汚水などに触れて感染することが多かったために、秋やみの名前が付けられています。「秋季レプトスピラ症」とも呼ばれます。

上下水道の完備、農業の機械化、齧歯類の駆除、抗菌薬の開発や医療の進歩などによって、現在では、ワイル病などのレプトスピラ症の死亡者はほとんど出ていません。しかし、1960年代の半ば近くまでは年間、100人以上もの死亡者が出ていたのです。残念ながら完全に制御された病気ではなく、患者数は大幅に減っていますが、現在も沖縄県などで集団発生や散発例が報告されています。なお、ワイル病レプトスピラの発見者は、稲田竜吉と井戸 泰で、この面でも日本人医学者の貢献は大きいものがあります。治療には、ストレプトマシン（特にワイル病）、ペニシリン（軽症者）、ドキシサイクリン、テトラサイクリンなどが有効とされています。腎不全患者には透析療法が必要です。

以前は、ワイル病秋やみ混合ワクチンが、わが国で開発・承認され、使用されてきました（デンカ生研）。不活化全菌体ワクチンで、４種類の血清型の菌を含んでいました。レプトスピラには 250 以上もの血清型に分けられますが、日本のワクチンは、世界レベルで見ても重要な血清型を含んだレプトスピラ症ワクチンと高い評価がされていました。残念ながら、このワイル病 秋やみワクチンは、2013 年３月以降は製造中止になりました。これまで国内でワイル病 秋やみワクチンを製造していた会社は１社だけでしたので、現在は国産のワイル病 秋やみワクチンは利用できなくなっています（杉山純一、末原章宏：ワイル病秋やみ混合ワクチン.『日本のワクチン』（山崎修道監修），2014，pp 103-114.）。

わが国とは違って、世界にはレプトスピラ症が多発している国がたくさんあります。東南アジア、中南米、アフリカ、インド、中国などで、水田作業や土木作業に従事する人、水中に潜ったり、動物に触れる機会の多い人は注意が必要です。幸い、レプトスピラ症に有効な抗菌薬は少なくありません。

8 ■ トラベラーズワクチンのリスク対メリット

トラベラーズワクチン接種は個人の防御が主な目的ですから、接種にかかる費用は原則として接種を受ける人が負担します。ただし、ワクチンの副作用による健康被害が出た場合は、医薬品副作用被害救済制度が適用されます（213 ページ参照）。

トラベラーズワクチンを接種すべきか否かについては、接種を受ける側の年齢や健康状態、渡航地で流行している感染症の種類、渡航地の環境や公衆衛生のレベル、滞在期間や渡航時期、予防接種ワクチンの効果や副作用の程度など、いろいろな考慮すべき因子があります。

上記の因子の中で、特に重要な因子となるものに、感染症の重症度と罹患率があります。両者が高ければ予防接種を受けるべきだということになりますし、両者が低ければ予防注射は必要ないということになります。しかし現実には、そうしたケースに該当しない例が多く、迷うことが多く出ます。たとえば、重症度の高い疾患として狂犬病、日本脳炎、黄熱などがありますが、多くの国では罹患率は高くありません。一方、A 型肝炎や季節性（通年型）インフルエンザは罹患の危険性はかなり高いものの、重症度では狂犬病や黄熱には、はるかに及びません。個々のケースで判断する以外に、一般に通用する原則はありません。また、渡航先の医療レベルも重視すべきでしょう。ある程度以上の医療機関が渡航先で利用できれば、まれとはいえ、強い副作用が出る生ワクチンの接種を見合わせるのも一つの選択肢でしょう。

第3章 近く導入が期待されている新ワクチン

現在、精力的に治験が繰り返されているワクチンとしては、黄色ブドウ球菌ワクチン、ディフィシレ菌ワクチン、マラリアワクチン、サイトメガロウイルスワクチン、RS ウイルスワクチン、西ナイル熱ワクチン、デング熱ワクチン、ジカ熱ワクチンなどがあります。これらのワクチンのうち、黄色ブドウ球菌ワクチンとディフィシレ菌ワクチンが、細菌ワクチン、マラリアワクチンが原虫ワクチン、そして残りがウイルスワクチンです。

なお、上記のワクチンとともに、開発が待望されている代表的なワクチンに、エイズワクチンとＣ型肝炎ワクチンがあります。これら２種類のワクチン開発は、世界中で試みられていますが、いくつかの理由のために完成までには時間がかかりそうです。現在の客観情勢では「近く」導入されるかも知れないワクチンではありません。しかし、想像もつかない画期的な新技術が導入される可能性があります。それによって現在、ワクチン開発を阻んでいる問題点が一気に解消されるかも知れません。事実、効果の点では弱く、すぐには大規模予防接種ワクチンには使用できませんが、治験で統計学的には意味がある予防効果を示した、エイズワクチン候補も開発されています。本章の最後に、将来のワクチン開発の期待を込めて、これらの２つのワクチンの開発研究状況も紹介しておきます。

1 薬剤耐性菌の蔓延と、薬剤耐性菌による感染防止のためのワクチン

2014 年に発表された英国の研究者グループの報告によると、このまま対策が取られないとすると、2050 年には世界の薬剤耐性菌による死亡者総数は、年間 1,000 万人に達すると言われています。すでにして、日本でも 2015 年の死亡統計では、肺炎は死亡原因の第３位にランクされ、年間死亡者数は十数万人に達しています。肺炎の死亡数が増加した最大の理由は、書くまでもなく、抗菌薬が効かない薬剤耐性菌が増加したためです。こうした状況を反映して、2016 年に日本が主宰した伊勢志摩サミットでも、薬剤耐性菌問題が取り上げられています。また、2017 年の早春に WHO は、特に警戒を要する耐性菌 12 種を挙げて、注意を喚起しています（**表１**：３ページ）。最高危険度のもの３種の中に入っているアシネトバクター、エンテロバクター、および緑膿菌の３種の病原性は強くないのですが、多くの抗菌薬が効かない菌が多数を占め、深刻な問題になっています。サルモネラ、赤痢菌、および淋菌を除くと、**表１**に掲げられている細菌の多数は病原性が弱いのですが、環境中に広く存在し、多くが耐性菌になっています。こうした細菌でも、一度免疫力の衰えた患者に感染してしまうと、有効な抗菌薬が非常に少ないために、患者は長期間、持続感染で苦しむことになり、往々にして死亡します。治療用も含めて、薬剤耐性菌のワクチンの開発は、**表１**に示された菌種に対するものが中心になるはずです。近年は、多くの企業で精力的に研究がなされていますが、

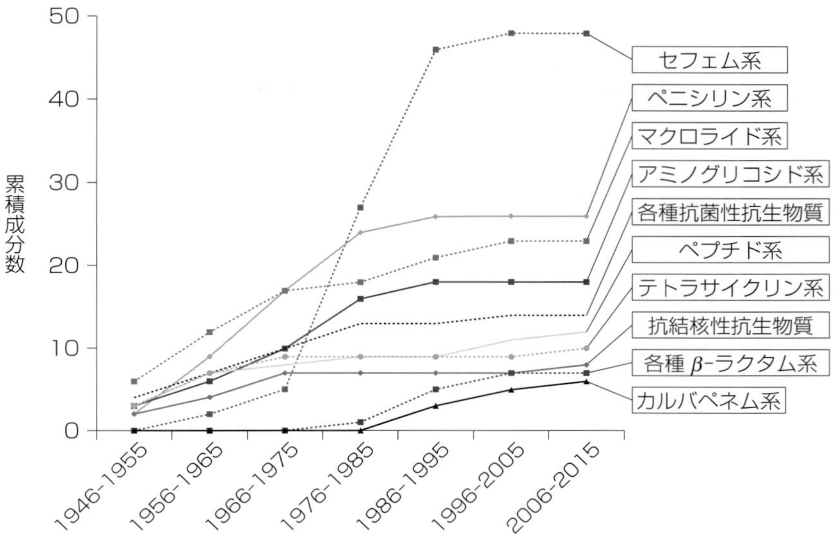

図 46　抗菌薬の承認数の推移（八木澤守正、Foster PJ、黒川達夫：薬史学雑誌、50；2015：119-130. より）
近年は承認される抗菌薬の種類が激減している。

残念ながら、評価の定まったワクチンは開発されていないのが現状です。ワクチンが市場に出るには、多くの必要なステップを踏まねばならず、時間がかかるのです（108 ページ参照）。

薬剤耐性菌が蔓延するようになった第一の理由は、抗菌薬や消毒薬を乱用したことによっています。たとえば、抗菌薬が全く効かないウイルス性の風邪にも抗菌薬が乱用されています。それだけではなく、抗菌薬は家畜や家禽の飼料に混入され、飼料添加物としても大量に使用されています。こう書くと、『抗菌薬が家畜やペットの健康維持のために使われるのは結構なことではないか』と反論されそうですが、多くの抗菌薬は、家畜の病気の治療や予防目的ではなく、家畜を太らすために使用されているのです。抗菌薬を若い家畜に食べさせると、何ゆえか太った家畜に生育するのです。このため、医療に使用される以上に大量の抗菌薬が家畜に食べさせられているのです。その結果、家畜飼育場は、薬剤耐性菌の発生の場にもなっています。現実に、欧州では家畜飼育場で発生したバンコマイシン耐性腸球菌（VRE：**表 1**）が病院に持ち込まれ、流行を起こしたこともあります。医療に使用される抗菌薬に似たものは、絶対に家畜の飼料に混入すべきではありません。

こうした現状の一方では、現在は新たに承認される抗菌薬の数が激減しています（**図 46**）。要するに、新しい（それゆえに耐性菌に効果があることが期待される）抗菌薬が見つからなくなっています。この事実は、石油資源と同様に、人類が治療に利用できる抗菌薬の種類は無限ではなく、限りがあることを示唆しています。繰り返しになりますが、抗菌薬は大切に使用しなければならないのです。

院内感染の帝王・黄色ブドウ球菌

生活習慣病患者や手術後の患者は、生体防御反応が正常に機能しないために、健康なヒトが感染しないような弱毒病原微生物（たとえば、**表 1** のアシネトバクターなど）に感染し、肺炎や敗血症のような深刻な感染症を起こしがちです。こうした感染症を起こしやすい人を指して「易感染者」と呼び、易感染者を選んで取り付き、感染症を起す細菌を指して「日和見細菌」と呼びます（**コラム27**；89ページ参照）。患者に発症しますと「日和見感染症」です。日和見感染症を起こす細菌の中で最も重要なものが、黄色ブドウ球菌と緑膿菌です。ともに有効な抗菌薬が少ない細菌として、その制御が大きな課題になっています。環境中にも広く存在し、健常人の体の一部を占拠し、生存し続けています。

黄色ブドウ球菌は、その名が示すように、黄色の色素を作る球形のグラム陽性細菌です。単独で存在するよりも多数の菌が集合し、ブドウの房のような形態を取りがちです（**図47**）。名前の由来も、そこから来ています。芽胞を作らない細菌ですが、高温や乾燥にも比較的安定で、しかも増殖力が旺盛な細菌ですから簡単に蔓延ります。WHOの表では2番目のカテゴリーにランクされていますが、病原性の強さや環境における安定性などから、医療のうえで最も警戒しなければならない細菌になっています。

この細菌は、健康なヒトの皮膚に化膿症を起こしたり、下痢、嘔吐、腹痛などの症状を伴う食中毒を起こすこともあります。相手が健康なヒトで体調を崩していなければ、化膿症にしても食中毒にしても、一過性で死に至ることはありません。ただし、相手が易感染者の場合は、肺炎や敗血症（**コラム38**）といった深刻な感染症を引き起こし、しばしば死に至ります。とりわけ、重度の火傷や交通事故の被害者、がんなどの慢性疾患を持っているヒト、負担の

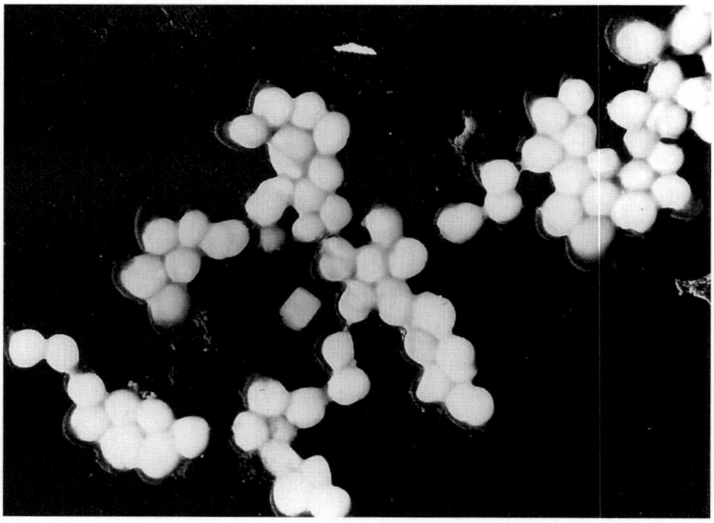

図47　黄色ブドウ球菌の電子顕微鏡写真
（提供、鈴木健之）

Column 38

菌血症と敗血症

似た名前ですが、両者には明らかな差異があります。すなわち、本来は無菌であるべき血液中に、微生物が検出される状態を指して「菌血症」と言います。

一方、「敗血症」では、血液から大量の病原微生物が検出されるとともに、高熱、炎症、白血球増加症、ショックなどの全身症状を呈した、著しく危険な状態を指します。敗血症は菌血症の強調された状態と見なすこともできるでしょう。

大きい手術を受けたヒトたちには黄色ブドウ球菌感染は危険です。この細菌が、多種類の毒素を作るだけでなく、いくつもの抗菌薬が効かない多剤耐性菌になっている場合は大事です。**コラム９**に紹介しているMRSA（メチシリン耐性黄色ブドウ球菌）は、こうした多剤耐性黄色ブドウ球菌の代表例です。病院では大量の抗菌薬が使われるため、抗菌薬に耐性を示すMRSAが生き残って増殖を続け、病院の中で、わがもの顔でのさばっています。

最近は、病院だけでなく、市中で日常生活を送っている健常人にも黄色ブドウ球菌の感染者が増えており、特にそのうちでMRSA感染者の割合が増加しています。こうしたMRSAを、「市中感染MRSA」と呼びます。英語ではCommunity associated MRSAとなるところから、頭文字を取って「CA-MRSA」とも呼ばれています。

MRSAの治療薬には、バンコマイシン、アルベカシン、リネゾリド、ティコプラニンなどがありますが、いずれの薬もメチシリンなどのベータ・ラクタム系抗菌薬に比べると、副作用が強く、慎重な投薬が必要とされます。また、少数とはいえ、これらの薬に対する耐性菌出現の報告も出始めています。負担の大きい外科手術の前には、抗菌薬の予防投与をしますが、投与される抗菌薬が患者の持っているMRSAに効果がない可能性もあります。耐性菌に効果のある抗菌薬の開発が難しくなっている現在、待望されているものは、易感染者のための予防ワクチンです。

開発中の黄色ブドウ球菌や日和見感染菌に対するワクチン候補

先のような理由もあり、種々の黄色ブドウ球菌（特にMRSA）に対するワクチンの開発が進められています。すでにヒトを対象にした臨床試験が行われているものから、動物実験で効果がありそうなものまでさまざまです。ここでは代表的なもののみを紹介します。なお、黄色ブドウ球菌ワクチンでは、全菌体不活化ワクチンや弱毒生ワクチンに関する報告は、あまりみかけません。主流は成分ワクチンです。

開発中のワクチンの主成分は、腸管毒素を標的にしたものもありますが、黄色ブドウ球菌の表在物質が多いようです。細菌の内部物質をワクチン成分に使う場合は、ヒトの体内で作られる体液性の免疫抗体などが細菌内部に直接影響を及ぼさないことが多く、効果的ではありません。ワクチン成分に使用される表在物質としては、多糖類と蛋白質があります。前者では、莢膜の構成成分である多糖類が、後者では、鉄の取り込みに関係する表在蛋白質などが使われています。

まず莢膜ですが、黄色ブドウ球菌の莢膜は12の血清型に分けられています。このうち、ヒトに悪さをする黄色ブドウ球菌の大半は、５型か８型の莢膜を持っています。開発中のいくつかのワクチン候補でも、５型と８型の莢膜多糖類を使っています。ただし、多糖類単独では免疫原性が弱いので、蛋白質と結合させたコンジュゲートワクチンになっています（89ページ参照）。結合させる蛋白質の一つは無毒化させた外毒素などです。臨床試験段階ですが、ワクチンの中には、血液透析患者の黄色ブドウ球菌による菌血症（**コラム38**）をある程度、抑制するものもあります。

別のワクチン候補の一つは、黄色ブドウ球菌が鉄を取り込むうえで必要な蛋白質を使ったものです。IsdB蛋白質と呼ばれ、菌の表面に顔を出しています。この蛋白質の機能が阻害されると、黄色ブドウ球菌は生きていけません。実は細菌の生存には、微量ながら鉄イオンが絶対に必要なのです。MRSA、MSSA（メチシリン感受性黄色ブドウ球菌）ともに、IsdB蛋白質を持っており、免疫反応で黄色ブドウ球菌を制御できる標的になると期待されています。

開発中のワクチンは、この蛋白質を組換えDNA技術で大量生産させた成分ワクチンの一種です。現在は、先のワクチン同様、いずれの国でも承認は取られていません。初期段階の臨床試験では期待が持てそうな予防結果が出ていましたが、多くのワクチンでは、その後の試験では良好な結果が得られておらず、関係者はいろいろな方策を模索中のようです。黄色ブドウ球菌に苦しめられている易感染者の数が増加しつつある現在、これらのワクチンの一日も早い完成が待望されています。

なお、世界のワクチン市場は、急速に売り上げを伸ばしており、製薬企業にとって極めて魅力のある分野になっています。一方では、耐性菌の蔓延により、**表１**で示した緑膿菌をはじめとする諸細菌の制御が深刻な問題になっています。こうした理由から､いくつかの企業は、厄介な耐性菌による感染症を予防するワクチンの開発に着手しています。しかし、完成までには時間がかかりそうです。これらのワクチンでも、黄色ブドウ球菌のワクチンのように、莢膜や菌の表面に出ている蛋白を抗原に利用するケースが多いようです。ただし、毒素が病原性に重大な関わりを持つディフィシレ菌などの場合は、不活化、もしくは弱毒化した毒素も抗原の有力な候補になっています。

2 ■ マラリア原虫とマラリアワクチン

熱帯の疾病・マラリア

マラリアは原虫（寄生虫）によって起こる病気で、蚊（ハマダラカ）が媒介します。今日では、マラリア原虫は日本には常在していません。しかし、かつては日本でも猛威を振るったと思われる記録が残されています。患者は高熱を発するところから、「アッチ、アッチ」と高熱で喘ぎながら死亡した平家の頭領・平 清盛も、マラリアに感染していたのではないかという説があります。感染症法では、マラリアは４類感染症に指定されています。

マラリアは、結核やエイズと並ぶ、世界の３大感染症の一つです。年によって変動がありますが、１年間に２～５億人の患者と、数十万人もの死亡者を出しています。犠牲者の多くは、熱帯や亜熱帯に住む乳幼児や小児たちです。熱帯や亜熱帯のほぼ全域で患者を出していますが、中国の一部などでも発生が報告されています。病気を起こすマラリアには４種類のものが知られており、それらは熱帯熱マラリア原虫、三日熱マラリア原虫、四日熱マラリア原虫、および卵型マラリア原虫です（**コラム39**）。世界のマラリアの約半数が熱帯熱マラリア原虫

Column 39

ヒトマラリアは４種類か？

多くの微生物学の教科書では「ヒトマラリアは４種類」と書かれており、本書もそれを踏襲しています。しかし、2004年になって、サルマラリア原虫のヒトへの集団発生例が、東南アジアの広い地域から報告されています。幸い、例外はあるものの、サルマラリア感染で重症に陥るヒトは少ないようです。サルマラリアを「第５のヒトマラリア」と呼ぶ専門家も多くなっていますが、強い反対意見もあります。

これまで報告されているサルマラリアの感染例は、サルの生息する熱帯・亜熱帯の森林地帯の住民や勤労者に限られているところから、現在のところは都市部での流行拡大の可能性は少ないと言えるでしょう。

によって起こり、残りの半数が三日熱マラリア原虫によって起こっています。四日熱マラリアと卵型マラリアの発生はまれです。マラリア原虫が赤血球に感染・増殖することによって、発熱、貧血、脾腫というマラリアの３大徴候が現れます。

上記４種類のマラリアのうちで、圧倒的に病原性が強いのが熱帯熱マラリアです。致死性の合併症を起こしやすく、昏睡、痙攣、意識異常などの症状を伴う脳マラリアで死亡することの多い病気です。熱帯熱マラリアは「悪性マラリア」と呼ばれるのに対し、三日熱マラリアを含む残りの３種類のマラリアの症状は熱帯熱マラリアに比べると軽く、「良性マラリア」と呼ばれることもあります。しかし、名前に引きずられて安心できる病気ではありません。マラリアの治療には古くからキニーネが使われていましたが、今日でも有効です。かつて汎用されていたクロロキンは、熱帯熱マラリアには耐性を示す原虫が多くなり、使えなくなっています。今日では、熱帯熱マラリアの治療薬として、中国で生薬から発見されたアーテミシニンと、その誘導体が汎用されています。開発者のトウ・ヨウヨウは、2015 年にノーベル医学賞を受賞しています。メフロキンやドキシサイクリンなども、治療に使われています。

マラリアは輸入感染症としても重要である

マラリアは現在の日本には存在しないと書きましたが、毎年 100 人以上のマラリア患者が出ています。これらの患者はマラリア常在国に滞在し、そこで感染し、帰国後、病院に担ぎ込まれるいわゆる「輸入マラリア」例です。上記マラリアの３大徴候を発しており、かつ、熱帯や亜熱帯の国に渡航歴のある患者は、マラリア感染の可能性が大きいと言えるでしょう。かつては殺虫剤 DDT の大量散布によってハマダラカを制圧し、マラリアを撲滅できるかに思えた時期もありました。しかし、乱用により、お決まりの DDT が効かない耐性ハマダラカが増えたうえに、その後の有害作用の強い DDT の使用制限によって、熱帯や亜熱帯の発展途上国では、事態は「元の木阿弥」になっています。マラリア流行地（**図 48**）に滞在するときは、蚊に刺されない注意が絶対に必要です。蚊帳の使用も予防に有効です。

マラリアは古くからある病気として知られています。アレキサンダー大王も、大遠征の後

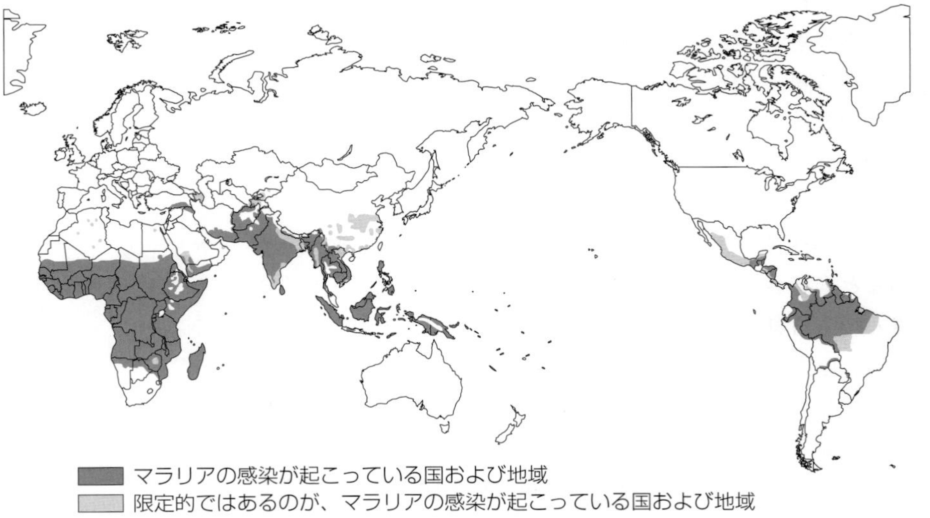

図 48　マラリアの感染リスクがある国（2010 年）
（厚労省検疫所 提供）

で熱性の疾患を発し死亡したため、マラリア感染が死亡原因なのではないかと言われています。大王の死因については諸説がありますが（**コラム 41**；153 ページ）、マラリア説が正しいとすると、数多くの難敵を倒してきた大王といえども、ちっぽけな原虫と蚊の連合軍には勝てなかったことになります。また、2010 年になって、黄金のマスクで有名なツタンカーメン少年王（**図 49**）のミイラから、熱帯熱マラリア原虫の遺伝子が検出され、少年王の死因にマラリア感染がかかわっていることが疑われ（**コラム 40**）、それに対する反論も出されています。すなわち、少年王のミイラの DNA は劣化が激しく抽出が難しい；PCR（ポリメラーゼ連鎖反応）にかかる大きさ以下になっているのではないか；少年王は 18 歳に時点ではすでにマラリアに感染しており、免疫を獲得していたのではなかったか；などの見解も出されています。一方、ミイラを解析した者の側の反論として、王のミイラに塗られていた油脂成分が DNA の劣化を防止していたはずだ、などの再反論が出されています。

少年王の死因はさて置くとして、マラリアは 3,000 年以上前から人類を苦しめていた病気だったことは、他の記録などから確実です。

マラリア原虫のライフスタイル

マラリアをワクチンで予防する最初の試みは 100 年以上も前から始められ、その後も多くの研究者によって継続されています。当然のことながら、病原性の強さから予防ワクチンの開発研究は、熱帯熱マラリアに集中しています。これに比べると、他のマラリアを対象にしたものは少数です。残念なことに、二十世紀を通じて有望と思われる熱帯熱マラリアワクチン候補は開発されず、絶望的な時代が続いていました。なかには実験記録をねつ造して、ワクチンの成功を宣伝し悪名を後世に残した人もいます。1980 年代のアメリカで起こった事件で、首謀者の名前から『ジェームス・エリックソン事件』と呼ばれています。こうした苦い過去はありましたが、二十一世紀に入ると期待の持てるワクチン候補が出てきました。未来に希望が出ています。

有望なワクチン候補を紹介する前に、マラリア原虫の特性などについて、簡単な解説をしておきます。細菌やウイルスとは違って、マラリアの病原体である原虫は全く異なる微生物です。**図 50** に、熱帯熱マラリア原虫のライフスタイルが示してあります。マラリア原虫はハマダラカとヒトの間を往来し、その間、多様な形態をとっています。複雑なライフスタイルをとることが、良いマラリアワクチンを開発する障害の一つになっています。

熱帯熱マラリア原虫の全遺伝子配列は明らかになっており、14 本の染色体上に 5,000 以上の蛋白質が作られる遺伝子があると推定されています。マラリア原虫の生育には実にたくさんの蛋白質が関与しているわけです。ワクチンを開発する場合、原虫が作る多数の蛋白質の中で、高頻度に発現している、生存していくうえで重要な蛋白質を、ワクチン抗原の候補とすることが賢明な方策です。現在、開発が試みられているワクチンでは、CSP と呼ばれる蛋白質をワクチン抗原として使用しているものが多いようです。この CSP 蛋白質は、ハマダラカが唾液腺中に貯め込んでいるスポロゾイト（**図 50**

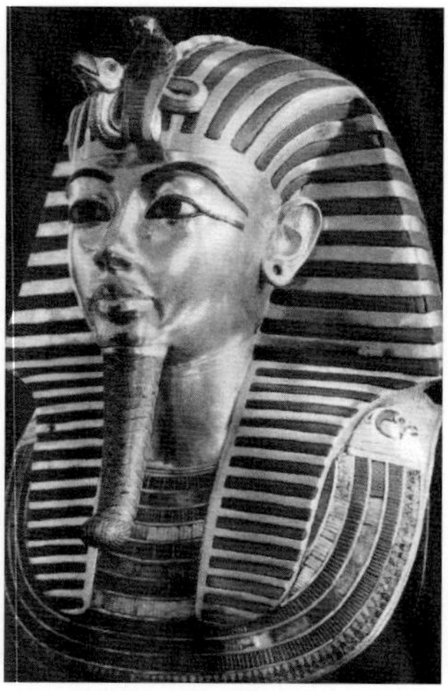

図 49　ツタンカーメン少年王の黄金のマスク
（エジプト考古学博物館）

参照；ハマダラカがヒトを刺すときに、このスポロゾイトが注入される）の主要な表在蛋白質です。そのほか TRAP と呼ばれる蛋白質もスポロゾイトに露出している蛋白質で、ワクチンの抗原候補になっています。メロゾイトの表面にある MSP1 蛋白質なども抗原候補に挙げられています。

良いマラリアワクチンが開発されそうだ

長いマラリアワクチン開発の歴史の中で、動物実験などで効果がありそうなワクチン候補

Column 40 ツタンカーメン少年王の死因は暗殺か、それともマラリア感染か？

2010 年 2 月に発行された米国医学会雑誌（Journal of American Medical Association；JAMA）に、古代エジプト第 18 王朝のファラオーの一人、ツタンカーメン少年王のミイラの DNA 解析結果が発表されました。エジプト、ドイツ、イタリアの 3 国研究者たちによる共同研究です。この JAMA 論文によると、少年王のミイラから熱帯熱マラリア原虫の遺伝子が検出され、少年王の死因にはマラリア感染が大きく関わっていることが示されています。また、論文では第 18 王朝の 16 体の王族ミイラの DNA 解析も行っており、歴代の王や王妃たちの血縁関係、遺伝疾患、死因、感染症の痕跡なども解析され、詳細なデータが掲載されています。感染症や遺伝病の専門家だけではなく、古代史を専門にする歴史学者にも大きな反響を呼んだ論文です。

古代エジプトの諸王の中で、ツタンカーメン王ほど有名な王はいません。彼は断じて勇名をはせた王ではありません。むしろ二十世紀の初めまで、まったく無名な忘れ去られた王でした。しかし、1922 年にイギリス人・カーターらによって、無傷に近い彼の墓から黄金のマスクを含む豪華な副葬品が発見され、一躍有名な王になったことは、歴史に関心のある人には常識になっています。古代エジプトの王たちは来世で平安な生活を送るために、彼らの墓に豪華な副葬品を埋葬しましたが、いずれも盗掘人の餌食になり金目のものは残されていません。ツタンカーメン王の墓は盗掘人たちに荒らされなかった唯一の墓といってよいでしょう。

ツタンカーメンは 19 歳で夭折した少年王で、ミイラに骨折の跡があるため死因については暗殺説が有力でした。事実、彼の死後、ほどなく第 18 王朝は断絶しています。しかし、先の JAMA 論文により、死因は熱帯熱マラリア感染によるという仮説が浮上しました。また、平行して解析された王族のミイラ 3 体からも、マラリア原虫の遺伝子が検出されています。これらの事実は **3,000 年以上前から、マラリアが猛威をふるっていたこと**が証明されたことになります。

なお、ミイラの DNA 解析の結果から、王朝内では近親結婚が繰り返されており、ツタンカーメン王自身も父アクエンアテン（アメンホテプ 4 世）と両親を同じくする妹（もしくは姉）を母とする兄妹婚によって誕生したことが示唆されています。彼は足に先天的障がいを負っており、歩行が困難だったようです。これらのデータが正しければ、少年王は近親婚の弊害をもろに受けたことになります。正常な日常生活を送っているわれわれ健常人でも、いくつかの機能不全遺伝子を持っています。しかし、父と母からそれぞれ 1 組の遺伝子を受け取るため、二つのうち一つの遺伝子が正常ならば、もう一つの遺伝子に欠陥があっても、欠陥は優性の遺伝法則によってカバーされ、表現形質として現れる確率は小さいのです（多くの機能不全遺伝子は劣性）。しかし、近親結婚では欠陥をもった同じ遺伝子を両親から受け取る確率が高いために、異常児が生まれる可能性が高いわけです。

現在の DNA 解析技術は恐ろしいまでに歴史上の有名人のプライバシーを暴くことがあります。このこともあって、ツタンカーメンのミイラの解析論文の掲載した JAMA 誌の論説では、「死者のプライバシーを暴くことになる研究を遂行する場合は、倫理問題を考慮することが避けて通れない」と強調しています。

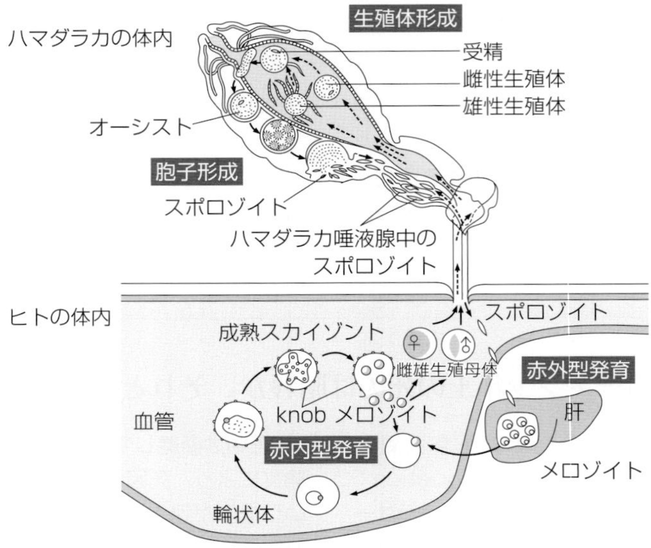

図50　熱帯熱マラリア原虫のライフサイクル（伊藤 亮教授作成の図『シンプル微生物学、南江堂』を一部書き加えて作成）

ハマダラカからヒトの体内に注入されたマラリア原虫のスポロゾイト（1倍体）は肝臓細胞に侵入して発育し、多数のメロゾイト（こちらも1倍体）を血流中に放出する。メロゾイトは赤血球内に侵入・増殖し、約48時間周期で、赤血球を破壊し、多数のメロゾイトを放出する。発熱はメロゾイト放出期に起こる。放出されたメロゾイトは赤血球に再感染し、サイクルを繰り返す。その間、ハマダラカに吸血されると、1倍体の雌雄生殖体になり、有性生殖を行ない2倍体のオーシストとなる。そこから多数のスポロゾイトが作られ、ハマダラカの唾液腺に集まり、ヒトへの感染が準備される。このようにマラリア原虫はハマダラカとヒトの間を行き来するが、有性生殖が行われる宿主を終宿主とすれば、ヒトは中間宿主ということになる。

が見つかっても、いざヒトを対象にした臨床試験を始めると、第2相試験（25ページ参照）までに脱落してしまうものがほとんどでした。第3相試験までにたどりつたワクチン候補（候補名SPf66）もありましたが、一部で効果がありそうだという中間報告は出たものの、最終的には効果不十分で脱落しています。こうしたなかで、グラクソ・スミスクライン（GSK）社が開発した熱帯熱マラリアワクチンは、二十一世紀に入ってからの治験で有望な成績が得られています。

GSK社のマラリアワクチンは成分ワクチンで、筋肉内に3回接種するワクチンです。ワクチンの本体は組換えDNA技術により、酵母で増やしたRTSとSと呼ばれる蛋白質です。これらの蛋白質は、先に紹介したスポロゾイトの表面にあるCSP蛋白質と関連性があります。これにGSK社などが中心になって開発した強力なアジュバントが加えられています。AS01とAS02と呼ばれるアジュバントで、それぞれを個別に加えた2種類の異なるワクチン（RTS,S/AS01とRTS.S/AS02）の予防効果が、マラリアが流行しているアフリカ諸国で、乳幼児や小児に接種して調べられています。

こうした治験の結果や中間成績が、欧米の一流医学誌に掲載されていますが、ワクチンの予防効果についてはバラツキがあり、30～70％という数字が出ています。予防効果は熱帯熱マラリアに対してだけで、三日熱マラリアなどへの効果は期待できません。2011年からアフリカのマラリア流行国で、RTS,S/AS01の第3相治験が開始され、低いながらも、統計学上では有意の予防効果が確認されました。これを受けて、WHOは2015年10月に、RTS,S/AS01のアフリカの高リスク地帯などでの慎重、かつ限定的な使用に承認を与えました。関連して、WHOは2018年から、大規模なマラリアワクチン実施プログラムを立ち上げ、ガーナ、ケニア、マラウィのアフリカ3ヵ国で、RTS,S/AS01の接種が開始されました。朗報が期待されます。

上記GSK社のワクチンに含まれるアジュバントAS01とAS02にはそれぞれ、モノホスフォリールリピドA（MPL）とサポニンを含んでいますが、前者はリポソーム体で、後者は水中油型のエマルジョンです（**コラム17**参照）。RTS,S系ワクチンがマラリアに有効である理由の一つには、MPLなどの強力なアジュバントを使用していることにもあるようです。

なお、わが国でも、大阪大学を中心にしてマラリアワクチンの開発研究が行われ、その成果が試されようとしています。成分ワクチンで抗原は組換えDNA技術を利用して作られ、新しいアジュバントが添加されています。治験がスタートして間もないこともあり、その成果を見守りたいと思います。

2010年に、マイクロソフト社を起こしたビル・ゲイツ夫妻の財団がマラリア撲滅のための研究に、これまで以上に多額の資金援助をすることを決定したというニュースが報ぜられました。こうしたことも追い風になり、そう遠くない将来、RTS,S/AS01などを上回る素晴らしいワクチンが開発されることも期待されています。なお、これらのワクチンはヒトのマラリア予防を目的にしていますが、蚊の体内でのマラリア原虫の増殖を抑えるワクチンの開発も軌道に乗りつつあります。こちらの方は環境中からのマラリア原虫の排除も目的にしています。

3　北米に侵入した西ナイルウイルスと西ナイル熱ワクチン

飛行中のカラスが次々と落下

1999年夏、アメリカの東海岸では飛行している多数のカラスが空から地上に落下してくるという珍しい出来事が起こりました。カラスの死体を解剖してみると、脳炎を起こしていることがわかりました。カラスの落下と相前後して、ニューヨークの住民の間で不思議な脳炎患者が多く発生しました。その後、紆余曲折はありましたが、脳炎の原因はウエスト（西）ナイルウイルスによるものであることが判明しました。それまでアメリカを含む新大陸には西ナイルウイルスは存在しないと思われていただけに、医療関係者には大変な衝撃を与えました。

西ナイルウイルスは1937年に初めて、アフリカの西ナイル地方で発症した発熱患者から分離されました。最初の患者が認められた土地の名前がつけられています。野鳥が持っているウイルスで、蚊が鳥の間を媒介し感染を広げています。ウイルスを持つ野鳥を吸血した蚊が、ヒトや動物を刺すことで感染が成立します。感染症法では4類感染症に指定されています。

西ナイルウイルス（**図51**）は、1本鎖のRNAを持つ球形ウイルスで、後述するデングウイルスと同じくフラビウイルス科に属します。フラビウイルス科には、黄熱ウイルスや日本脳炎ウイルスなどの危険なウイルスが含まれます。西ナイルウイルスの感染から症状が現れるまでの潜伏期は、患者によってバラツキが多く2～15日と言われ、大半は不顕性感染で終

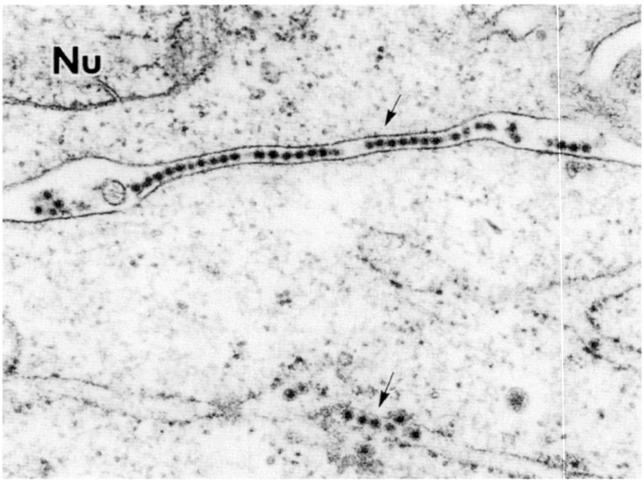

図 51　ベロ細胞に感染した西ナイルウイルスの電子顕微鏡写真
（国立感染症研究所 感染症発生動向調査週報より）
多数の粒子が細胞間に並んでいる（→）。Nu は核。

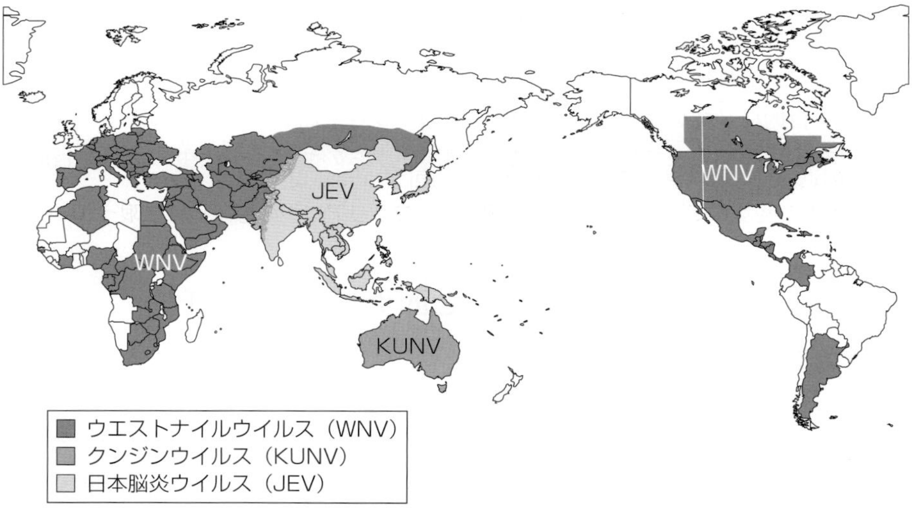

図 52　西ナイルウイルスの分布地域（日本脳炎ウイルスのそれとの比較；2012 年）（国立感染症研究所提供）
一部重複している地域もあるが、住み分けているようにもみえる。アラスカとハワイを除き、合衆国は完全に汚染されている。オーストラリアのクンジンウイルスは西ナイルウイルスと考えられる。

わるようです。健常人が発症した場合は、大多数は神経症状を呈さない熱性疾患で済み、短期間のうちに全快します。高齢者や持病を持った人の場合は、致死的な神経症状を呈することがあります。主な症状は、発熱、頭痛、食欲不振、筋肉痛などで、発疹が出ることもあります。自己免疫疾患の一種であるギラン・バレー症候群に似た筋力低下症状が出る場合は、脳脊髄膜炎の可能性が大です。感染者の約 1％が重篤な症状を呈し、この場合の死亡率は数～10 数％と言われています。残念ながら、西ナイルウイルス感染症に対する有力な治療法はなく、対症療法に頼るしかありません。

わが国でも西ナイルワクチンの開発が進められている

先にも述べたように、アメリカでは 1999 年に東部で、最初の西ナイル脳炎患者が報告されましたが、年を経るとともに中部から西部に向かって患者の発生が続き、ほとんどの州で患者の発生が報告されています。不幸なことに、西ナイルウイルスはアメリカに定着してしまったようで、2010 年代に入っても、各地で流行を繰り返しています。アメリカでの患者発生に先んじて、本家のアフリカだけでなく、欧州や中東などからも犠牲者が出ていましたが、現在は南アメリカや極東にまで分布が広がっています。多くは渡り鳥が感染を広めているようです（**図 52**）。

わが国では幸い、輸入例を除き患者は出ていないようです。しかし、**多くのウイルス学の専門家たちは「西ナイルウイルスが日本に侵入するかどうかが問題なのではない。何時、日本に侵入するかが問題なのだ」という、大変に嬉しくないご宣託をしています。**困ったことに日本では、西ナイルウイルスを運ぶ蚊も多く生息しています。なお、近年注目されたウイ

Column 41　アレキサンダー大王を殺した犯人

古今東西の歴史を通じて、最大の英雄と言われるアレキサンダー大王（征服王；**図Ⅶ**）は、10 年間に及ぶ旧ペルシャ、北アフリカ、中東からインドにわたる大遠征を終えて、バビロン（現イラク国バグダートの近郊）に入城直後に原因不明の病気で倒れ、2 週間を経ずして死亡しています。紀元前 323 年 6 月 10 日のことで、享年 32 歳という若さでした。

アレキサンダーの死亡原因についてはマラリア感染説が最も有名ですが（147 ページ）、いかがわしいものも含め、実にさまざまな説があります。感染症、食中毒、暗殺、不慮の事故、急性膵炎から、大王の少年時代の家庭教師であったアリストテレス（91 ページ参照）による毒殺説まで、対象が超有名人だけに百論続出しています。大酒飲みだった大王ですから、急性膵炎説はありうるでしょう。しかし、自分の教えを大王が聞かなかったからといって、かの大哲学者が殺人のような馬鹿げた行為に走るでしょうか？

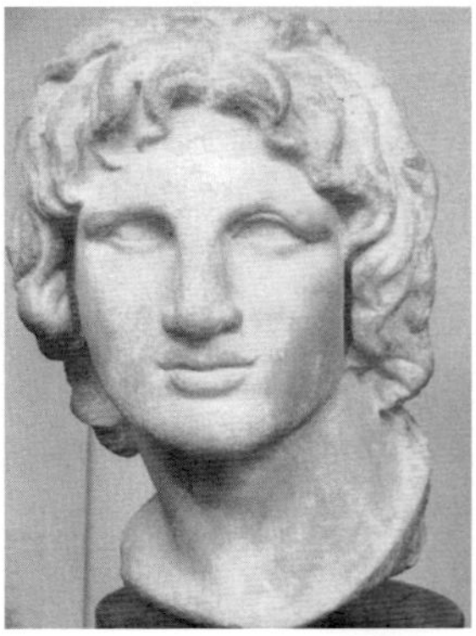

図Ⅶ　アレキサンダー大王

マラリア以外の感染症説に限っても、大王の病状などから肺炎球菌による肺炎、腸チフス、ポリオ、野兎病、オウム病、インフルエンザ、ギラン・バレー症候群など、呆れかえるほど多くの死因が挙げられています。こうしたなかで 2003 年になって、二人の医学疫学者によって提出された西ナイル脳炎が死因であったとする説（Marr JS, Calisher CH：Emerging Infect Dis, 9；2003：1599-1603.）は、アメリカで西ナイル脳炎の犠牲者が多く出ていたこともあって、大変に衆目を集めました。

彼らは西ナイル脳炎説の根拠として、大王の臨床症状が似ていることのほかに、大王がバビロンに入城するときに、城壁の前に立つ大王の前に飛行していた何羽かのカラスが死んで落下したというプルターク英雄伝の記述を挙げています。本文でも書きましたが、アメリカでもヒトの間に西ナイル脳炎が流行する前に、多くのカラスがバタバタと死んでいます。同じことが BC 323 年の晩春のバビロンでも起こったというのが上記の疫学者見解です。

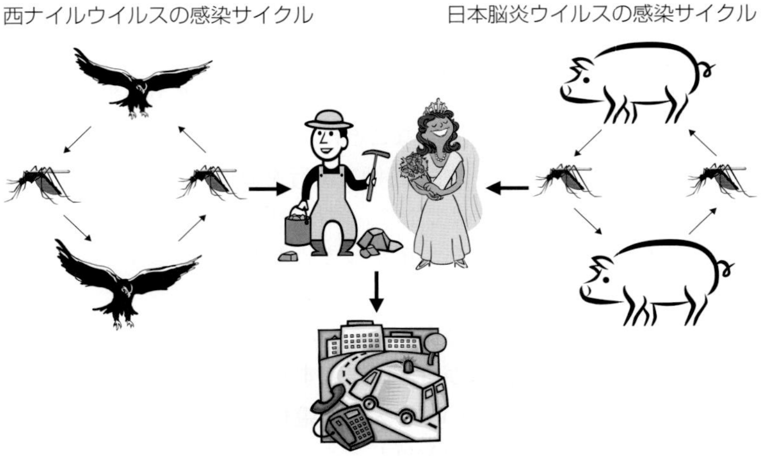

図 53　西ナイルウイルスを増殖する野鳥

ルスだけに、西ナイルウイルスは二十世紀になって人間社会に侵入した新参ウイルスのようにも思えますが、アレキサンダー大王の時代から犠牲者を出していたウイルスだという見解もあります（**コラム 41**）。

このような事態になっているため、世界中の研究者たちが、西ナイル熱ワクチンの開発を目指しています。不活化ワクチン、弱毒生ワクチン、DNA ワクチン、それに黄熱ワクチン 17D にウイルス抗原を組み込んだワクチンなど、いろいろなものが試験中です。こうしたワクチン候補の中でも、国立感染症研究所、大阪大学、長崎大学、および国内ワクチンメーカーの４者が協力して開発を進めている不活化西ナイル熱ワクチンは、世界に先駆けて実用化が期待されているものです。このワクチンの材料になる西ナイルウイルスは、ベロ（vero）細胞（86 ページ参照）を用いて増やしています。何よりも日本では、西ナイルウイルスと免疫学的に近い日本脳炎ウイルスや、そのワクチン開発についての十分な知識と経験があります。日本脳炎に苦しめられてきた日本の不幸が、西ナイル熱ワクチン開発には有利な条件になっているのです。皮肉な事態です。

ただし、日本脳炎ワクチンの製造や評価に用いた手法を、そのままの形で西ナイルワクチンの製造や評価に持ち込むことには問題がありすぎるというのが、長年にわたって日本脳炎の研究に従事してきた大谷 明の見解でした。すなわち、日本脳炎ワクチンに関する知見などは西ナイルワクチンの開発や評価に有益な材料にはなりますが、それ以上のものではありません。西ナイルウイルスと日本脳炎ウイルスがよく似ているといっても、両者はあくまでも別種のウイルスです。性質も違ったところがあります。たとえば、西ナイルウイルスを増幅する動物は野鳥ですが、日本脳炎の場合はブタです（**図 53**）。もっとも、日本脳炎ウイルスの場合は、野鳥も増幅動物になるかも知れません（83 ページ参照）。また、カラスに対する病原性も異なります。この項の最初に紹介したように、カラスは西ナイルウイルスには弱く、その感染により大量死しています。一方、日本脳炎ウイルスが定着している日本では、カラスは日本脳炎ウイルスの影響を全く受けていないようです。

なお、上記のように、ヒト用の西ナイル熱ワクチンは開発に至っていませんが、ウマ用の西ナイル熱ワクチン（主に競走馬に使用される）は開発、使用されています。競走馬の中には大変な額の賞金を稼ぐウマもいますので、そうしたウマは人間様よりも大切にされているようです。

4 日本でも流行したデング熱とデング熱ワクチン

日本でも69年ぶりにデング熱の流行があった

2014年の夏以降、東京を中心に69年ぶりにデング熱患者の国内感染例が報じられ、大きな話題になったことは記憶に新しいものがあります（ただし、デングウイルスの常在国で感染し、帰国後に病院などに担ぎ込まれる輸入例の患者は、これまでも数多く出ており、毎年200人を超えています）。2014年には、国内でデングウイルスに感染した患者数は150人にも達しています。患者のほとんどは、東京の代々木公園やその近傍で感染を受けたと推定され、現実に代々木公園などで生息していたヒトスジシマカから、デングウイルスも検出されています。幸い、この流行で重症例も死亡者も出ませんでした。

デング熱を起こす病原体はデングウイルスです。このウイルスは西ナイルウイルスや日本脳炎ウイルスと同様、フラビウイルス科に属します。ネッタイシマカやヒトスジシマカが感染を媒介します。デングウイルスは日本には常在していませんが、熱帯や亜熱帯では広く常在しており、毎年、200人もの渡航者が感染・発症しています。困ったことに、患者数は年ごとに増加しています。1本鎖RNAを遺伝子に持つ球形ウイルスで、1型から4型まで4血清型に分かれます。なお、20世紀の前半にはときおり、日本の一部でデング熱が流行したことがあります。異なる血清型が4種類もあることが、ワクチン開発を難しくしている理由の一つです。

デングウイルスに感染しても、再感染しないという保証は全くありません。同じ血清型に再感染することはまずありませんが、異なる血清型には再感染します。困ったことには、**デングウイルスの再感染の場合の症状は、初感染時に比べてはるかに重症化しがちです。出血熱などの症状を呈する場合は、圧倒的に再感染の場合です。**日本脳炎や西ナイル熱と同様、デング熱は感染症法では4類感染症に指定されています。良い抗ウイルス薬はなく、頼りは対症療法だけであることも日本脳炎などと同様です。

デングウイルスは熱帯や亜熱帯のほとんどの国で生息しており、とりわけ、東南アジアや中南米で大流行を繰り返しています。アメリカでも、近年、テキサス州やフロリダ州でも患者が出ています（**図54**）。患者のほとんどが急性の熱性疾患を呈しますが、出血熱に至らない場合は致死的ではありません。発熱、発疹、痛みがデング熱の3大症状と言われ、感染後3～7日で発熱します。痛みは関節、筋肉、眼窩などに出ます。発疹の場合は、発熱3～4日後に体幹、四肢、顔面の順に現れるようです。10～20%の患者に消化管や鼻などからの出血がみられます。出血に至った場合は、治療が適切でないと死亡することがあります。1年間の推定患者総数は2億人以上という多さで、その約1%（200万人）が危険なデング出血熱を発症しています。

日本脳炎ウイルスの場合はブタが、西ナイルウイルスの場合は野鳥が、増幅動物として知られていますが、デングウイルスの場合は、ヒト以外にこれといった増幅動物は知られていません。はた迷惑なことですが、デングウイルスはもっぱらヒトを増幅動物として利用しているようです。よほどデングウイルスにとって、ヒトは住みよい環境なのでしょう。それだけ

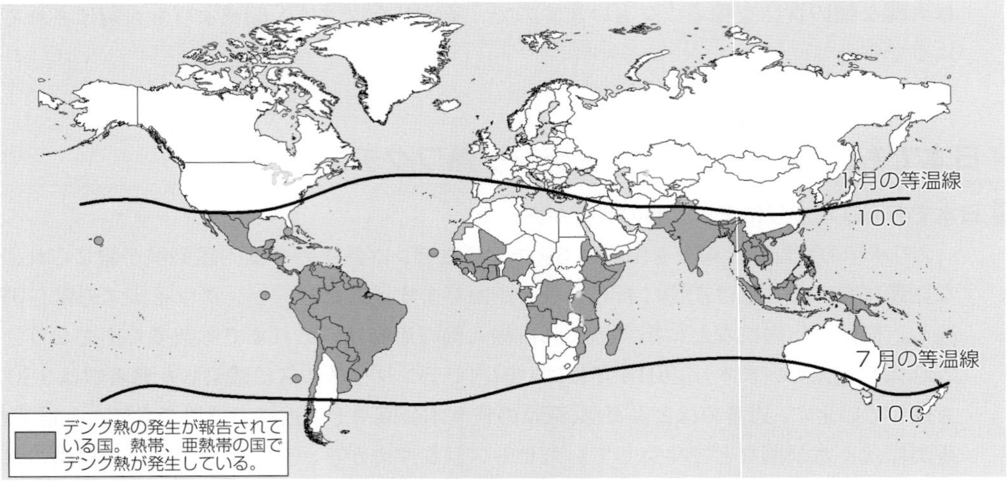

図 54　デング熱の危険地域（2013 年）
（国立感染症研究所 提供）

にデング熱患者数が多いのは当然だと思われます。

期待が持てるワクチンが開発されてきた

デング熱は古くから知られた感染症ですが、良い予防ワクチンは開発されていませんでした。いろいろなところでワクチン開発研究が進められていますが、サノフィ・パスツール社のワクチンは、最も先行しているワクチンとされていました。このワクチンは１型から４型までのデング熱予防を目指しています。

メキシコは 2016 年に世界に先駆けて、サノフィのデング熱ワクチン Dengvaxia を承認しました。４型すべてのワクチンを承認しています。効果は１型 50%、２型 35%、３型 74%、４型 77%で、２型の効果が低いことを問題視する向きがあります。すなわち、デング熱の場合は別の型に再感染すると、デング出血熱などの重篤な症状を呈することがあります。よって、ワクチンで中途半端な免疫をつけるとワクチン接種が仇になり、その後にデングウイルスに感染した折に重篤な有害作用が出るかも知れないという危惧が専門家から出されています。なお、その後、メキシコに続いて、サノフィのワクチンを承認する国が増えています。2019 年７月現在、本ワクチンは日本では未承認です。

サノフィのワクチンは弱毒生キメラワクチンで、４種類の血清型のすべてを含み、黄熱ワクチン 17D をベクターとして使用しています。サノフィのワクチンに続くデング熱ワクチンとしては、GSK 社の弱毒生ワクチンにも、期待がかけられています。こちらも１型から４型までの４種類に有効なワクチンを目指しています。

5　新生児に小頭症を引き起こすジカウイルスとジカ熱ワクチン

Zika（ジカ）ウイルスは 1947 年に発見されたウイルスです。2015 年以降、南米でジカ熱の大流行を引き起こしているため、近年に発見されたウイルスだろうと誤解している人がいますが、そうではありません。ジカウイルス感染によって、発疹、関節痛、筋肉痛などを伴う軽い熱病を引き起こします。胎児の脳細胞に感染・破壊するため、南米、特にブラジル

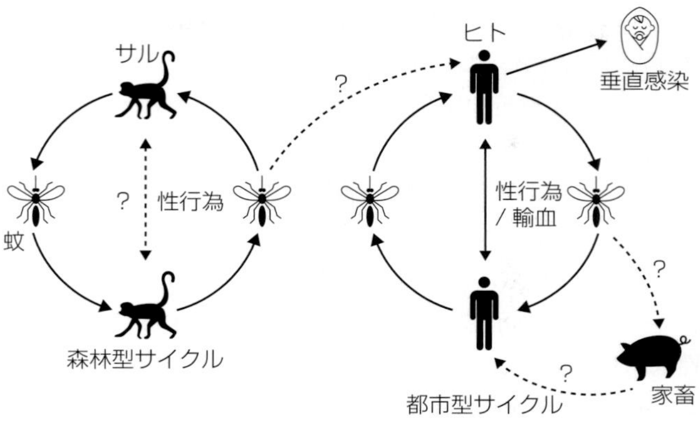

図 55　ジカウイルスの 2 つの伝播サイクル
『山内一也 著：ウイルスの意味論、みすず書房、2018』より（山内一也 提供）

では小頭症の新生児が増えています。発症機構の詳細は不明ですが、ジカウイルスはギラン・バレー症候群も引き起こします。妊婦の場合は別として、ジカ熱そのものの症状はそれほど厳しいものではありません。蚊が媒介します。

ジカウイルスは、フラビウイルス科（日本脳炎、黄熱、デング熱ウイルスなどが含まれる）に属することもあり、ワクチン学の大家 Plotkin は、HIV や結核とは違って、ジカ熱ワクチンの開発には支障はないだろうと語っています。事実、有望と思われる複数のジカ熱ワクチン候補が開発中です。また、エボラワクチンの開発に従事している NewLink Genetics の Monath は、まずは妊婦を対象にした不活化ワクチンの開発を目指すのが良いのではないかという意見を持っています（Cohen J：Science, 2016；351：543-544.）。言うまでもなく、新生児の小頭症を防ぐことがワクチン接種の最大の目的になります。

ジカウイルスは中南米、カリブ海地域などに急速に広がり、約 100 国でジカウイルス感染が確認されています。幸い、日本では検出されていませんが、国立感染症研究所の大谷 明が、1958 年にアメリカから持ち帰ったジカウイルス株が冷凍保存されていたので、このウイルスを使った診断体制が構築されています。

ジカウイルスの 1 個のアミノ酸変異が、小頭症の新生児の原因になった

ジカウイルスは何百万年もの長い歴史のなかで、アフリカの密林の中で、ひっそりとサルと蚊を住処として命を繋いできたと推測されます（**図 55**）。そうしたライフサイクルの中に、たまたまヒトが密林に入り蚊に刺され、ジカウイルスに感染して、ヒト社会で流行を引き起こしていたのでしょう。19 世紀までは、ジカ熱のヒト社会での流行はアフリカの一部に限定されていたのではないかと思われます。もっとも、ジカ熱自体は一般に厳しい症状を呈することは少ないので、アフリカ以外での小規模な流行はあったにしても、見過ごされていた可能性が大ですが。

20 世紀以降に入ると、交通機関の発達に伴うグローバル化が進み、ジカウイルスもヒト社会に拡散する機会が増大してきます。そうしたウイルスの一つがポリネシア経由で、2013～2014 年ごろブラジルをはじめとする南米に進出し、大流行を引き起こしました。2016 年 1 月、WHO はブラジルでのジカウイルス感染者総数は 50～150 万人に上ると発表しました。また、ブラジルの保健省は、ブラジルの小頭症の新生児が 3,530 人にも上ると報告しています。恐

るべき数です。2016年の夏にはブラジルでオリンピックの開催を控えていたこともあり、このニュースは世界中を震撼させました。

ジカウイルスの遺伝子解析の結果、ポリネシア経由でブラジルに侵入し、流行を起こしたジカウイルス株は元株に比べて、1ヵ所だけ構成アミノ酸が変異していることが明らかになりました。この変異により、ブラジル株は胎児の脳細胞に感染・破壊する性状を持っていることが明らかになりました。ジカウイルスは変異を起こしやすい1本鎖のRNAウイルスですから、感染を続けていくうちにそのような凶悪タイプのミュータントが出現したことも納得がいきます。ジカウイルスの元株が胎児の脳細胞に感染するリスクは非常に低いはずですが、変異の可能性はありえますから、ジカ熱の生ワクチンの妊婦への接種は無視できないリスクが伴います。上記のMonathの提案のように、ジカ熱ワクチンは生ワクチンではなく、不活化ワクチンに絞って開発を目指すべきです。2019年4月の時点では、残念ながら、ジカ熱ワクチンの承認の報告はありません。

6 ■ 多数の感染者を出しているエイズウイルスとエイズワクチンの開発の現状

この章の最初にも触れましたが、エイズワクチンはC型肝炎ワクチンとともに、開発が待望されていますが、現時点では有効なものは開発・使用されていません。これらの病原体がインフルエンザウイルスとともに、高頻度に変異を起すRNAウイルスであることも、ワクチン開発が難しい理由の一つになっています。これに加えて、それぞれのウイルスが持つ固有の障害もあります。それらを紹介するとともに、現在のワクチン開発状況を紹介します。

感染症には、食とのかかわりを持つものもある

エイズ（AIDS）、すなわち、後天性免疫不全症候群はエイズウイルスによって引き起こされる病気ですが、アフリカのサルの仲間には、エイズウイルスに似たウイルスに感染しているサルがいます。いつの時代かは不明ですが、奥地に住むアフリカの人たちは食糧が手に入らないときに、こうしたサルを捕まえて飢えを凌ぎ、ウイルスに感染したのかも知れません。これがきっかけになりエイズウイルスの先祖がヒト社会に入り込み、エイズウイルスに進化したのではないかという仮説があります。

最近の調査研究により、中国の奥地に住むコウモリが、サーズウイルス（**コラム42**）を保有していることも分かってきました。当地ではコウモリを食する習慣があり、その過程でサーズウイルスがヒト社会に入ったと思われます。エボラ出血熱ウイルス（**コラム42**）の場合も、エボラ患者が間欠的に出る地域近郊に生息しているコウモリがウイルスを保有しています。そこでもコウモリを食用にする習慣があります。とてもコウモリは美味そうにはみえないのですが、こうでもしなければ飢えは免れなかったのかも知れません。コウモリは奥地では貴重な蛋白資源だそうです。

エイズにしろ、サーズにしろ、エボラ出血熱にしろ、その原因となる先祖ウイルスは二十世紀以前にも、文明人の踏み込まない奥地で細々とヒト社会と関係を持っていたと思われます。しかし、二十世紀後半に入り、開発が進み、奥地との交流が盛んになると病原体も変異・拡散し、人々の注目を集めるようになってきました。この見解では、閉鎖的地域に限定されていた病気が、開発と文明の交流によって、多くの人たちに感染し、知られるようになったということになります。

現在の分子生物学的研究は、多くの感染症と食が密接な関係にあったことを明らかにしつつあります。食品によって媒介されるとは思えない感染症でも、最初は食との関わりで人間社会に入り込んだものが多いのです。それゆえに、安全性が保証されていないゲテモノ食いは厳に戒めるべきでしょう。特に野生動物はどのような危険な病原体を持っているか、十分な解明がされていません。「君子危うきに近寄らず」という格言もあります。

Column 42 さまざまな新興感染症、サーズ、マーズ、およびエボラ出血熱

三者ともに、代表的なウイルス性の新興感染症（167 ページ参照）です。サーズ、すなわち重症急性呼吸器症候群（Severe Acute Respiratory Syndrome；SARS）は 2003 年の春の初め頃より注目された病気です。約 8,000 人の患者と 774 人の死亡者（死亡率 10％弱）を出して、その年の７月に終息しています。病原体はコロナウイルス科に属する新しいタイプの RNA ウイルスです。この病気は、咳、息切れ、全身の倦怠感等の症状を伴う呼吸器感染症です。患者には肺炎や呼吸器圧迫症候群がみられます。発熱（38 度以上）も重要な所見になっています。潜伏期は数日のようです。2003 年８月以降、実験室で誤ってサーズウイルスを扱っていた人が感染した例がありますが、サーズの自然感染は出ていません。

その後、10 年近くたった 2012 年９月にサウジアラビアで、サーズに似た重症呼吸器感染症の患者が出ました。原因微生物はサーズウイルスに似たコロナウイルスであることが判明しました。患者がサウジアラビアをはじめとする中東に多く出ているところから、中東呼吸器症候群（Middle East Respiratory Syndrome；MERS）、マーズと命名されました。保有動物はヒトコブラクダで、ラクダと接する人には感染する確率が高くなっています。マーズは 2015 年には韓国にも飛び火し、百数十人の患者を出して鎮静化しました。一方、中東でのマーズの流行は収まってはおらず、2018 年２月現在、2,189 人の患者と 779 人の死亡者が報告されています。死亡率 35.7％という高さです。

サーズウイルスを持つコウモリが発見されたところから、サーズの自然宿主はコウモリが疑われています。野生のハクビシンを扱うヒトからサーズの抗体が検出されたところから、ハクビシンを介して 2003 年のサーズの流行が起こったのではないかという説が出ましたが、確証はありません。中国の奥地では野生のハクビシンを食用にするところもあるようです。2019 年４月現在、サーズやマーズに効果がある抗ウイルス薬も、ワクチンも開発されていません。

エボラ出血熱の原因ウイルスは RNA ウイルスで、フィロウイルス科に属します。フィロウイルスというのは糸状のウイルスという意味です。アフリカでは古くからあった病気のようです。エボラ出血熱は、1976 年にスーダンやウガンダで大流行を起こしたことで注目されました。2014 年までに約二十数回にわたって、スーダン、コンゴ、ガボン、南アフリカ、ウガンダなどで間歇的に流行を起こしていました。こうした国で猛威を振るっているエボラ出血熱の致死率は 70％という高さでしたが、患者数では多くとも数百人というレベルでした。しかし、2014 年から始まり、2016 年になってようやく収まった西アフリカ３ヵ国（ギニア、ソマリア、シエラレオネ）を中心にするエボラ出血熱の大流行では、患者数は３万人弱、死亡者は１万１千人以上という酷さでした。なお、野生のサルもエボラ出血熱ウイルスに感染しますが（こうしたサルを介してヒトが感染するケースも多い）、コウモリがウイルスの自然宿主であるという見解が有力です。

ヒトからヒトへのエボラ出血熱感染は、患者の血液、体液、排出物などと接触して引き起こされています。潜伏期は２日から３週間と言われています。多くの出血熱と同様に、発熱、腹痛、頭痛、筋肉痛、下痢等が起こるとともに、粘膜や皮下の出血、血便や血尿などがみられます。残念ながら現在のところは、こうした出血熱に予防効果があるワクチンはありません。将来の流行を阻止するためにも、エボラ出血熱ワクチンの開発が緊急の課題になっています。

表 14　エイズで死亡した有名人（没年順）

名前	生没年	国	職業	メモ
ミシェル・フーコー Michel Foucault	1926〜1984	フランス	哲学者	ポスト構造主義
ロック・ハドソン Rock Hudson	1925〜1985	米国	俳優	『ジャイアンツ』（映画）
ペリー・エリス Perry E. Ellis	1940〜1986	米国	デザイナー	
リベラーチェ Wladziu Valentino Liberace	1919〜1987	米国	ピアニスト	「世界が恋したピアニスト」と称された。
ロバート・メイプルソープ Robert Mapplethorpe	1946〜1989	米国	写真家	官能的な写真
キース・へリング Keith Haring	1958〜1990	米国	画家	サブウェイ・ドローイング
フレディ・マーキュリー Freddie Mercury	1946〜1991	英国	ボーカリスト	ロックバンド「クィーン」
ルドルフ・ヌレエフ Rudolf K. Nureyev	1938〜1993	ロシア	バレエダンサー	
アーサー・アッシュ Arthur Ashe	1943〜1993	米国	テニスプレイヤー	4 大大会シングルスを制した初の黒人
ランディ・シルツ Randy Shilts	1951〜1994	米国	記者	San Francisco Chronicle
デレク・ジャーマン Derek Jarman	1942〜1994	英国	映画監督	

（提供、加藤茂孝）

エイズの起源に関する最近の知見によると、アフリカ・カメルーンに生息するチンパンジーが保有するウイルス（サル免疫不全ウイルス；SIV）が、現在ヒト社会に大流行を起こしているエイズウイルス（ヒト免疫不全ウイルス；HIV）に極めてよく似ているそうです。このウイルスに感染していたチンパンジーをヒトが食したために、ウイルスがヒト社会に移り、その間に変異を繰り返し、世界中に拡散したという考えが近年、支持者を集めています。エイズウイルスの起源に関しては、加藤茂孝が優れた見解をまとめているので、そちらを参照してください（加藤茂孝：続・人類と感染症の歴史、丸善、2018）。この本には、エイズで死亡した有名人のリストも掲げられています（**表 14**）。驚くほどの著名人がエイズの犠牲者になっています。

ヒト細胞中に潜伏するエイズウイルス

エイズウイルスは、レトロウイルス科に属する RNA ウイルスです。レトロウイルス科のウイルスはいずれも、RNA を鋳型にして DNA を合成する「RNA 依存性 DNA 合成酵素」を持っ

Column 43

ATL（成人 T 細胞白血病）と HTLV（ヒト T 細胞白血病ウイルス）

HTLV は ATL の病原体として、わが国で発見されたレトロウイルス科に属するウイルスです（1976 年に発見）。わが国では九州や四国の島部などで、60 歳以上の高齢者を中心に ATL の患者が出ています。母子感染（主として母乳による）や血液感染によって伝播されてきましたが、検査法が確立して以来、新たな感染者は激減しています。HTLV は感染力の強いウイルスではありません。世界レベルで存在分布を調べたところ、カリブ海諸島、南アメリカ、パプアニューギニア、ソロモン群島、中央アフリカなどに限局した病気であることがわかってきました。

ATL には長く良い治療法がなく、発症者の大半が死亡していましたが、最近は有効な治療薬が増えてきたのは朗報です。代表的なものは、協和発酵キリンが開発したポテリジオです。ポテリジオは ATL 細胞に存在する受容体を標的にした評判の高い抗体医薬です。また多発性骨髄腫の治療薬レプラミド（セルジーン社）も、ATL の治療に有効であることが判明しています。

なお、HTLV には HTLV-1 と HTLV-2 の 2 型が知られています。

ています。極めて特殊なウイルスです。レトロウイルス科にはエイズウイルスのほかに、いろいろな動物に白血病などを起こすウイルスが含まれます。ヒトT細胞白血病ウイルス（HTLV；**コラム43**）も、レトロウイルス科の一員です。

生物細胞中のDNA遺伝子に含まれる情報は、中間段階としてRNAに転写されます。次のステップとして、このRNAの情報は細胞質中のリボゾーム上で翻訳され、特異的な蛋白質が合成されます。すなわちDNAに含まれる情報は、DNA→RNA→蛋白質という流れで発現されます。こうした一方向性の情報の流れは「セントラルドグマ」（**コラム44**）と呼ばれ、1960年以降、医学・生物学界で広く受け入れられていました。当時は、情報はDNAからRNAに向かってのみ流れ、逆（RNA→DNA）は存在しないと思われていました。しかし、1970年にTeminと水谷 哲、およびBaltimoreによって「RNA依存性DNA合成酵素」が発見され、RNAの情報がDNAに転写されることが証明されました。通常の転写ルートとは逆であるため、RNA依存性DNA合成酵素は「逆転写酵素」とも呼ばれています。一般には後の名前の方が広く受け入れられています。

エイズの治療や予防を難しくしている理由の一つは、ウイルスが逆転写酵素を持っていることにあります。すなわち、エイズウイルスはヒト細胞に感染後、逆転写酵素を使ってRNA型からDNA型に変わり、ヒト染色体のDNA中に潜り込んでしまうのです。こうなると、エイズウイルスを叩くことが極めて難しくなります。ウイルスが常時、体液中だけにフラフラしていてくれれば、体液性の抗体で活性を奪うなど、それなりの対策も打てるのですが。

1980年代の初めにアメリカを中心にして、男性の同性愛者の間にカリニ肺炎やカポジ肉腫（**コラム45**）が次々に発生しました。これらの患者には、細胞性免疫に重要な役割を果たす特殊なT細胞が減少しており、免疫不全に陥り、深刻な感染症を引き起こしていました。後天性免疫不全症候群、すなわちエイズ（Acquired Immuno-Deficiency Syndrome；AIDS）の発見の経過です。患者が発見された2年後にエイズの原因ウイルスが発見され、後に「HIV」と命名されています。HIVの発見をめぐる競争では、恒例のように、先取権を

Column 44　セントラル・ドグマ（Central Dogma）

セントラル・ドグマは日本語に翻訳すると「中心教義」となりますが、研究者の間ではカタカナのままで通っています。セントラル・ドグマは1958年に、イギリス人クリックが生命現象の基本を説明する一般原理として提出した概念です。

なお、このクリックはDNAの2重ラセン模造モデル（別名、ワトソン・クリックのモデル）を提唱した有名な「ワトソン・クリック」の片割れです。

セントラル・ドグマによれば、すべての生物の遺伝子（DNA）にある情報は一時的にRNAに移され、次いでRNAから蛋白質に移される；そして、この「DNA→RNA→蛋白質」という情報の流れは一方向のみに流れ、逆方向、すなわち蛋白質からRNA、もしくはRNAからDNAへは情報は流れないというものでした。

この概念が提出された直後に、クリックの予言通り、DNAの情報を受け取る伝令RNAが発見され、セントラル・ドグマの評価を高めました。分子生物学的研究を刺激するなどの役割を果たしてきましたが、1970年になってテミンと水谷 哲、およびボルチモアによって逆転写酵素（本ページ参照）が発見され、情報がRNAからDNAに流れることもあることが証明され、セントラル・ドグマは一部、修正を受けました。

めぐって激しい騒ぎがありました（**コラム 46**）。HIV には１型と２型がありますが、現在、世界で多くの流行を起こしているのは１型の方です。２型は西アフリカに局地的に流行していますが、病原性は１型に比べて弱いようです。HIV-2 は HIV-1 との遺伝子相同性は 50% 以下です。

エイズ患者の数は、その後ますます増えてきましたが、WHO を含む多くの機関の努力により、21 世紀にはいると、新たな感染者と死亡者は、共に少しずつ減少しています。2016 年には世界中で、年間 180 万人の新たな感染者と、100 万人の死亡者が出ていると推定されています。とりわけアフリカで患者が多く出ています。アフリカでは、HIV と結核菌の混合感染によって多数の死亡者が出ているのです。結核菌はヒトの細胞中に巣くって、細胞を崩壊させます。結核菌を制御するためには細胞性免疫が重要な役割を果たしますが、こちらが HIV の作用によって不全状態に陥っているため、手が打てないのです。おまけに多くの抗結

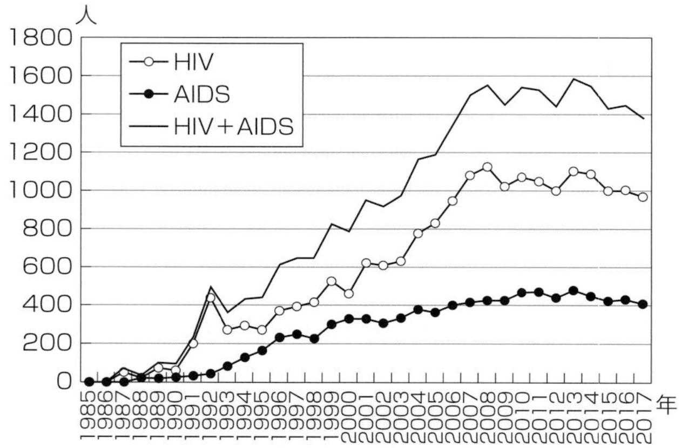

図 56　わが国における新規 HIV 感染者およびエイズ患者の年次推移（報告数）（厚生労働省 提供）

Column 45

カポジ肉腫とカリニ肺炎

カポジ肉腫を起す病原体は、ヘルペスウイルス８型と呼ばれる DNA ウイルスです。この肉腫は紫色や焦げ茶色の扁平、もしくはわずかに盛り上がった染みとして出現します。エイズ患者の約３割にカポジ肉腫が発生すると言われています。また、免疫抑制剤の治療を受けている患者にも出がちです。高齢者（特に男性）に出ることがありますが、悪性に至らないのが大部分のようです。転移もほとんどありません。しかし、エイズ患者のカポジ肉腫は極めて悪性化しやすく、内臓や消化器を含む体全体の至るところに発生します。体表にできたカポジ肉腫は液体窒素による凍結や、手術で除去する方法が採用されています。放射線で叩く方法もあります。

カリニ肺炎の病原体は当初は原虫と思われていましたが、遺伝子解析によって真菌であることが確定しています。この真菌はありふれたもので、健康なヒトには肺炎を起こしません。しかし、エイズ患者、生活習慣病などを患っている患者、術後患者など易感染者には厳しい肺炎を起こします。死亡率は 15～20％にも上ります。息切れ、発熱、乾いた咳などがよくみられる症状です。治療薬には ST 合剤（トリメトプリム ＋ スルファメトキサゾール）や、ペンタミジンが有効です。

核薬が効かない XDR-TB なども蔓延しつつあります（70 ページ参照）。なお、わが国でも、2005 年には HIV の累積感染者数が１万人を超えてしまいました。感染の勢いにストップをかけることができません。このところ毎年、千人前後の新規の HIV 感染者が出ています（**図 56**）。

HIV の主な感染経路は性媒介、血液媒介、および母子感染があります。かつては同性愛者間での感染が目を引きましたが、現在の世界のエイズ流行は、男女間のセックスによる感染が多くなっています。ただし、わが国では同性間のホモセックスによる患者が多く出ていま

Column 46

HIV の発見をめぐるスキャンダルとノーベル医学賞

エイズが世界中の注目を集めたのは、アメリカの疾病予防管理センター（Centers for Disease Control and Prevention；CDC）が定期的に刊行している週報に、男性の同性愛者にカリニ肺炎が続出しているという報告が出たことに因っています。1981 年の初夏のことです。その後、アメリカやヨーロッパなどで似た病気の報告が続出します。患者たちには特定の白血球が減少し、体は痩せ細り、日和見感染症やカポジ肉腫などで死亡します。

各国の病原微生物の研究者たちは、この新奇な疾患の病原体の発見競争に参加し、フランスのモンタニエら（パスツール研究所）が、いち早く患者から新しいタイプのウイルスを発見し、LAV と命名します。一方、アメリカのギャロも、モンタニエに少し遅れてエイズの病原体と思われる新種のウイルスを発見し、HTLV-3 と名付けました。ギャロは、エイズの病原体は HTLV（**コラム 43** 参照）と極めて似たウイルスと考え、HTLV-3 と名付けたのです。なお、HTLV は LAV 等の発見に先んじて見つかっており、ギャロはすでに HTLV の研究者としても高名でした。このため彼の報告は世界の注目を集めていました。こうなると、どちらがエイズの病原ウイルスかという問題とともに、LAV と HTLV-3 はどういう関係にあるウイルスかということを知りたくなります。エイズウイルスの第一発見者は誰かという栄誉に関わる問題だけでなく、エイズの検査キットの開発などに関係して、誰が第一発見者として特許権を取るかという金銭に関わる問題もはらんできます。

衆目を集める中で、LAV と HTLV-3 の比較研究の結果、何と LAV と HTLV-3 はほとんど同じウイルスであることが判明しました。DNA ウイルスと違って、RNA ウイルスは変異しやすいウイルスです。起源が同じでなければ、ほとんど同じウイルスが見つかる可能性は少ないのです。当然で出てくる疑いは、第二発見者であるギャロがモンタニエのウイルスを使って自分の発見にしたという疑いです。事実、ギャロはモンタニエが発見したウイルスを入手していたようです。彼は苦境に立たされ弁明を行いますが、物見高い野次馬共の不信感を払拭するには至りませんでした。

エイズウイルスの発見は検査キットの特許料とも関わるために、フランスのパスツール研究所はアメリカで訴訟を起こし、アメリカとフランスの争いの様相も呈してきました。WHO にはさすがに知恵者がいるようで、1986 年にエイズを起こすウイルスの名前を LAV でも HTLV-3 でもない HIV（Human Immuno-deficiency Virus；ヒト免疫不全ウイルス）に統一することを提案し、論争の沈静化を図ります。その間、ゴタゴタも続きますが、現在は当然のことながらエイズウイルスの第一発見者はモンタニエらとされています。

なお、2008 年のノーベル医学賞は３人の病原ウイルス研究者に与えられました。受賞者のうちの二人は、モンタニエと彼の共同研究者であったバレシヌシで、残りの一人は発がん性ヒトパピローマウイルスの発見者であるツァー・ハウゼン（96 ページ）でした。ギャロは世界最高の賞の受賞者から外されたのです。ただし、HIV の大量培養法の開発などで、ギャロの果たした功績も極めて大きいものがあることは、多くの微生物学者が認めているところです。

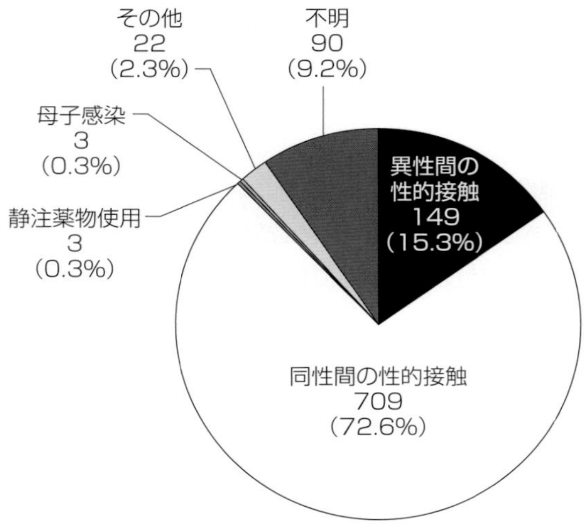

図57 2017年に報告された新規HIV感染者の感染経路別内訳(厚生労働省資料による)

す(**図57**)。HIV感染後、発熱や発疹症状を呈するヒトもいますが、多くは無症状で過ごします。数年から10年ぐらいの潜伏期を経て、倦怠感、発熱、発疹、口腔カンジダ症などを発し、体重も身を切るように徐々に減少してゆきます。症状がさらに進むと、カポジ肉腫が出たり、カリニ肺炎などのさまざまな日和見感染症などが起こり、死に向かいます。

抗エイズ薬とカクテル療法

現在、さまざまな抗HIV薬が開発・承認されています。2017年11月に時点で30種類に近い抗HIV薬が承認されています、薬が標的にしているウイルスの特異酵素の違いから、逆転写酵素阻害薬、プロテアーゼ阻害薬、インテグラーゼ阻害薬、侵入阻害薬に大別され、逆転写酵素阻害薬は、さらに構造の違いから核酸系と非核酸系のグループに分けられます。

HIVは変異を起こしやすいために、1種類の薬しか使わない治療では、すぐに薬の効かない耐性ウイルスがはびこり、治療不成功に終わります。幸い、核酸系、非核酸を問わず、逆転写酵素阻害薬でも、また他の阻害薬でも、いろいろな薬が承認されているので、上記グループのうちから、1ないし2種類の薬を選び出し、組み合わせて使用する方法が確立され、大幅にHIV感染者の死亡率が低下しました。こうした投与方法をカクテル療法、もしくはハート(Highly Active Anti-Retroviral Therapy;HAART)療法と呼んでいましたが、現在はCombination Antiretroviral Therapy(cART)と名前を変えています。HIV感染者の25歳の人における余命推計値は、cART導入前は7.6年でしたが、導入後は32.5年まで延長しています。cART療法では耐性ウイルスの出現は大幅に抑えられています。その理由は、たとえば核酸系逆転写酵素阻害薬と非核酸系逆転写酵素阻害薬では、HIV遺伝子上の突然変異を起こす場所が違うためです。最初に開発された抗エイズ薬は逆転写酵素阻害薬でしたが、その後に、プロテアーゼ阻害薬、インテグラーゼ阻害薬、および侵入阻害薬も承認され、cART療法にも選択肢が増えています。

cART療法は非常に有用ですが、残念ながら薬だけでHIVを撲滅することはできません。抗HIV薬の副作用は一般に強く、患者にも苦痛をもたらすこともしばしばです。HIVに対する化学療法は、解決を要する多くの課題を残しています。

百戦百敗だったエイズワクチンの開発の歴史

HIV が発見されたのは 1983 年ですが、四半世紀以上経過した 2009 年までも、希望の持てるワクチンは何一つ見つかりませんでした。ワクチン候補が「効果なし」とわかって、あえなく「開発打ち切り」になったものの数は、両手、両足の指を総動員しても、数え切れません。あるワクチン候補のごときは効果がないどころか、逆に HIV 感染を高めるという臨床治験成績が出てしまい、非難を浴びて退場になっています。

エイズワクチンの開発が難しい理由の一つは、先に述べた HIV が逆転写酵素を持っていることにあります。HIV の逆転写酵素は正確性に乏しく、転写エラーを起こしやすいのです。このため、次の世代に遺伝子が正しく受け継がれず、突然変異を起こしたものが高率に作られてしまうのです。HIV は一年間に 1％ぐらいの割合で変異を起こしています。短期間に変異を起こしてしまうと、一つのワクチンで効率よく HIV を制御できません。また、HIV に対する体液性抗体は、体液中でも HIV とピッタリ結合できない（それゆえに HIV を不活化できない）のではないかという見解もあります。そのうえに、HIV の予防には弱毒生ワクチンは使えません。なぜなら HIV は突然変異を起こしやすい逆転写酵素を持っていますので、強毒型に変異する可能性があるのです。

このように、いくつもの高いハードルがあり、また、HIV 感染によってヒトの側の免疫機能がどのように発動されるかも明快に分かっていなかったこともあり、HIV に対するワクチン開発は百戦百敗の状況でした。しかし 2009 年になって、タイ国の治験で初めて、予防効果があるエイズワクチンが報告されたのです。

『アリアドネの糸』は捕まえられたか

2009 年に Rerks-Ngarm らは、有力医学誌『New England Journal of Medicine』誌に、タイ国での治験で、彼らが使ったエイズワクチンが弱いながらも感染予防効果がみられたという論文を出しました。このワクチン（RV144）は単独では効果がない 2 種類のワクチンを組み合わせたもので、タイでの大規模治験では約 30％の予防効果があったというものです。効果は弱いのですが、統計学的には意味のある数字であることが示されています。対 HIV との連戦連敗の中で、かろうじて得た最初の一勝と言うべきものでしょうか。

なお、この RV144 エイズワクチン接種では、取り立てて問題になる副作用は出ていません。ただし、本ワクチンがそのまま医療現場で使われるということはありません。とは言うものの、将来のエイズワクチン開発に希望を与えたという点で、また、より良いワクチン開発への土台を与えるという点で、部分的とはいえ成功は大きな意味があります。事実、RV144 ワクチンを基にして改良したワクチンが、HIV 感染の予防に資するかどうかを調べる臨床試験がスタートしています。接種対象者は南アフリカの成人で、臨床試験は 2016 年からスタートしています。本試験では、HIV に感染していない 18 歳から 35 歳までの 5,400 人が登録され、臨床試験の結果は 2020 年の後半には纏まるとされています。良い予防結果が期待されます。

近年は、強力なアジュバントも開発され、マラリアなどでは有効なワクチン開発にも展望が開かれつつあります（149 ページ）。HIV の感染機構や構成蛋白の役割なども明らかにされてきました。一方では、エイズ患者の大半は貧しい発展途上国の人たちですので、利潤の追及のうえから、エイズワクチン開発に意欲的な製薬企業は多くありませんでした。RV144 の成功が、『アリアドネの糸』となり、優れたワクチン開発にたどり着くことを期待したいと思います。RV144 の論文が発表されたことがきっかけになり、複数の大製薬企業がエイズワクチンの開発研究に参入してきており、その成果が期待されます。

7 ■ C 型肝炎ワクチンの開発を阻んでいる諸問題

C 型肝炎の性状や治療などについては、すでに 102 ページで紹介していますので、そちらを参照してください。C 型肝炎の治療薬については、優れたものが開発・利用できるようになってきているのは朗報ですが、ワクチンの開発は苦戦が続いています。

C 型肝炎ワクチンの開発が難航している大きな理由は、C 型肝炎ウイルスは変異性に富んだ RNA ウイルスであるだけでなく、C 型肝炎ウイルス自体も多数の遺伝子型に分かれていることが挙げられます。C 型肝炎を予防しようとすると、主な遺伝子型に対応するワクチンを、それぞれ作る必要があります。おまけに、ワクチン成分の候補になるウイルス構成蛋白質は特に変異しやすいという問題もあります。なかでも C 型肝炎ワクチン開発の最大の障害になっていたことは、ウイルスを培養細胞で効率的に増殖させることができなかったことが挙げられます。このことが C 型肝炎ウイルスの研究が大幅に遅れた原因にもなっていました。

幸いなことに、2005 年になって、東京都神経科学総合研究所の脇田隆字（当時；2018 年 4 月より国立感染症研究所長）が、培養細胞を使った C 型肝炎ウイルスの効率的な培養法に成功し、大量のウイルスの入手が容易になりました。この成功がきっかけになって、C 型肝炎ウイルスの研究が前進しています。ちょうど、エンダースらによってポリオウイルスの効率的な培養法が確立した直後に、ソークやセービンによるポリオワクチンが開発されたように（62 ページ参照）、C 型肝炎ワクチンの完成も現実の問題になってきました。脇田自身も共同研究者たちとともに、C 型肝炎ワクチンの開発研究を遂行しています。彼らは大量培養で得た C 型肝炎ウイルスを、不活化ワクチンとして使うことを目標の一つにしています。マウスを使った予備実験では、希望の持てる結果が出ているようです。脇田による難問解決によって、C 型肝炎ワクチンの開発には、大きな期待が持たれてきています。

第4章 新興感染症用ワクチンとバイオテロ用ワクチン

1 ■ 猖獗を極める新興感染症とワクチン開発の必要性

20 世紀の後半以降、これまで知られていなかった耳新しい感染症が注目されています。こうしたニュー・フェイスの感染症を「新興感染症」と呼んでいます。エイズ、マールブルグ病、ラッサ熱、エボラ出血熱、腸管出血性（志賀毒素産生）大腸菌下痢症、サーズ、新型インフルエンザ（高病原性 H5N1 インフルエンザ）、マーズなどが、致死率の高い新興感染症です。腸管出血性大腸菌を除き、これらの病原体はすべてウイルスです。最近、マーズが中東と韓国で、エボラ出血熱が西アフリカで、猛威を振るったことは記憶に新しいものがあります。なお、前章のコラムでマーズについて簡単な紹介をしていますが、ここでもう一度、詳しい紹介をしておきます。

2003 年に流行したサーズコロナウイルスとは別種のコロナウイルスによる重症の呼吸器感染症が、2012 年ごろから、サウジアラビア、カタール、ヨルダンなどの中東諸国を中心に発生し、今日に至るまで、患者を出し続けています。WHO は、この病原体ウイルスを、マーズコロナウイルスと呼び、感染症名は中東呼吸器症候群（マーズ）と呼ぶことに決定しました。マーズ（MERS）の由来は、Middle East Respiratory Syndrome の先頭のアルファベットを繋げたものです。2015 年には韓国でも流行を起こし、わが国への飛び火が懸念されましたが、無事に凌ぐことができました。死亡率は約 35％と極めて高く、死亡者の多くは糖尿病や心肺などに慢性疾患を抱えている易感染者の人たちです。病原性が強いウイルスですが、不顕性感染も多いと推定されています。発熱、咳、呼吸困難、肺炎などが主な症状で、潜伏期は 2～15 日とかなりのばらつきがあります。感染源になるマーズコロナウイルスを保有している動物には、ヒトコブラクダが疑われています。残念ながら、2019 年 4 月現在、マーズに対する有効なワクチンや治療薬はありません。

エイズやラッサ熱に効果がある薬は開発されていますが、効果は部分的です。厳しい言い方をすれば、ウイルスが病原体である新興感染症を抑えきる薬はないというのが正しいかも知れません。エボラ出血熱やマーズなどに対しては、ワクチンによる予防が最大の決め手と考えられますが、残念ながら多くの新興感染症でワクチンの方も開発段階です。バイオテロ防止対策の一環として、アメリカの陸軍感染症医学研究所などを中心に開発研究がなされているようですが、詳細は不明です。ただし、高病原性 H5N1 インフルエンザの場合は、これまでのインフルエンザワクチンの開発技術を応用して、期待の持てそうなワクチンが開発されてきています。そのうち、いくつかが欧米や日本などで承認されており、流行が危惧されたときなどに使用できる体制になっています（115 ページ参照）。

なお、二十世紀の後半以降、多くの新興感染症が見つかってきた理由は、交通機関の発達と森林などの開発によって、アフリカ奥地など限られた地域に潜んでいた感染症がいろいろな地域に飛び火するようになったためです。決して、二十世紀後半に新しい感染症が、地球上に突然に誕生したのではありません。これについてはすでに解説しています。今後も奥地に潜んでいる未知の感染症が、文明社会に新たに登場してくるに違いありません。好むと好まざるとにかかわらず、**世界が一体化に向かうことは―それは良いことですが―その副作用として、未知の感染症が拡大に向かうことを意味します。**

2 ■ バイオテロ兵器になりうる病原体とバイオテロ対策用ワクチン

高まっているバイオテロの危機

病原微生物や微生物毒素を兵器として利用する試みは、第一次世界大戦以降、急速に進んできました。特に、旧日本陸軍軍医中将・石井四郎によって満州（中国の東北部）に設立された731部隊（**コラム47**）による生物兵器の開発研究は、あまりにも悪名が高いものがあります。

生物兵器は安価に製造できるうえに、破壊力は核兵器並み、もしくはそれ以上です。WHOのシミュレーションでは、人口500万人の都市に50 Kgの炭疽菌を空中散布すると、

Column 47　生物兵器の開発研究と731部隊

「731部隊」は「石井部隊」とも呼ばれています。この部隊は、陸軍軍医中将であった石井四郎が中国東北部・ハルピン市郊外に設立した生物兵器の開発研究機関です。設立の年は1936年です。731部隊の関連機関は北京、南京、広東（現在の広州）、およびシンガポールに置かれ、併せて「石井機関」と呼ばれていました。石井機関で生物兵器の開発研究の対象としていた病原体は炭疽菌、ペスト菌、コレラ菌、赤痢菌、チフス菌、ガス壊疽菌、破傷風菌、天然痘ウイルスなど、毎度お馴染みの強毒微生物ばかりです。細菌兵器が多かったのですが、当時はペニシリンなどの抗菌薬が開発されていなかったので、こうした病原細菌によって起こる感染症には有力な治療法がなかったのです。今日では想像できない恐怖の細菌たちでした。

石井機関や731部隊の名が忌まわしさを感じさせる最大の理由は、兵器の開発研究の過程で、中国人捕虜たちに対して無理やり人体実験を行ってきたという事実です。嫌がる捕虜たちに大量のコレラ菌を飲ませたなどはまだ軽い方で、捕虜たちを杭に縛り付け、近くでガス壊疽菌を詰めた爆弾を破裂させ、ガス壊疽を感染・発症させるような実験も行っていました（ウェンディ・バーナビー：世界生物兵器地図、NHK出版）。また、ペスト菌やコレラ菌を抵抗勢力の拠点などに投下したり、散布したとも言われています。

こうした石井らの悪行は太平洋戦争後にアメリカ占領軍の知るところとなりますが、石井たちは密かにアメリカと取引をし、人体実験のデータをアメリカに渡す代わりに石井機関の罪を問わないことに成功しています（青木冨貴子：731、新潮社）。アメリカ側も、当時は東西冷戦のさなかにあり、旧ソ連に対抗するためにも、石井らによる生物兵器を使った貴重な人体実験のデータが欲しかったようです。石井機関では、強毒細菌のヒトに対する致死数などの人体実験のデータを持っていたと言われています。当然、こうしたデータはどこでも得られるようなものではありません。アメリカとの取引のおかげで、石井自身も畳の上で死ぬことができました。また、他の石井機関の関係者たちも全員安泰で、あるものは企業の重役に、またあるものは大学の学長や研究所の所長まで上り詰めました……。

25万人もの死亡者が出ると推測されています。おまけに、生物兵器の散布によって感染症が拡散・定着し、撲滅に時間がかかります。ただし、生物兵器は天候などによって効果が半減することが多い兵器で、確実性の点では核兵器に劣ります。また、攻撃を仕掛けた方も、感染症の世界的な大流行で､回り回って自国に感染者が出る可能性があり得ます。いわゆる『ブーメラン効果』です。大量殺戮兵器としての殺傷力はさておき、相手だけに確実に被害を与えるという点では、生物兵器は使用者にとって優れた兵器とは言えません。1972年に生物兵器禁止条約が策定され、多くの国が批准していることもあり、このところ生物兵器が国家間の戦争に使われる可能性は減少しています。…と思いたいところです。

しかしながら、一方では病原微生物や毒素をテロ兵器（バイオテロ兵器）として使用する試みが急増しています。世界情勢がますます混沌としてきた今日、個人や独善的な団体が仕掛けるバイオテロの危険性は従来よりも高まっています。現実にわが国では不成功に終わったものの、1990年から1993年にかけて、オウム真理教により炭疽テロとボツリヌステロが

Column 48
オウム真理教が行ったバイオテロとアメリカの炭疽テロ

オウム真理教が行ったテロとしては、1994年と1995年に松本市の住宅街と東京の地下鉄で行った有毒化学物質・サリンを使った化学テロが有名です。これらのテロでは多くの死傷者を出すとともに、数千人に及ぶ人々が被害を受けています。しかし、サリンテロはオウムが行った最初のテロではなかったのです。一般には知られていませんが、彼らは1990年から1993年にかけて、ボツリヌス毒素と炭疽菌を使ったバイオテロを8回も試みています。ただし、これらのテロは被害者を出さず、不成功に終わっています。

ボツリヌステロが不成功に終わった理由は、毒素の製造法や散布法が不適切だったためではないかと言われていますが、正確なところはわかりません。一方、炭疽テロが不成功に終わった理由は明らかです。彼らはワクチン用の炭疽菌を毒性株と間違えてテロに使ったためです。われわれは彼らの無知に感謝したいところですが、その後の展開から一概に良かったとは言えないところがあります。その理由は、炭疽テロなどに成功しなかったために、オウムが目標をサリンの製造に切り替えたためです。

2001年の秋に行われたアメリカの炭疽テロは、アルカイダたちがハイジャックした飛行機もろとも世界貿易センタービルなどに突っ込んだ自爆テロの直後に行われました。いわゆる「9・11の悲劇」の直後です。テロリストは、微粒子を発散しやすいように加工した炭疽菌芽胞を封書に入れ、相手側に送りつけていました。芽胞は白い粉と混合されていたので、「恐怖の白い粉」と呼ばれていたことは記憶に新しいものがあります。このテロでの被害者の多くは、封書の受取人や郵便局関係者たちでした。世界中を震撼させた事件でした。わが国でも相当数、馬鹿な人間がいたようで、その年には各地で「白い粉」を送る嫌がらせが続出しました。幸い、本物の炭疽菌を含む「白い粉」はありませんでしたが、たくさんの「白い粉」を持ち込まれた地方衛生研究所の病原細菌の研究者たちは、正月休みを取れないほど、炭疽菌の検査で忙しかったそうです。

オウム真理教のバイオテロ実行犯はサリンテロの後で逮捕されましたが、アメリカの炭疽テロの実行犯は長い間逮捕されませんでした。2008年8月になって米国司法省は、「炭疽テロは、2008年７月に自殺した米国陸軍感染症医学研究所の炭疽菌研究者の単独犯行であった」と断定し、捜査の終結を宣言しました。最初のテロの犠牲者が出た、７年近くも経過した後のことです。「バイオテロの現認は難しい」と言われますが、アメリカの炭疽テロでは残念ながら、その通りの展開になりました。

表 15　バイオテロに使用される可能性が高い兵器の特性

（山内一也、三瀬勝利：忍び寄るバイオテロ、日本放送出版協会、2003 より一部書き直して収載）

兵器名	症　状	致死率	予防法	備考
炭疽菌	肺炭疽：風邪に似た症状から大量の発汗、高熱、呼吸困難。腸炭疽：血便、腹痛など。皮膚炭疽：水疱、潰瘍を経て黒化	90％（肺） 50％（腸） 20％（皮膚）	ワクチン（わが国には家畜用だけでヒト用はない）、抗菌薬の予防投与	CDC（米国疾病予防管理センター）では最も警戒すべきカテゴリー A にランク。ヒト－ヒト感染はみられない。
ペスト菌	肺ペスト：高熱、悪寒から急速に進行し、呼吸不全、出血で死亡。腺ペスト：倦怠感、菌血症となり全身の臓器に波及。黒斑が生ずる（黒死病）。	100％（肺） 50％（腺）	死菌ワクチンは腺ペストのみに有効。抗菌薬の予防投与	CDC でカテゴリー A にランク。14 世紀にヨーロッパを襲ったペストでは人口の三分の一が死亡。
コレラ菌	大量の下痢（白痢）、嘔吐、頭痛、腹痛、発熱はまれ。脱水症状に伴う各種臓器不全、ショック	50％（アジア型）。現在流行しているエルトール型の致死率は低い。	ワクチン（デュコラルの効果は約 80％）、抗菌薬の予防投与	輸液により致死率は大幅に減少できる。飲料水を狙うテロなどが考えられる。
腸管出血性大腸菌	下痢（鮮血便など）、腹痛。発熱は少ない。病状が進むと、溶血性尿毒症症候群（HUS）や脳症に至り死亡	HUS に至ると 20％	抗菌薬の予防投与	O157 が有名だが、それ以外の腸管出血性大腸菌も存在する。
サルモネラ	高熱、腹痛、下痢、嘔吐、頭痛、倦怠感など	数％以下	特になし。	多数の血清型がある。エンテリティディス菌やネズミチフス菌が代表的。
野兎病菌	潰瘍腺型：潰瘍、リンパ節の腫れ、悪寒、発熱、頭痛、倦怠感。類チフス型：発熱、頭痛、倦怠感、衰弱、咳、胸骨下不快感	5％（潰瘍型） 35％（類チフス型）	抗菌薬や動物用ワクチンの使用。ヒト用ワクチンの開発の試みはある。	CDC でカテゴリー A にランク。アジアの野兎病菌は北米のものより病原性が弱い。
ブルセラ	長く続く不規則な熱、悪寒、頭痛、関節痛、筋肉痛、抑鬱などの精神不安	5％以下	動物用ワクチンはヒトには副作用が強い。	相手を無力化する兵器。長期間感染が継続する。
鼻疽菌と類鼻疽菌	発熱、悪寒、頭痛、筋肉痛、鼻漏、リンパ節の腫れ、ショックなど	50％	抗菌薬（効果のあるものが限定されている）	感染から発症までの時間が長い。
チフス菌	高熱（39℃以上）、頭痛、腹痛、下痢、不快感、腸出血、敗血症	20％	抗菌薬、生ワクチン	パラチフスも似た症状を示す。
Q 熱リケッチア	発熱、胃痛、咳などを伴った胸痛、心内膜炎、症状は長期することが多い。	1％	抗菌薬、動物用ワクチン	相手を無力化する兵器。感染力が強い。
発疹チフスリケッチア	高熱、発疹、頭痛、出血、血圧低下、心衰弱、昏睡、	20～70％	抗菌薬、ワクチン	自然感染ではシラミが媒介。
オウム病クラミディア	発熱、悪寒、頭痛、肺炎	高齢者の場合 20％	抗菌薬（ベータ・ラクタム系は無効）	オウム以外の鳥も保菌する。
天然痘ウイルス	急激な倦怠感、発熱に始まり、頭部や手足を中心に発疹が出現。死を免れた場合にも「痘痕」が残る。	強力ウイルスで 30％以上	ワクチン、免疫グロブリン	CDC でカテゴリー A にランク。感染力が非常に強い。ワクチンの効果大。
出血熱ウイルス（エボラ、ラッサ、マールブルグなど）	出血、低血圧、浮腫、下痢、頭痛、筋肉痛、嘔吐、倦怠感など多様な症状	5～20％以上（エボラは 50％以上）	ワクチンは開発中（出血熱ウイルスの中で、黄熱ウイルスについては良いワクチンがある）	抗ウイルス薬はラッサの死亡率を下げるといわれているが、副作用が強く効果も限定的。CDC でカテゴリー A にランク
ウマ脳炎ウイルス	全身の倦怠感、弛緩熱、頭痛、筋肉痛、嘔吐、下痢	1％以下。ただし東部ウマ脳炎は高く 50％	ワクチンは開発中	西部およびベネズエラウマ脳炎の致死率は低く、無力化兵器として使用。
ポリオウイルス	神経細胞の破壊が進み、急性弛緩性麻痺が起る。病後の麻痺の回復が困難。小児麻痺ともいわれたが、成人にも発生	感染者の大半が不顕性感染	良いワクチン（セービン、ソーク）が開発されている。	ポリオがほぼ制圧されたために、逆にテロ兵器として注目されている。

兵器名	症　状	致死率	予防法	備考
H5N1 インフルエンザウイルス	急性で重症の呼吸器疾患（特に肺炎）、出血、下痢、浮腫など	H5N1 トリインフルエンザの死亡率は約 60％	H5N1 に対するプレパンデミックワクチンは開発されている。	2019 年６月現在、ヒト－ヒト感染を起こす H5N1 インフルエンザは誕生していない。
ボツリヌス毒素	眼瞼下垂、複視、言語障害、全身脱力から弛緩性麻痺、歩行困難を経て呼吸不全	高い。半数致死量は 0.05 マイクログラム（推定値）	トキソイドワクチン	CDC でカテゴリー A にランク。地上最強の毒素。呼吸器経由で摂取させるやり方もある。
志賀毒素（O157 など）	消化器系に取り込まれた場合：下痢、鮮血便、腹痛、溶血性尿毒症症候群、脳症など	高い。半数致死量は 0.1 マイクログラム（推定値）	ワクチンは未開発。ヒト化抗毒素抗体がわが国などで開発中	ボツリヌス毒素と並ぶ強力な毒素。O157 の作るベロ毒素は志賀型赤痢菌の志賀毒素と同じもの。
ブドウ球菌腸管毒素	経口的に摂取した場合：下痢、嘔吐、発熱、腹痛、吐き気など。呼吸器に吸入した場合：悪寒、咳、発熱、筋肉痛	1％以下（経口的に摂取した場合）	未開発	極めて安定。相手を無力化する目的で使用される可能性がある。
アフラトキシン（フラバス菌）	消化器系に取り込まれた場合：黄疸、急性腹水症、高血圧	ヒトへの有力データはない。	治療法も、予防法も、共に有力な方法はない。	発がん性あり。

細菌、およびリケッチア、クラミディア兵器には抗菌薬が治療に用いられるが、炭疽菌のような強毒菌で、かつ症状が進んだ場合には効果が期待できない。ウイルス兵器に対しては対症療法が主となる。抗ウイルス薬は副作用が強く、効果は限定的である。ボツリヌス毒素については抗毒素血清が感染初期には効果がある。致死率は適切な治療がとられなかった場合の数字を示す。

起こっています。また、2001 年にはアメリカで、封書に炭疽菌を含む白い粉を入れた郵便テロが実行され、世界中に衝撃を与えています。このテロでは 22 人の患者と５人の死亡者が出ました（**コラム 48**）。**わが国では呑気に構えている人が多いのですが、バイオテロは決して対岸の火事ではありません**。アメリカでは多額の予算を投入して、バイオテロ対策研究が盛んになっています。

バイオテロ兵器の候補は数々あります。強毒型の微生物や毒素のほとんどがバイオテロ兵器になり得ます。アメリカの疾病予防管理センター（Centers for Disease Control and Prevention；CDC）では、炭疽菌、ペスト菌、ボツリヌス毒素、野兎病菌、天然痘ウイルス、およびエボラなどの出血性ウイルスの６種類を、カテゴリー A 兵器に指定しています。カテゴリー A は、バイオテロ兵器として最も危険度が高い、警戒すべき兵器です。ここでは紙数の制限もありますので、「バイオテロ兵器の双璧」と呼ばれる炭疽菌と天然痘ウイルスに限って、ワクチン開発などの現状を詳しく紹介します。また、CDC では、カテゴリー A 兵器に加わっていませんが、腸管出血性（志賀毒素産生）大腸菌と高病原性 H5N1 インフルエンザウイルスに関するテロ兵器化について、近年、大きな話題になったこともあり、若干の解説を加えておきます。上記の新興感染症の病原体も、良い治療法やワクチンが開発されていないところから、当然のことながら、バイオテロ兵器の有力候補になりえます。なお**表 15** に、バイオテロ兵器に使用される可能性が高い兵器の特性をまとめておきます。

炭疽菌と炭疽ワクチン

バイオテロ兵器の双璧の一つ、炭疽菌（**図 58**）には３種類の感染形態があります。それらは「皮膚炭疽」、「腸炭疽」、および「肺炭疽」と呼ばれています。炭疽菌が最初に感染する場所が、それぞれの名前の由来です。炭疽菌が起す病気、すなわち炭疽は恐ろしい病気で、適

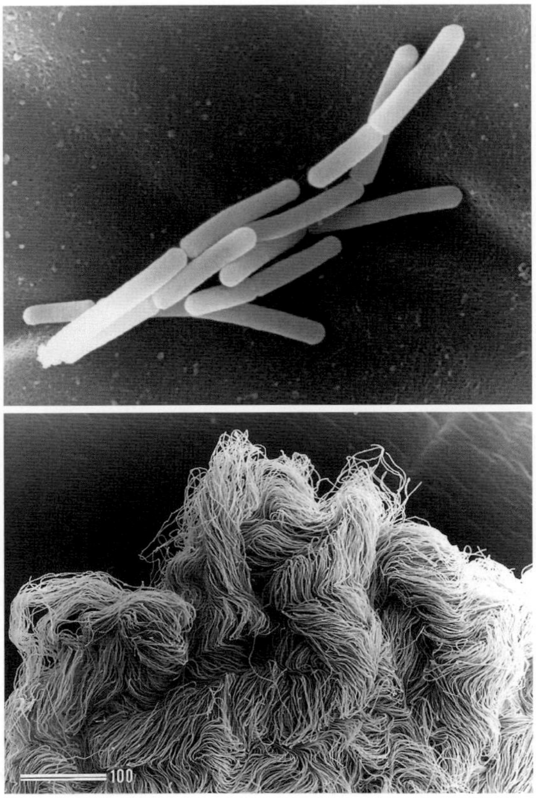

図 58　炭疽菌の電子顕微鏡写真（山本達男：炭疽菌 Bioterrorism ―炭疽菌とは何か―、考古堂より）山本達男 提供

（上）炭疽菌の走査型電子顕微鏡写真。少数個の桿菌が連鎖しているものがみられる。

（下）長くて連鎖した多数の炭疽菌が、もつれた糸状に増殖している。炭疽菌の旺盛な増殖力が垣間みられる。下部のバーの横に書かれている数字はマイクロメーターを示す。

切な処置が取られなかった場合の致死率は、皮膚炭疽で 20%、腸炭疽で 50%、肺炭疽が最も危険で 90%と言われています。2001 年のアメリカの炭疽テロでは、皮膚炭疽と肺炭疽の患者がそれぞれ 11 名出ましたが、死亡者 5 人はすべて致死率の高い肺炭疽患者でした。

自然感染による炭疽は、先進国ではほとんど発生していません。わが国でも、ヒトでは 1994 年の皮膚炭疽が、ウシでは 2000 年の炭疽が最後の発生報告となり、それ以降、発生が報告されていません。一方、中近東やアフリカなどの発展途上国では、自然感染による患者がいまだに多く出ています。患者数では圧倒的に皮膚炭疽が多く、全体の 9 割以上を占めています。感染部位が炭のように黒変することが、炭疽の名前の由来です。

炭疽菌は芽胞（59 ページ参照）を作る極めて安定な菌です。炭疽菌の芽胞は 100 度に熱してもなかなかくたばりませんし、消毒用アルコール漬けにしても、酔っぱらうこともなく平気で生きています。100 年近くも芽胞の形で生きていたという報告もあります。長寿といわれる現代の日本人以上に長生きです。こうした理由もあって、芽胞の炭疽菌は持ち運びするにも散布するにも便利です。これがテロリストたちが炭疽菌に興味を示す理由になっています。全く困ったことです。なお、**コレラ菌や赤痢菌等といった強毒病原細菌は、その病原性の強さから環境の変化にも強そうなイメージがありますが、むしろ菌自体は虚弱なものが多いのです。炭疽菌のように、毒力も強く、いろいろな環境でも安定に生存できる病原細菌は少数派なのです。**それゆえに『バイオテロ兵器の帝王』の座を占拠しているわけですが。

炭疽菌は細菌ですから、感受性菌であれば効果がある抗菌薬があります（**表 16**）。アメリ

表 16　炭疽菌感染症の抗菌薬治療法（国立感染症研究所、奥谷晶子：炭疽とは、2018 年 4 月 25 日より）

成人	備考
髄膜炎を伴う炭疽菌感染症	
シプロフロキサシン	第一選択薬
1 回 400 mg　1 日 3 回静注　プラス	
メロペネム	βラクタマーゼに耐性で中枢神経移行性もよい。
1 日 2 g　1 日 3 回静注　プラス	
リネゾリド	蛋白合成阻害が良好で中枢神経移行性が良い。骨髄抑制に注意。
1 日 600 mg　1 日 2 回静注	
髄膜炎を伴わない肺炭疽・腸炭疽、全身症状を伴う皮膚炭疽	
シプロフロキサシン	
1 回 400 mg　1 日 3 回静注　プラス	
クリンダマイシン	
1 回 400 mg　1 日 3 回静注　プラス	
もしくは	
リネゾリド	
1 回 600 mg　1 日 2 回静注	
全身症状を伴わない皮膚炭疽	
シプロフロキサシン　500 mg　1 日 2 回内服	
もしくは	
ドキシサイクリン　100 mg　1 日 2 回内服	中枢神経移行性が悪いため、CDC が成人の髄膜炎例には推奨していない。
もしくは	
レボフロキサシン　750 mg　1 日 1 回内服	
もしくは	
モキシフロキサシン　400 mg　1 日 1 回内服	
（代替療法）	
クリンダマイシン　600 mg　1 日 3 回内服	
もしくは	
ペニシリン感受性株　（MIC ＜0.125 mcg/mL）であれば	
アモキシシリン　1 g　1 日 3 回内服	

カの炭疽テロに使われた菌は幸い、いろいろな抗菌薬に感受性を示す菌でした。しかし、炭疽菌の病原性と毒力は極めて強力ですから、一度発症してしまうと、患者に抗菌薬を投与しても多くは手遅れになります。患者は、炭疽菌が作る「致死毒素」や「浮腫毒素」の作用で死亡します。抗菌薬はこれらの毒素を壊す作用はありません。このため、一度ヒトの体の中で毒素が大量に作られてしまうと、家元の菌をやっつけても、体中にばらまかれている毒素の作用による死は免れ難いのです。

アメリカでは、炭疽予防用の成分ワクチンが作られています。安全性は高いのですが、免疫力を高めるために数回の接種が必要といわれています。バイオテロに遭遇するかもしれない、中東の紛争国に派遣される兵士たちに接種されてきました。わが国では、パスツールが考案した家畜用の炭疽ワクチン（弱毒生ワクチン；7 ページ参照）はありますが、ヒト用の炭疽ワクチンはありません。なお、家畜用の炭疽ワクチンは、ヒトにも予防効果があるようです。現実に共産党政権時代の東欧では、炭疽菌を扱う人や、炭疽菌に感染するリスクの高い人たちに家畜用ワクチンが接種され、それなりの効果をあげたところもあったと伝えられています（牧野壮一、私信）。家畜用ワクチンをヒトに接種する場合は、かなりのリスクを覚悟しなければなりませんが、それを上回る効果があると当時は判断されたのでしょう。

アメリカで使われているヒト用炭疽ワクチンは、数回の接種が必要なこともあり、利便性に劣るところがあります。このため、効果が長持ちし、かつ安全な炭疽ワクチンの改良研究が、アメリカを中心に精力的に進められているようです。

三流から一流のテロ兵器に格上げされた天然痘ウイルス

「バイオテロ兵器の双璧」の片割れ、天然痘ウイルスは、70年前ならば有力なテロ兵器や生物兵器の候補にはならなかったでしょう。当時は三流のテロ兵器としか見なされていなかったはずです。なぜなら、当時はほとんどの人が種痘を受けており、天然痘には免疫があったからです。

確かに天然痘ウイルスは、ペスト菌とともに、人類に最大の恐怖を与えてきた病原微生物でした。しかし、すでに説明したとおり（5ページ）、1796年にジェンナーによって天然痘予防のための種痘法が導入され、これが広く採用されるとともに、天然痘の犠牲者数は減少していきます。1979年以降は世界中で一人の患者も出ていません。種痘、すなわち天然痘ワクチンの輝かしい勝利でした。

天然痘の病原体はウイルスですが、これが呼吸器から感染すると、2週間近くの潜伏期のあとで、突然に頭痛、関節痛などとともに発熱します。その後に、天然痘特有の直径1センチ前後の斑点のような発疹が全身、特に顔や手足などの露出部を中心に数多く出ます。出血を起すタイプもあり、この場合は発症者のほぼ全員が死亡します。

天然痘の場合は、幸運にも生き残った人にも顔などに醜い瘢痕、すなわち「痘痕（あばた）」が残ります。今は死語になっていますが、過去には「あばたもえくぼ」という言葉も、「恋は盲目」という意味で使われていました。恋をすると、恋人の醜いあばたも、えくぼ（笑窪）のように可憐に見えるという意味です。天然痘の影響は、われわれの生活の中にも深く浸透していたことがわかります。種痘が本格的に導入される以前は、少なからぬ人が顔にあばたを残していたのです。種痘の効果は絶大で、その普及とともに世界中で天然痘の患者数は大幅に減少しました。そして、1970年代には多くの国で種痘は中止になりました。種痘は世界最初のワクチンであり、天然痘を撲滅させた最大の功労者でしたが、数あるワクチンの中で副作用の強いものです。

天然痘の患者が出なくなった地域で、副作用の強いワクチンを接種する意味はほとんどありません。副作用による被害者が出るだけです。わが国でも1976年以降、種痘は中断されています。このため、天然痘に免疫を持たない人が多くなってきました。若い人はほぼ全員が天然痘に対する免疫を持っていません。こうした現状の中で、天然痘ウイルスがテロに使われると被害は甚大になります。天然痘ウイルスは、現在はアメリカとロシアの2ヵ所の研究機関で厳重に保管されています。天然痘の流行が終息したために、国際的な話し合いで、アメリカとロシア以外の国で保管されていた天然痘ウイルスはすべてが殺滅されたことになっています。わが国でも、国立予防衛生研究所（現・国立感染症研究所）で保管されていた天然痘ウイルスも、この話し合いによって殺滅されました。しかし、殺滅される以前に、旧ソ連などの研究機関から密かに天然痘ウイルスが、テロ組織やテロ容認国家に渡っているのではないかという、芳しからぬ風聞があります。

さらに憂鬱なことですが、過去にシベリアやアラスカなどの厳冬の地で、天然痘で死亡し、永久凍土下に埋葬された死体の中にも、天然痘ウイルスがいまだに生存しているらしいことが判明しています。永久凍土のこうした死体から天然痘ウイルスの DNA が見つかっているのです。天然痘ウイルスそのものは見つかっていませんが、この事実は生きたウイルスも存在する可能性が少なくないことを示唆しています。要するに特殊な状況下におかれているにしても、有力テロ兵器・天然痘ウイルスは、かなりの数が野放しの形で存在する可能性を示しています。この事実はすでに微生物関連の雑誌にも紹介されています。

天然痘がワクチンの力で撲滅されたために事態が逆転し、天然痘ウイルスのバイオテロ兵器としての価値が高まったのです。同じことが、制圧が進んでいる（しかし、完全な制圧には時間がかかると思われる）ポリオウイルスについても言えます。ポリオも制圧が進むにつれて、バイオテロ兵器としての価値が上昇しています。何という皮肉な事態でしょうか。もしも、天然痘ウイルスなどがテロに使われると、事態は「元の木阿弥」となり、世界は再度、天然痘撲滅のために多大の努力を払わなければならなくなります。天然痘ウイルスは猛烈な毒力を持つだけでなく、感染力も強いのです。免疫力のない人が多くなっている今日では、テロが実行されると、乾燥した強風の日の火事のように、天然痘は瞬く間に周辺に広がってしまいます。

アメリカではテロを警戒して、中東などに派遣される兵士に種痘接種も行っているようです。先にも触れたように、**日本でも天然痘テロを警戒し、テロが実行される危険性が高いときなどには、臨時接種によって円滑に種痘が行えるように法令改正がされています**（214～216 ページ参照）。幸運と言うべきかどうかわかりませんが、種痘が世界レベルで中断される直前に、副作用が弱いワクチン候補ウイルスがいくつか見つかっていました。なかでもわが国で開発された「橋爪ワクチン」は副作用が弱く、効力の強いワクチンとして、評判の高いものです。わが国でも国家のサポートを受けて、天然痘テロに備えて橋爪ワクチンの製造と備蓄がされています。なお、橋爪ワクチンは千葉血清研究所の橋爪 壮や吉澤花子が中心になって、多大の時間と労力をかけて開発されたものです。

テロ兵器材料の入手に事欠かない腸管出血性大腸菌と志賀毒素

平成に年号が変わってから、2 種類の病原微生物、すなわち、腸管出血性大腸菌と新型（H5N1）インフルエンザウイルスに関するニュースが、バイオテロがらみでも報道され、大きな話題になりました。ここでニュースの概要を紹介しておきます。

まず、腸管出血性（志賀毒素産生）大腸菌ですが、1996 年にこの菌による下痢症が日本中で大流行し、その年だけでも 1 万人を越す患者が出てしまい、日本中がパニックに陥りました。志賀毒素（**コラム 49**）を主要病原因子とする細菌には赤痢菌と大腸菌があり、赤痢菌では志賀型赤痢菌が該当します。日本では近年は、志賀型赤痢菌による食水系感染症はほとんど発生していません。志賀毒素を産生する大腸菌は特定の O 抗原（菌体抗原）を持つものに集中しているものの、かなり多くの異なる O 抗原の大腸菌でみつかっています。1996 年に日本各地で大流行を起こしたものの大半は O157 であったために、腸管出血性大腸菌イコール O157 と誤解している人もいますが、その後に起こった食中毒事件では、O157 以外の血清型（O26 や O111 など）によるものも頻発しています（**図 59**）。

世界中で、志賀毒素を産生する細菌による 1 年間の死亡数は 100 万人以上と推定されています。死亡者の大半は発展途上国の小児です。発展途上国では、志賀型赤痢菌の感染者も少なくないと推定されますが、開発国ではこの菌の感染者は少なく、志賀毒素産生細菌のほとんどが大腸菌感染によっています。2011 年には、わが国で生の牛肉（ユッケ）や生レバーを介する腸管出血性大腸菌による食中毒が起こり、多くの患者や死亡者が出ました。このため、2012 年 7 月に、レストランなどでウシの生レバーを供することは禁止になりました。腸管出血性大腸菌による大型食中毒事件は止むことがなく、2017 年にも発生しています。すなわち、関東地方の惣菜店で、食品の雑な取り扱いが原因で、O157 による食中毒患者が続出し、死亡者も出ています。190 ページでも解説していますが、現在のところは志賀毒素産生細菌に

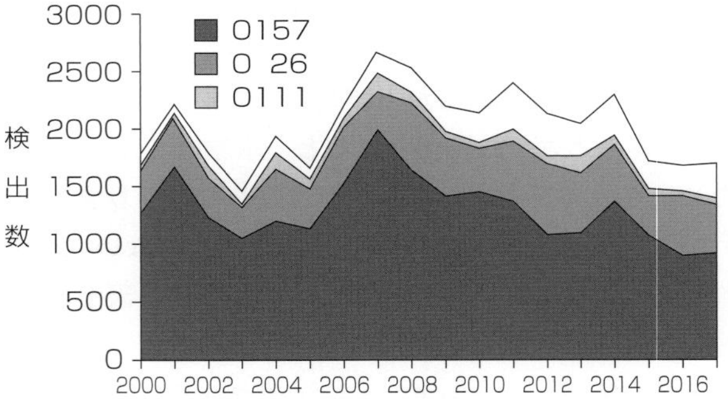

図 59　わが国における腸管出血性大腸菌検出型の年次推移、2000～2017 年（厚生省資料を基に作成、工藤泰雄 提供）
O157 以外の血清型も食中毒の原因になる。

Column 49

志賀毒素

19 世紀の終わりに日本人・志賀 潔（**図Ⅷ**）により、志賀型赤痢菌から発見された毒素のことです。志賀 潔は生菌を含まない志賀型赤痢菌の培養上澄を自分の皮下に接種し、大変な苦痛にあうことで、この菌がコレラ菌やチフス菌には存在しない強い外毒素を持っていることを証明しています。それにしても、明治の科学者の勇気は大変なものがあります。この人体実験で、ひとつ間違えれば死亡した可能性もありました。

なお、1980 年代の初めに発見された O157 などの志賀毒素産生（腸管出血性）大腸菌も猛毒素を持っており、当初はベロ毒素と呼ばれていましたが、竹田美文や田辺 忠らによってベロ毒素は志賀毒素と同じ構造を持つことが明らかにされました。このため、現在は腸管出血性大腸菌の毒素も志賀毒素と呼ばれています。志賀毒素のヒトに対する半数致死量は 0.1 マイクログラム（1 マイクログラムは百万分の 1 グラム）とも言われています。かような猛毒素を使う人体実験はできませんので、上記の数字は食中毒事件などから推測した値に過ぎませんが、志賀毒素は破傷風毒素やボツリヌス毒素並みの猛毒素であることは確実です。

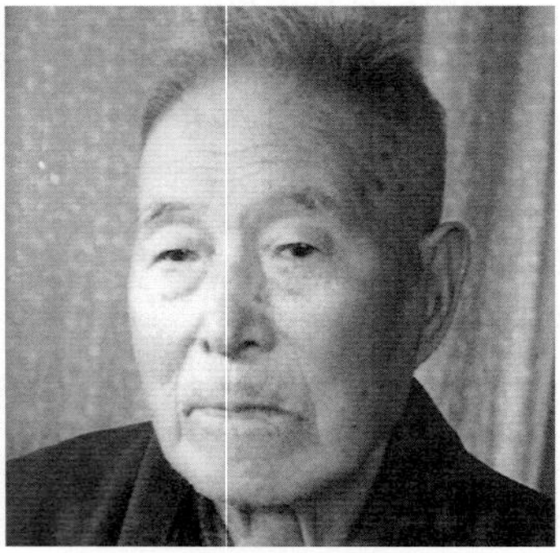

図Ⅷ　志賀 潔
（志賀 潔『或る細菌学者の回想』、日本図書センターより）

対する有効な治療法も予防法もありません。腸管出血性大腸菌は、健康なウシが高頻度に保菌していることもあり、食中毒の発生にストップがかからない理由の一つにもなっています。また、流行に歯止めがかからないこともあって、バイオテロ兵器の材料には事欠きません。

2011年には、ドイツを中心に大規模な腸管出血性大腸菌による食中毒が発生し、約4,000人もの患者と54人の死亡者が出ています。原因菌は、これまで流行例が報告されていなかったO104型で、20％以上の患者が溶血性尿毒症症候群（HUS）を発症しています。通常、腸管出血性大腸菌感染によるHUS発症者の割合は5％以下ですから、ドイツの流行株の高病原性は顕著なものがあります。詳細な遺伝子解析によって、志賀毒素遺伝子を持つファージが腸管凝集接着性大腸菌O104に乗り移り、新奇な高病原性大腸菌が誕生したことが判明しました。腸管凝集接着性大腸菌はベタベタとくっ付く能力が高いので、一度腸管に接着してしまうと、なかなか腸管外に出てくれません。それが患者の病状の悪化に影響しています。

ドイツでのO104の流行には、当初はテロが疑われ騒ぎになりましたが、疫学調査の結果、食中毒の発生は「もやし」の消費と関連していることが判明しています。これらの結果は自然界で、未知の強毒微生物が簡単に誕生することも示しています。更なるバイオテロに対する警戒と対策が必要になっています。

新型（H5N1）インフルエンザウイルスがバイオテロに使われる可能性

第2章の新型H5N1インフルエンザワクチンの項でも紹介したように、H5N1トリインフルエンザウイルスは、アジアを中心にトリの仲間に定着し拡散を続けています。これまですでに、世界中で億単位ものトリを死に追いやっていると推定されます。こうした点からも、テロリストたちがバイオテロ兵器の材料を得ることは、さほど難しくないと思われます。そのうえ、ヒトに対する死亡率50％強という高病原性も、H5N1ウイルスがテロ兵器の要件を備えていることになります。ただし、現時点では、このウイルスに濃厚に感染しないかぎり、季節性インフルエンザのように、簡単にヒト―ヒト感染を起こすものではありません。それが救いです。

こうした中で2011年の暮れに、東大の河岡義裕らのグループとオランダの研究グループよって、独立に哺乳類（使用した実験動物はフェレット）に対して格段に感染力が高まったH5N1インフルエンザウイルスのミュータントを分離したという研究論文が、高名な科学誌『ネイチャー』と『サイエンス』に投稿され、バイオテロがらみで大きな話題になりました。論文は極めてレベルの高いものであっただけに、『サイエンス』の編集委員会はH5N1ミュータントウイルスに関する情報がバイオテロに利用される可能性を憂慮し、NIH（アメリカ衛生研究所）に属するNSABB（バイオセーフティに関する諮問委員会）にも掲載に関して意見を求めました。当初のNSABBの見解は、哺乳類にも感染しやすいH5N1ウイルスに関する情報がテロリストたちに悪用される可能性があり、感染性に関わる重要な細目を論文から削除して公表することを著者や両誌の編集部に要請しました。この要請は世界各国から賛否両論が出されましたが、得られたミュータントの病原性が強くないこと、また、論文の公表は、ワクチンの開発に資することなど公衆衛生面でも役立つという意見が大勢を占め、後にNSABBも削除の要請を撤回し、論文全体が公表されました。

この一連の動きは、メディアでも大きく取り上げられましたが、H5N1インフルエンザウイルスのテロ兵器化が、バイオテロ対策に関わる専門家たちに如何に警戒されているかを、言わず語らずのうちに物語っています。

第5章 これからのワクチン ―多種混合ワクチンの開発と注射によらない接種法の考案―

多数の重要なワクチンが承認・使用できる今日、特に1歳未満の乳幼児はワクチンを接種する機会が多く、一度の接種で、できるかぎり多くの感染症を予防できれば、これに過ぎたるものはないでしょう。こうした点で、多種類のワクチンを混合したワクチンが有効、かつ安全に接種できれば、接種を受ける側にとっては、大変な朗報です。世界のワクチンの動向の一つは、多種混合ワクチンの開発に向かっています。わが国では大変に遅れている分野ですが。

ロタワクチン等の例外はありますが、ほとんどのワクチンは注射で接種されます。注射による接種は、多少なりとも体を傷つけるので、ほかに良い方法があれば避けて欲しいというのが接種を受ける側の希望です。将来のワクチンが目指す目標の一つは、注射以外の接種法を開発することにあります。本章では、こうした試みを紹介します。

多種混合ワクチン

ジフテリア・百日せき・破傷風・不活化ポリオ（DPT+IP）四種混合ワクチンの例を挙げるまでもなく、支障がなければ、それぞれのワクチンを個別に接種するのではなく、まとめて接種した方が時間と費用の大幅な節約になります。何よりも、接種を受ける側が痛い思いをする回数が減ります。安全面でも、効果の面でも、時間と費用の節約の点でも、問題が少なければ、ワクチンは多種混合の方向に向かうべきです。

こうしたこともあって、ワクチン接種に積極的な欧米では、わが国よりもはるかにワクチンの混合化が進んでいます。中心となるのは不活化ワクチンでは、ジフテリア・百日せき・破傷風（DPT）ワクチンに不活化ポリオ（IP）ワクチンを加えたDPT+IP四種混合ワクチンです。この四種混合ワクチンに、ヒブワクチン、もしくはB型肝炎ワクチンを加えたもの（五種混合ワクチン）、さらにヒブワクチンとB型肝炎ワクチンの両方を加えたもの（六種混合ワクチン）まで承認され、広く接種されています。さらに欧米では、肺炎球菌ワクチンなどを加えた七種混合ワクチンの開発研究も本格的に行われています。一方、わが国では、DPT+IP四種混合ワクチンが2012年に承認されて以降、さらなる多種混合化の動きがみられません。わが国でも、さらなる多種混合ワクチンの開発に向けての努力を傾注する時期に来ています。

ここで断っておかねばならないことは、欧米で五種、もしくは六種混合ワクチンが承認されているからといって、ただちに機械的に、日本にこうした多種混合ワクチンを承認・導入してよいということにはなりません。人種や環境も違い、ワクチンの製造法にも微妙な違いがある日本で、同じ用量のワクチンを機械的に有効、かつ安全であると判定することは大きな無理があります。接種を受ける対象が生体防御機構の弱い乳幼児や易感染者であり、かつ多数のヒトに接種されるだけに、ワクチンの効果と安全性の判定には厳しい条件が求められているのです。

これまで述べてきたものは不活化混合ワクチンですが、諸外国では生ワクチンでも、麻しん・風しん（MR）二種混合ワクチンに加えて、おたふくかぜワクチンを加えたMMR三種混合ワクチンが広く使用されています。わが国でも、1984年にMMRワクチンが承認され使用されてきました。しかし、おたふくかぜワクチンの副作用が強く、MMRワクチン接種によって髄膜炎患者が高率に出たために中断され、今日に至っています（72ページ参照）。現在は諸外国で、良いおたふくかぜワクチンやMMRワクチンが使用されているのですが、かつてのMMRワクチン禍の記憶が市民に強く残っており、関係者はMMRワクチン接種に踏み切れないでいます。世論の動向を見定めながら、徐々に準備を進めて行こうとしているのかもしれません。さりながら、すでにMMRワクチンの承認に向けての舵を切る時期が来ていると考えます。なお、アメリカなどでは、MMRワクチンに加えて、水痘（Varicella）を加えたMMRV四種混合生ワクチンが承認・接種されています。

期待される接種ルート、経鼻と経皮

ほとんどのワクチンは、注射で皮下に接種されますが、その理由は注射以外の方法では、効率的に免疫力を高めることができないためです。ワクチンを飲むことで免疫をつけようとしても、胃酸や腸の中に含まれる蛋白質分解酵素などでワクチン成分が分解されてしまい、免疫がつきません。ロタワクチンとポリオ生ワクチンの場合は例外で、これらのウイルスはある程度胃酸に強く、腸内でも増えてくれるので、経口接種が行われているのです。

現在は、多くの研究室で、注射によらない安全かつ効率的なワクチン接種法の開発研究が盛んです。特に期待されている接種ルートが経鼻法と経皮法です。ただし、わが国では、経鼻、もしくは経皮ルートで接種することが認められているワクチンはありません。以下に記す問題点が克服されれば、注射に代って経鼻、もしくは経皮法で接種されるワクチンが実用化されるはずです。

「経鼻法」というのは、鼻からワクチン成分を含む液体を霧状に噴霧し、呼吸器から体内に取り込ませる方法です。外国では経鼻法によるインフルエンザワクチンが開発・承認されていますが、効果や安全性の点で疑問視する向きもあります。確定的なことは言えないのですが、経鼻法は子どもの場合は、ワクチン主成分が体内に比較的効率良く取り込まれるようです。しかし、高齢者には効率が良くありません。経鼻法の一番の問題点は、どれだけワクチン成分を鼻から噴霧すれば、どれだけの割合で体の中に取り込まれるかという点が明快でないところにあります。また、呼吸器に噴霧するわけですから、大量のものを噴霧するわけにもいきません（エアロゾルを大量に噴霧すると肺が水浸しになり、悪くすると溺れたような状態で、あの世行きです）。

経鼻法は、効率的に体内に取り込ませる手段などが考案されれば、進展するものと思われます。なお、たとえ不活化ワクチンとはいえ、日本脳炎のように脳に作用するような病原体のワクチンは、経鼻法は採用しない方がよいというのが、故・大谷 明（国立感染症研究所）の見解でした。脳の近くに噴霧するわけですから、何らかの脳への影響が及ぶのではないかというのがその理由です。

サロンパスのように、ワクチン成分を含むテープを皮膚に貼り付け、皮膚を介して体内に取り込ませる方法が「経皮法」です。ワクチンの主成分である蛋白質などは大きな分子であるために、皮膚から体の内部に入らないことを危惧している人もいますが、補助剤を添加するなどの工夫を凝らせば体内に入ります。体内に入ったあとは、注射の場合と本質的に同じ機構で免疫細胞を刺激することになります。ただし、現在の方法では体内に入る効率は悪く、注射の場合と比べるべくもありません。また、種々の条件によってワクチン成分が体内に入り込む割合も変動します。このように、効率や安全性の点で解決しなければならない問題が残っていますが、経皮は非常によいワクチンの投与経路と考えられ、今後の研究の発展が期待されます。

DNA ワクチン

DNA は言うまでもなく遺伝子の本体ですが、ワクチン成分としての DNA を直接ヒトの体内に注入して、病気を予防しようとするのが DNA ワクチンです。現在は実験動物を使った実験段階で、実用化されたものはないのですが、ものによっては期待の持てそうな結果が得られています。エイズ、C 型肝炎、日本脳炎、インフルエンザ、結核、マラリアなどで研究が進められています。特に結核では、BCG ワクチンの効果を増強する DNA ワクチンが開発中ですが、霊長類などを使用した動物実験の結果などから、期待が持てそうなものが得られてきています。

いずれの DNA ワクチンでも、病原微生物の遺伝子産物の情報を含む DNA を、組換え DNA 技術を使ってプラスミド DNA 中に組み込み、ワクチン主成分として使っています。プラスミドというのは小型の細胞性遺伝子のことです。この組換えプラスミドをヒトの細胞の中に潜り込ませて、抗原となる病原微生物由来の蛋白質が作れるような仕掛けが施されています。**コラム 50** に、組換え DNA 技術の概略を説明しておきます。この技術が開発されたおかげで、1970 年代以降の医学生物学は飛躍的な進展を遂げました。

予備試験の段階ですが、上手くいくケースでは組換えプラスミドをヒトに注射すると、ヒトの体内で免疫を誘導する病原微生物の蛋白質が作られます。DNA ワクチンでは病原微生物全体が使われることはなく、免疫を誘導する一部の蛋白質しか作られませんので、この面での副作用の心配は少なくなります。DNA を増やすだけでワクチンが作れるために、培養が難しく、大量のワクチン原料が得難い病原微生物用（たとえば、結核菌、リケッチア、クラミジアなど）のワクチンに向いています。

DNA ワクチンにはこうした期待がある反面、プラスミド DNA がヒトの遺伝子のどこか重要な場所に挿入され、その場所、もしく近傍の遺伝子に良からぬ悪影響を与える可能性も否定できません。たとえば、がんの発生を抑制している遺伝子などに悪影響を与えた場合などは大変です。ワクチンを打って、がんになってはかないません。こうしたリスクが限りなく少なくなったときに、DNA ワクチンは実現・普及するのではないでしょうか。DNA ワクチンの課題は、効果の問題よりも安全性の方にあります。

食べるワクチン

注射のいらない「食べるワクチン」も将来のワクチンの有力候補です。組換え DNA 技術を使って、病原微生物の抗原成分の遺伝子を果物や野菜の中に導入して、果物などの中で抗原を作らせます。これが食べるワクチンの本体で、遺伝子組み換え食品の医薬品版というべきものでしょう。抗原入りの果物などを食べることで、免疫をつけるわけです。食べるワクチンに使われる果物や野菜は、バナナ、ジャガイモ、トマト、ニンジン、レタス、米、トウモロコシといったものが候補に挙がっています。

先に紹介したように、B 型肝炎ワクチンも組換え DNA 技術を応用して作られています。

この場合は、植物の代わりに酵母などが使われます。抗原となるＢ型肝炎ウイルスの表皮蛋白質を組換えDNA技術で酵母の中で作らせ､精製してワクチンとして使っています(105ページ参照)。一方、食べるワクチンではバナナやジャガイモの中で抗原が作られているのですが、生のままで食べることでワクチン接種に代えることができます。精製も調理も必要ありません〔加熱すると、ワクチン抗原（多くは蛋白質）が壊されてしまい、ワクチンとしての効果が失われてしまいます〕。なお、南アフリカでは生のままで食べられるジャガイモがあり、これが食べるワクチン用に使われることもあるでしょう。食べるワクチンは、現在は動物実験の段階ですが、コレラ菌、病原大腸菌、ロタウイルス、ノロウイルス、ピロリ菌（**コラム51**）などで感染予防効果が認められています。上記の微生物のうちでピロリ菌は例外になりますが、**一般に下痢症を起す病原体に対する予防ワクチンとして、食べるワクチンは期待が持たれています。**

食べるワクチンが開発されると、注射をしないですむほかに、保存や流通が楽であるとい

Column
50
組換えDNA技術と制限酵素

組換えDNA技術とは、異なる生物から由来する遺伝子DNAを連結させてハイブリッドDNAを作成する技術です。この技術の開発によって、自然界に存在しない特性を備えた生物を作ることも可能になりました。たとえば、ワクチンに使うＢ型肝炎ウイルスの表皮蛋白質を酵母で作らせることも可能になったのです。

組換えDNA技術が可能になった背景には、1970年にDNAの特定の場所を切る「制限酵素」が発見されたことが挙げられます。制限酵素は遺伝子の特定の場所を切るハサミの役割を果たし、糊の役割を果たす「連結酵素」とともに、遺伝子の切り貼りによりハイブリッドDNAを作ることができます。制限酵素はまた、遺伝子地図の作成などにも重要な役割を担っています。制限酵素の発見と応用に重要な貢献をなしたアーバー（**図Ⅸ**）ら３人に、ノーベル医学賞が与えられています。

組換えDNA技術によって作られたハイブリッドDNAは、種々の遺伝子導入技術を駆使することで、微生物細胞に導入することができます。ただし、ハイブリッドDNAだけを細胞に導入しても、染色体に組み込まれないかぎり自律的に増えてはくれません。こうした困難を克服するために、薬剤耐性プラスミド（Ｒプラスミドとも言います）などを使ったハイブリッドDNAを作り、これを運び屋（ベクターと言います）として使い、目的とする細胞に導入する方法が一般的です。12ページにも書いていますが、プラスミドは細胞質に存在するDNA分子で、自律的に増殖する能力を備えており、導入された細胞の中で増幅してくれます。

なお、Ｒプラスミドの発見には、上記アーバーらとともに、秋葉朝一郎をはじめとする日本人の微生物学者たちが先駆的な研究をしています。これは世界に誇ってよい素晴らしい業績です。

現在では、多くの大量生産したい物質の遺伝子情報が明らかになっていますので、こうした遺伝子を化学合成し、ベクターに繋げて組換え体を作る方式などが使われています。

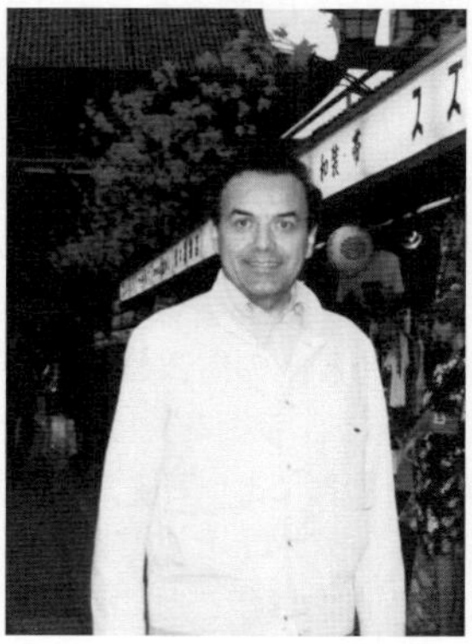

図Ⅸ　ワーナー・アーバー
（1982年、浅草にて）

Column 51

胃潰瘍の元凶・ピロリ菌と 胃がん予防ワクチン

2005 年のノーベル医学賞は、ウォーレンとマーシャルという 2 人のオーストラリア人医師に与えられました。胃を住家としている「ピロリ菌」の発見と、この菌の感染によって胃炎や胃潰瘍が起こることを明らかにしたことが授賞理由です。胃は強い酸（胃酸の本体は塩酸です）を分泌するため、強酸性に保たれています。彼らの研究以前には、強酸性の胃の中などには細菌は住めないと思われていたのですが、彼らは実際に胃の中に短いラセン型の細菌が住みついていることを明らかにしたのです。1983 年のことです。

なお、発見者の一人、マーシャル（**図X**）は自分でピロリ菌を飲んでみて、胃炎が起こることを証明しています。ピロリ菌は、尿素からアンモニアを分解するウレアーゼを作りますが、このアンモニアが塩酸を中和することで、強酸性の胃の中でもピロリ菌は生育できるのです。マーシャルたちの研究が知られるようになるまでは、胃炎や胃潰瘍は主にストレスが原因で引き起こされると思われていました。塩分の高い食事も胃をただれさせることがあり、胃炎や胃潰瘍の原因の一つとされていました。マーシャルがせっかくピロリ菌を飲んだのに、ピロリ菌はせいぜい特殊な胃炎の原因の一つに過ぎないと、当初はその役割は過小評価されていたのです。しかし、研究データが集積されるにつれて、ピロリ菌感染こそが胃炎や胃潰瘍の第一原因であることが明らかになったのです。確かにストレスや塩分の高い食事は胃に悪影響を与えますが、**胃潰瘍発生の最大の元凶はピロリ菌の感染**なのです。

胃潰瘍の原因がピロリ菌であるという発見が、何ゆえにノーベル賞に価するほどの大発見であったかといえば、原因が細菌ならば抗菌薬で胃潰瘍を治療できるからです。実際、現在は胃潰瘍や胃炎の患者には外科手術を行う代わりに、複数の抗菌薬と胃酸の分泌を抑える薬を投与することで治療成績を上げています。約 8 割の胃潰瘍患者が、このやり方で治癒しています。手術を受けなくとも良くなったわけですから、患者にとっては大変な朗報でした。ただし、ご多分にもれず、ピロリ菌にも耐性菌が出始めており、その割合は年ごとに高くなっています。

ピロリ菌は、十二指腸潰瘍の有力な原因にもなっています。また、その後の大規模な調査研究などによって、ピロリ菌感染が胃がんと密接な関わりがあることが判明してきました。わが国でも、津金昌一郎（国立がんセンター；当時）らの調査によると、ピロリ菌に感染している日本人は未感染の日本人に比べると、胃がんになるリスクは約 5 倍高いそうです。これらの研究では、統計学的な手法が駆使されており、その差は十分に意味があることが証明されています。

誤解を避けるために付け加えておきますが、ピロリ菌に感染したからといって必ず胃潰瘍や胃がんになるわけではありません。長年にわたってピロリ菌と共存して、平穏のうちに一生を終える人がたくさんいます。多数のヒトを調べてみますと、ピロリ菌持ちのヒトの方が、そうではないヒトに比べて明らかに胃潰瘍や胃がんになるリスクが高いということです。青少年期までに、抗菌薬を投与することでピロリ菌を除去したヒトの方が、胃がんのリスクが激減するという有力な知見もあります。ただし、高齢になってからピロリ菌を除去しても、胃がんのリスクはほとんど低減しないようです。

こうしたピロリ菌の医学上の重要性と、抗菌薬の投与で除菌できない耐性菌の増加もあって、ピロリ菌に対する感染予防ワクチンの開発研究も、多方面でなされています。本文で解説している食べるワクチンもその一つですが、現在のところ残念ながら、決め手になるピロリ菌ワクチンは開発されていません。しかし、優れたピロリ菌ワクチンが開発・使用されるようになると、胃潰瘍や胃がん患者の発生数は減少することが期待できます。

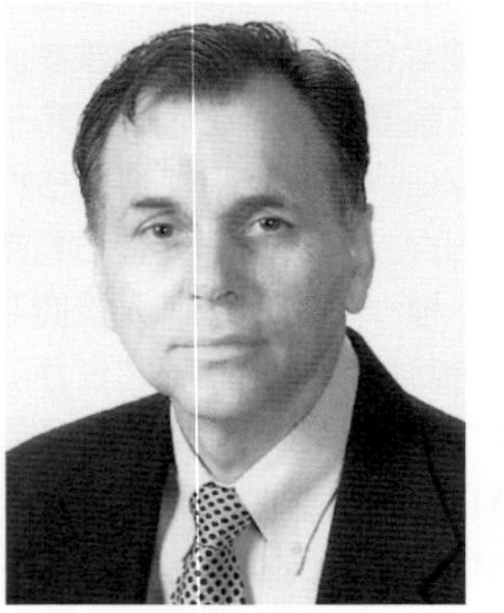

図X　ピロリ菌を飲んで胃炎が起こることを証明したマーシャル
(Nobelprize. Org より)

う利点があります。通常のワクチンは冷蔵、もしくは凍結状態で保存しなければなりませんが、食べるワクチンの場合は生産地が近くにあれば、保存も輸送も簡単です。現在でも世界中の発展途上国では年間、数百万人（主として乳幼児）がいろいろな下痢症で死亡していますから、食べるワクチンができれば彼らにとって大変な朗報でしょう。何しろ、発展途上国ではワクチンを保存する冷蔵庫がない所が多く、予防接種を受けることができない乳幼児がたくさんいるのです。

ただし、食べるワクチンにもいくつかの問題点があります。一つは工夫を凝らさないと、植物の中に有効量の抗原が作られないことが起こります。また、逆に抗原が大量に作られ過ぎるようになると、植物に負担をかけ過ぎ、成育が悪くなるという問題も出てきそうです。さらに、食べるワクチンは腸管に広がっている腸管免疫系を刺激して、免疫力を高めることを意図していますが、摂取が逆効果になって免疫を抑制するかも知れません。ものによっては大量の蛋白質を食べると、「経口免疫寛容」（**コラム 52**）という現象が起こることが知られており、免疫反応が抑えられかねません。想定外の事態が起こる可能性があり、更なる慎重な研究が必要です。

食べるワクチンは、一般に敬遠されがちな「遺伝子組換え作物」に該当することも問題を複雑にしています。ただし、食べるワクチンは食品とは違い医薬品の一種ですから、大量生産されるものでもなく、広い耕地を必要とするものではありません。医薬品として、厳しい品質管理が要求されることもあって、多くの作物は閉鎖系に近い状態で栽培されるでしょう。良い食べるワクチンができれば、人々の理解も得られやすいはずです。

Column 52　経口免疫寛容

外部(口)から食物や飲料に混じって、いろいろな微生物が入ってくることもあって、腸管内部は免疫系が大変に発達しています。「ヒトの最大の免疫器官は腸管である」と主張する微生物学者もいますが、その見解は正しいはずです。

腸管免疫系は、ほかの免疫系と同様、外部から入り込む病原微生物などを抑える機構を持っています。同時に外部から大量に入り込む食物由来の蛋白質などに対して、一つ一つ反応していると大変です。アレルギーなどの良からぬことが起こります（アレルギー反応は、ヒトに災難をもたらす免疫反応と見なすこともできます）。このため、そうしたものに対しては無視して反応しない機構、すなわち負の機構も備わっています。これを「経口免疫寛容」と呼んでいます。わが国ではスギ花粉のアレルギー患者がたくさん出ていますが、患者に大量のスギ花粉エキスを飲ませることで、スギ花粉アレルギーの発生を抑えようとする試みがあります。この試みは、スギ花粉の蛋白質に対する経口免疫寛容の発現を狙ったものです。

食べるワクチンで食中毒菌に対する免疫をつけようとして、逆に経口免疫寛容が成立し、腸内で食中毒菌が抑えられないと大変です。こうしたことが起こると、ワクチンは役に立たないばかりか、かえってマイナスです。食べるワクチンでは、経口免疫寛容が成立しないワクチンが開発されねばなりません。

第6章　抗毒素抗体と急増する抗体医薬

北里・ベーリングによる血清療法

これまで述べてきたように、ワクチンの材料には、殺菌した病原微生物、活性を奪った毒素（トキソイド、38ページ参照）、または毒力を弱めた生きた微生物などが使われています。こうしたワクチンをヒトに接種して、ヒトの体内で免疫物質（すなわち抗体など、36ページ参照）を作らせて防御能力を高め、将来起こるかも知れない感染症の予防をしています。ワクチンを接種することで、自分自身の体内で抗体などを作らせ、病原体に対する抵抗力を強化しているところから、こうした免疫を「能動免疫」（コラム53）という言葉で表現しています。**能動免疫では、体の中で抗体などができるための時間が必要ですから、即座に免疫が発動されることはありません。このため、病気になってあわててワクチンを接種しても効果はありません。多くのワクチンが治療には使えない理由がここにあります。**良い治療法がない場合には、医者は瀕死の患者の前にして手をこまねいている以外に方策がなかったのです。

こうした現実の中で、あらかじめ他の動物にワクチンを注射しておき、動物に免疫物質（抗体）を作らせた後に、これを頂戴して患者に打てば治療できるのではないかというアイディアが生まれました。日本人・北里柴三郎(**図60**)とドイツ人・ベーリングが、このアイディアの提唱者でした。北里は破傷風の治療に、ベーリングはジフテリアの治療にこの方式を応用し、多大の成功を収めました。十九世紀終わり近くの出来事です。**他の動物に作らせた免疫グロブリンを受け取って治療に使うところから、こうした免疫を「受動免疫」と呼んでいます**（コラム53）。

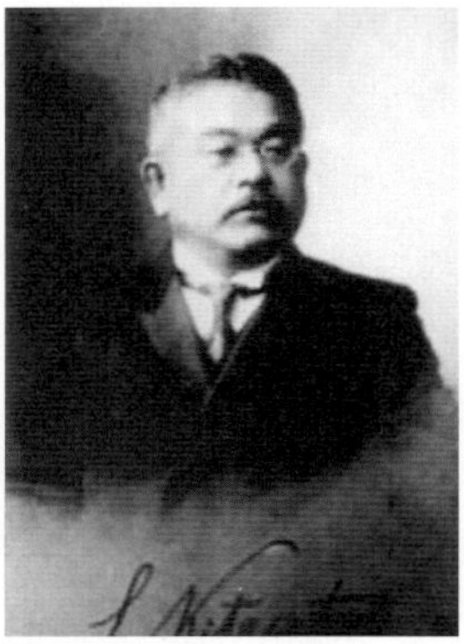

図60　北里柴三郎
(学校法人・北里研究所のホームページより)

Column 53　能動免疫と受動免疫

本文でも触れていますが、病原微生物に感染したり、ワクチンの接種を受けることで自分自身の体の中で免疫物質が作られるケースを「能動免疫」と呼びます。これに対して、自分以外のヒト、もしくは動物などで作られた免疫物質を頂戴して使うケースを「受動免疫」と呼びます。また、新生児が母乳や胎盤を通じて母親から獲得した免疫グロブリンなども「受動免疫」にあたります。「能動免疫」は一生続く場合もあれば、短期間に消失することもあります。一方、「受動免疫」は短期間のうちに消失します。われわれが持っている免疫は大半が「能動免疫」と言ってよいでしょう。

破傷風もジフテリアも毒素が主役を演ずる、致死率の高い感染症です。彼等はそれぞれの毒素からトキソイド（38 ページ参照）を作ってウマに注射し、抗毒素抗体、すなわち抗毒素免疫グロブリンを作らせ、血液を採取しました。ウマを使った理由は、大型動物であるため一度に大量の免疫グロブリンを含む血液が得られるからです。大量の血液を得るためにマウスを使うと、何千匹ものマウスにトキソイドを注射しなければなりません。その点ではウマは小数頭で済みます。

抗毒素抗体は、血液の中から赤血球、白血球、血小板、繊維素などを除いた上澄み部分（これを「血清」といいます）に含まれます。北里とベーリングは、こうして得たウマの血清を患者に注射して、多くの患者を救ったのです。こうした治療法を「血清療法」と呼んでいます。

十九世紀後半から二十世紀初頭にかけて、西欧ではジフテリアが大流行して多数の死亡者（大半は乳幼児）が出ました。こうした中で乳幼児たちがベーリングの抗ジフテリア血清で救われ、彼は一躍、時代の寵児になります。ベーリングは、2001 年に創設された第１回ノーベル医学賞の受賞者にも選ばれています。血清療法のアイディアそのものはベーリングよりも北里に負うところが大きかったと言われていますが、当時はジフテリアに比べると、破傷風は多くの死亡者を出す感染症ではなかったために、北里はノーベル賞受賞者から外されてしまいました。北里が東洋人であったことも、受賞からはずされた理由であったと主張する人もいます。いずれにしても、日本人にとって残念な結末になっています。

今日では、2018 年の本庶 祐をはじめとして、日本人のノーベル賞受賞者が続いていますが、日本人にとり嬉しい限りです。

血清療法の深刻な問題点・血清病

血清療法は、ジフテリアや破傷風といった、毒素が主役になる深刻な感染症に顕著な効果があります。抗毒素抗体が体液中に侵入してくる毒素と結合することで、毒素の作用を抑えることができるからです。ただし、発症後できるだけ早期に、抗毒素抗体を含む免疫血清を注射で投与することが肝要です。病気が進んだ後に血清を投与しても、手遅れになるケースが多くなります。

ジフテリアなどの血清療法が成功した後で、ボツリヌス食中毒やガス壊疽などの治療に、抗毒素血清療法が可能になっています。ボツリヌス食中毒は、適正な治療が施されないと４人に１人が死亡する致死率の高い食中毒です。破傷風毒素が筋肉を強直させる（56 ページ参照）のに対し、ボツリヌス毒素は筋肉に弛緩性の麻痺を起こします。悪心、嘔吐、下痢、全身性の倦怠感、複視、ふらつき、飲み込み障害などの症状が出て、呼吸麻痺で死亡します。ボツリヌス毒素にはＡ型からＧ型までの７種類の毒素が知られていますが、ヒトに食中毒をよく起こすタイプは、A、B、E、F の４型です。ボツリヌス毒素は地球上最強の毒素といわれ、一千万分の一グラムという超微量でもヒトを殺せる猛毒ですが、意外なことに、医薬品や化粧品にも使用されています（**コラム 54**）。わが国では、国家備蓄品として緊急事態に備え、KM バイオロジクスでボツリヌスウマ抗毒素が製造され、治療に使われています。また、微生物由来の毒素ではありませんが、ハブやマムシといったヘビ毒素に対する血清も作られ、KM バイオロジクスから市販されています。いずれもウマなどの大動物にトキソイドを注射し、血清または血漿を採取し、製剤化したものです。

歴史的にみると、抗毒素血清は、瀕死の患者を救済するなどの点でプラス面が大きかったのですが、深刻な問題も引き起こしています。すなわち**抗毒素血清は、ウマの血清タンパク**

を使って製造しているために、血清抗毒素の投与を受けた患者は、アレルギーやショックなどの異常免疫反応（過敏症）を起こすことがありました。こうした異常免疫反応を「血清病」と呼んでいます。ウマとヒトでは免疫グロブリンの構造が少し違うために、ヒトの体の中でウマの免疫グロブリンに対する抗体（これも免疫グロブリン）ができ、両者の間で異常な免疫反応が起こることが、血清病が起こる原因になっています。

血清病がひどい場合は、血圧降下、呼吸困難などで死亡します。このため、過去に過敏症を起こしたヒトには、抗毒素血清の使用は原則として差し控えるべきとされています。また、抗毒素血清の使用に際しては、血清病に対する備えとして、治療に当たる医師はアドレナリン（エピネフリン）や抗ヒスタミン剤などの治療薬、および血圧計などを準備しておかねばなりません。なお､これまで紹介してきた抗毒素血清のうちで破傷風に対するものについては、現在日本をはじめとする先進国では、破傷風治療用のヒト免疫グロブリン製剤が開発されており、これを破傷風感染の疑いのあるヒトなどに使っています。詳しいことは次項で解説します。

ヒト免疫グロブリン製剤

血清病は悪くすると死に至るケースもあるだけに、破傷風感染の場合には、ヒト由来の抗破傷風免疫グロブリンが得られれば、血清病のリスクは激減するはずです。破傷風毒素は、ボツリヌス毒素や腸管出血性大腸菌などが作る志賀毒素と並ぶ猛毒ですし、現在も国内で年間百人前後の破傷風患者が出ています（**図 12**；57 ページ）。破傷風感染を抑えるために、ウマ由来のものではなく、ヒト由来の抗破傷風免疫グロブリンが備蓄され、破傷風を起こしそうな人や疑いのある人たちに使われています。この免疫グロブリンは、破傷風トキソイドの追加免疫を受けた健康人たちの血清を集め、精製したものです。輸入品を含め、数社の製品が使用できます。

Column 54

ボツリヌス毒素は医薬品や化粧品として使用されている

毒素界の帝王ともいうべきボツリヌス毒素が、医薬品や化粧品として使用されていると聞くと、意外な感じを持ちますが、紛れもない事実です。わが国でも A 型ボツリヌス毒素を原料に使った医薬品（商品名、ボトックス、GSK 社）と B 型毒素を使った医薬品（ナーブロック、エーザイ株式会社）が承認・販売されています。大変な猛毒ですから、含まれているボツリヌス毒素は、大幅に薄めたものが使用されています。規制区分は生物由来製品、毒素、処方箋医薬品で、素人が扱えるものではありません。

ボツリヌス毒素製剤は痙性斜頸、眼瞼痙攣、片側顔面痙攣、上肢痙縮、下肢痙縮などの患者の治療に使用され、一定の効果を上げています。当然のことながら、使用にあたっては、多くの注意事項が添付文書には書かれており、順守しなければなりません。

ボトックスは化粧品の一種として、エステ・クリニックや形成外科で使用されています。ボツリヌス毒素は筋肉を弛緩させる作用があり、顔の表情筋肉を緩めることで、表情しわをとる治療などに使われ、効果を上げています。もっとも、あまり経験のない医師などが扱ったケースでは、しわが取れたものの、行き過ぎで目も当てられない表情になったという失敗例も報告されています。外国では使用量を間違えて、対象者を死亡させたケースも伝えられています。こうした失敗例はあるものの、ボツリヌス毒素を使う化粧品は、将来は年間 5,000 億円を超す売り上げになると予想する市場アナリストもいます。

その他のヒト免疫グロブリン製剤としては、抗B型肝炎ウイルスヒト免疫グロブリン製剤があります。長たらしい名前を書いてまことに申し訳ないのですが、これが業界で通用している名前ですので、勝手に名前を変えるわけにもいきません。この製剤は、主にB型肝炎ウイルスに感染している母親から生まれる新生児が母子感染を起こすことを防ぐために、B型肝炎ワクチンとともに使用するものです（詳しくは105ページ参照）。こちらの方も、B型肝炎ウイルスの抗体を持つ健康人の血清を集めて精製したものが使われます。国内外の数社が製造しています。

破傷風などの特定の疾患に対する免疫グロブリン製剤は、多数の健康人から集めてきただけに、いろいろな感染症に対する免疫グロブリンも同時に含んでいます。不特定多数の健康人の血清を集めて精製したヒト免疫グロブリンも製造され、A型肝炎、麻疹、ポリオなどの予防や、症状の軽症化のために使われています。ただし、日本人から集めた血清で製造された製剤に含まれるA型肝炎の抗体価は高くありません。A型肝炎流行地の人たちに比べると、日本人にはA型肝炎に免疫を持つ人が少ないためです。

ヒト化免疫グロブリン製剤

この見出しを見て、前項の見出し、すなわち「ヒト免疫グロブリン製剤」という見出しと同じではないかと、首を傾げる人がいるかも知れません。しかし、この項の「ヒト化免疫グロブリン製剤」と前項の「ヒト免疫グロブリン製剤」は完全に違うものなのです。前者には後者にない「化」という文字が入っています。このため、両者は似て非なるものなのです。「化」という文字を如何に取り去るか、『それが問題だ』……なのです。

前項でも述べたように、ヒト免疫グロブリンは、ウマに作らせる免疫グロブリンと比べると、血清病のリスクは劇的に少なくなっています。しかし、多数の健康人から血液を集めて精製しなければならないために、多くの時間と費用がかかります。大量生産もできません。効果と安全性の点では優れていますが、難点はここにあります。もっと簡便な方法で、せめてヒトの免疫グロブリンに似たものが大量生産できないかという要求が出てきます。

Column 55

モノクローナル抗体、ポリクローナル抗体、ハイブリドーマ

モノクローナル抗体は、単クローン抗体とも言います。複数の抗体の集団を「ポリクローナル抗体」と呼ぶのに対し、1種類だけの抗体の集まりを「モノクローナル抗体」と呼んでいます。

モノクローナル抗体の作成法は、1975年にイギリスのミルステインの研究室で確立されました。この技術の導入により、純粋な抗体が大量に入手できるようになったために、免疫学は急速の進展を遂げることになります。

ミルステインらは、特定の抗原で免役したマウスの脾臓から抗体産生細胞を取り出しました。衆知のように、1個の抗体産生細胞は1種類の抗体しか産生しませんが、長期にわたって抗体を産生することはできず、やがて死滅します。こうした欠点を補うために、彼らはポリエチレングリコールを用いる細胞融合技術で、抗体産生細胞と増殖力の旺盛ながん細胞（骨髄腫細胞）を融合させました。融合細胞は「ハイブリドーマ」と呼ばれ、長期間にわたって特定の単一抗体（モノクローナル抗体）の産生を続けます。ハイブリドーマにはがん細胞由来の不死化能力を保持しているのです。ハイブリドーマを試験管内で培養することで、あるいはマウスの腹腔内に注入することによって、単一の抗体を大量に生産することができるようになりました。この業績により、ミルステインらはノーベル医学賞を受賞しています。

免疫グロブリン、すなわち抗体を大量に作る方法としては、1975年にイギリスの研究者たちによって、モノクローナル抗体法（**コラム55**）という便利な方法が考案されています。この方法で最初に作られた抗体は、マウスの免疫グロブリンでした。この免疫グロブリンは治療に役立つはずでしたが、異常免疫反応などを起こして、しばしば有害であるという結果が出ていました。先に述べたことですが、ウマとヒトの免疫グロブリンが違うことから血清病が起こったように、マウスとヒトの免疫グロブリンは相互に異なるために異常免疫反応が起こっていたのです。**免疫反応というのは、「自己」でない「他者」に属する物質を認識し、排除する機構とも定義できます。一般に、自己と他者の違いが大きければ大きいほど排除は強烈です。**こうした理由のため、ヒトの体内にマウス免疫グロブリンが注入されると「他者」として認識され、マウス免疫グロブリンに対する免疫グロブリンが作られ、両者が複雑な反応を引き起こし、事態を悪化させることが多かったのです。

好ましからぬ事態の発生を避けるために、モノクローナル抗体法でヒトの免疫グロブリンを作る試みもされていますが、効率の良い方法は確立していません。このため、次善の策として、モノクローナル抗体法と組換えDNA技術を含む工学的手法を駆使して、できるだけヒト免疫グロブリンに似たもの、すなわち、ヒト「化」免疫グロブリンを作る手法が考案されています。この方策によって、いくつかのヒト化免疫グロブリン製剤が製造・販売されるようになりました。代表的なものが乳がんの治療薬ハーセプチンや、リュウマチやクローン病の治療薬レミケード（**コラム56**）です。

ヒト化免疫グロブリンでは、大部分がヒト免疫グロブリンから由来したものです。しかし、

Column 56

乳がんの治療薬ハーセプチンとリュウマチの治療薬レミケード

ハーセプチン（一般名、トラスツズマブ）は乳がんの治療や再発防止のための抗体医薬です。アメリカのバイオベンチャー企業ジェネンテック社が開発し、同社の名声を高めたことでも有名です。ハーセプチンはHER2（ヒト上皮細胞成長因子受容体2）蛋白が過剰発現している乳がんに有効で、再発のリスクを約50％抑えることができます。HER2を過剰発現している乳がんは、乳がん全体の約2割を占めています。HER2を過剰発現していない乳がんに対しては、効果は期待できません。組換えDNA技術で作ったヒト化免疫グロブリン（抗HER2モノクローナル抗体）が、ハーセプチンの本体になっています。わが国を含む世界中の多くの国々で承認され、大変な売り上げを誇っています。

レミケード（一般名、インフリキシマブ）は、関節リュウマチやクローン病などの炎症性疾患の治療薬です。アメリカのベンチャー企業セントコア社が開発しました。抗ヒト化TNF-α（腫瘍壊死因子-α）免疫グロブリンが、レミケードの本体です。TNF-αは、かつてはがん細胞を傷害する因子として、その制がん作用が期待されていましたが、末期がん患者に激しい体重減少を引き起こす物質であることが判明し、期待は霧散しました。TNF-αは多彩な作用を持っていますが、その一つとして炎症を調節する作用があります。レミケードは、リュウマチ患者などの炎症を緩和する作用を持っていることもあり、こちらの方も世界各国で承認され、販売会社のドル箱商品になっています。

なお、レミケードではマウス抗体部分がかなり残っているため、「キメラ抗体」に分類している著書が多いようです。キメラとはギリシャ神話に出てくるライオンの頭、ヤギの体、ヘビの尾を持つ想像上の怪物です。転じて、異なった起源のものが混在する個体を表わします。

割合が少ないとはいえ、マウス由来の免疫グロブリン部分が付いているため、連続して長期使用すると異常免疫反応が起こり、効果よりも弊害が目立つようになります。いかにしてマウスから由来する部分を少なくするかが、ヒト化免疫グロブリンの良否を決定するカギになっています。市場に出回っているヒト化免疫グロブリン製剤のほとんどは、欧米企業の開発したものです。

免疫グロブリン製剤は抗体医薬とも呼ばれるもので、近年は製薬企業の売り上げの大きな部分を占めています。生活習慣病分野でもさまざまな抗体医薬が開発され、ビッグ・ファーマを中心に巨大な純益をもたらしています。その出発点に、北里たちの先駆的な素晴らしい業績があったことを忘れてはなりません。

感染症分野の抗体医薬

がんや自己免疫疾患分野における抗体医薬に比べると、感染症分野におけるそれは出遅れているのが現実です。2018年10月現在、わが国で承認されている感染症分野の抗体医薬はRSウイルス感染症予防用のパリビズマブ（製品名シナジス、アボット・ジャパン社；2002年承認）、HTLV（ヒトT細胞白血病ウイルス）患者の治療薬としてのモガムリズマブ（商品名、ポテリジオ、協和発酵キリン社；2012年承認）、およびディフィシレ菌下痢症の再発防止薬としてのベズロトトリスマブ（商品名、ジーンプラバ、MSD社；2017年承認）の3種類だけです。シナジスとポテリジオが、ヒト化免疫グロブリン製剤で、ジーンプラバは、ヒト免疫グロブリン製剤です。

なお、RSウイルスはRespiratory Syncytial Virusのことで、乳幼児、特に生後6ヵ月未満の乳児に重篤な呼吸器感染症（細気管支炎や肺炎）を起こすことの多いRNAウイルスです。晩秋から早春にかけて流行します。高齢者や易感染者は別ですが、一般の成人に対しては危険なウイルスではありません。RSウイルス感染症の予防に有効なシナジスは、約5%のマウス由来部分を含むヒト化免疫グロブリン製剤です。主に在胎期間が28週以下の早産で12ヵ月齢以下の乳児や、在胎期間が29～35週の早産で6ヵ月齢以下の乳児などに対して、RSウイルス感染による重症の下気道疾患の予防のために使用されます。予防効果は約50%です。RS感染症に対する治療には使えません。際立って問題になる副作用が報告されていないことは良いことですが、予防効果が今一つ高くないことと、価格が高いという短所があります。

ポテリジオは、わが国で開発された抗HTLV薬で、2012年に不治の病と言われたATL（成人T細胞白血病）の治療薬として承認された薬です。わが国は世界の中でもHTLV感染者の数が多いのです（**図61**）。その後、ポテリジオは末梢性T細胞リンパ腫と皮膚T細胞性リンパ腫に適応が拡大されています。ATLに約50%有効というデータが得られています。それほど有効性が高くないという意見もありうるでしょうが、治療法がなかったATLなどの治療に突破口を開けたという点でも、高く評価さるべきヒト化抗体医薬です。皮膚障害や肝機能障害などの副作用例が報告されています。

三者の中でもっとも最近に承認されたジーンプラバは、ディフィシレ菌毒素に対する抗体薬です。ディフィシレ菌下痢症は、難治性で再発しやすく、特に欧米では院内感染下痢症のトップを占めています。この菌の主要病原因子はA毒素とB毒素です（特にB毒素が重要）。ジーンプラバは、このB毒素に対するヒト抗体医薬で、下痢症の再発抑制に効果があります。ヒト抗体医薬ですから、安全性の面でも優れています。

感染症に対する抗体医薬の開発は、いろいろなものが研究中で、なかには治験中のものも

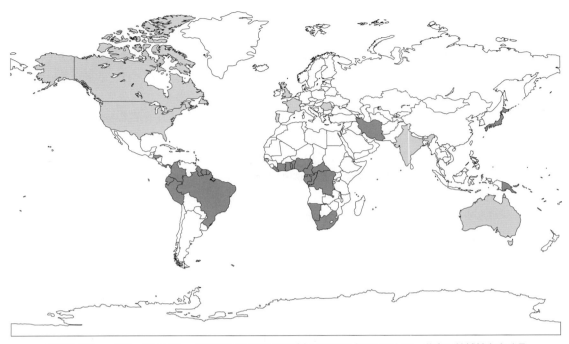

感染率 ■１～５％　□＜１％　・先進国の中で感染率が高いのは日本のみであり、分布に地域性を有する

図 61　世界における HTLV 感染者の分布
（厚労省提供）

あります。ウイルスでは、サイトメガロウイルスや、新型インフルエンザウイルスに対するものなどが、細菌では毒素原性の感染症に対するものが開発の中心になっています。

特に強毒の志賀毒素（**コラム 49**）を主要な病原因子にする腸管出血性大腸菌や、志賀型赤痢菌による世界の年間死亡数は、百万人を超えるといわれているだけに、良いワクチンや治療法の開発は緊急の課題です。しかし、志賀型赤痢菌の発見（1897 年）以降、予防ワクチンの開発については、数多くの試みがなされているものの、有効なものは一つも出ていません。一方、志賀毒素産生菌に対する治療法としては、まず抗菌薬の投与が考えられますが、一般に慎重な対応が求められています。その理由は、ある種の抗菌薬が志賀毒素の産生を誘導するためです。また、抗菌薬の作用で殺菌された菌の内部から、猛毒の志賀毒素が菌体外に放出され、ヒトに悪影響を与える恐れもあります。抗菌薬を用いない治療法としては、やはり抗体医薬による治療法がいろいろなところで研究中です。代表的なものとしては、カナダの Thallion Pharmaceuticals 社が開発したシガマブス（Sigamabs）や、帝人ファーマが開発した志賀毒素抗体薬がありますが、現在のところは残念ながら、両者ともにあまり治験は進んでいないようです。

第７章　人獣共通感染症の予防対策と動物用ワクチン

これまで記述してきたワクチンや抗毒素抗体などは、言うまでもなくヒト用のものです。一方では、実にたくさんの動物用ワクチンが使用・流通しています。本章で対象にしている動物用ワクチンは、家畜・家禽（ウシ、ウマ、ブタ、ニワトリ）、ペット（イヌ、ネコ）、および水産用（養殖魚など）の各ワクチンです。動物用ワクチンのなかでは、ヒト用と似た菌種をワクチンの本体にするものもありますが、ヒト用のワクチンを動物用に転用することはありませんし、その逆もありません。非常にまれな例外はありますが。

動物用ワクチンの解説をする前に、動物用ワクチンと人体用ワクチンの製造や販売に必要な国の制度について説明します。動物用ワクチンも人体用ワクチンも全く同様に、医薬品として薬機法（医薬品医療機器等法）の規制対象になっています。人体用ワクチンは厚生労働大臣の許認可が必要ですが、動物用ワクチンは農林水産大臣の許認可が必要です。許認可制度は医薬品を製造する工場の施設が法令に沿った要件（製造設備基準等）を満たした場合に、国家が確認する規制・法律です。また、製造方法は臨床試験で用いた製法を守り、安全性と有効性を備えていることを確認し承認されます。さらに両大臣が任命した調査機関では、実際に臨床試験の医薬品を製造した方法と異なっていないことを継続的に調査して監視しています（GMP 調査といいます）。

動物用ワクチンに関する成書はほとんどないのですが、動物用ワクチン・バイオ医薬品研究会が編集し、文永堂が出版した２冊、すなわち、『動物用ワクチン―その理論と実際―』（2010年11月発行）と『動物用ワクチンとバイオ医薬品―新たな潮流―』（2017年７月発行）が優れています。農林水産省動物医薬品検査所の教育用スライドによれば、2016年11月の時点で動物用ワクチンの種類は約500種類にも上ります。内訳はウシ用67、ウマ用16、ブタ用120、ニワトリ用199、イヌ用42、ネコ用18、水産用28となります。ヒト用に比べて混合ワクチンの種類が多いのが特徴で、７種類や８種類を含む多種混合ワクチンも珍しくありません。これらのワクチンは、主として接種対象としている動物を感染から守る目的のワクチンと、それに加えて人獣共通感染症（**コラム57**）を阻止する目的を持つワクチンに大別されます。現在、承認されている動物用ワクチンでは、ヒトに感染症を起こさない微生物に対するワクチンの方が多数を占めており、人獣共通感染症を予防する目的のものは少数です。

動物用医薬品の種類が膨大なこと、また本書は畜産や獣医関係者ではなく、医療関係者を主な読者対象にしていますので、重要な人獣共通感染症に関係する動物用ワクチンに絞ってその概要を紹介します。

パスツールから始まる動物用ワクチンの歴史

第１部・第１章の『ワクチンの歴史』でも紹介したように、最初の動物用ワクチンは、パスツールによる家禽コレラワクチンと、それに続くヒツジやウシなどの家畜に対する炭疽ワクチンの開発です。特に炭疽ワクチンは、ヒトや動物に大きな被害を与えていた人獣共通感染症・炭疽に対する有力な制御手段を与えたという点で、予防衛生学の輝かしい勝利でした。1880年代の初めのことです。

パスツール以降は、ヒト用ワクチンの開発と相互に影響を与えながら、動物用ワクチンの開発も分野を拡大していきます。とりわけ、多種類のワクチンの混合化は、動物用ワクチン分野で進み、多様化しています。わが国では2009年までは、アルミニウム化合物以外のアジュバントを含むヒト用ワクチンは承認されていませんでしたが、動物用ワクチンの分野では、油性アジュバントを含む多種類の強力アジュバントが早くから使用されていました。組換えDNA技術を使ったワクチン用抗原の製造も盛んです。動物用ワクチンの審査は厳しくなされていますが、やはり安全性のレベルなどは、ヒト用ワクチンと比すべくもありません。そうしたことが、多種類の混合ワクチンや新型アジュバントなどが、動物用ワクチン分野で早期に導入された理由でしょう。

その動物用ワクチンの審査ですが、ヒト用ワクチンの承認者が厚生労働大臣であるのに対し、動物用ワクチンの承認者は農林水産大臣になっています。それぞれのワクチンは農林水産省で内部審査を行い、薬事・食品衛生審議会内部での数々の審議を経て、『承認して差し支えない』という結論が出た場合に承認されます。なお、食用家畜に使うワクチンについては、薬事・食品衛生審議会に加えて内閣府・食品安全委員会において、食品に含まれる可能性があるリスク物質がヒトに与える影響が評価されます。

多様な家畜（ウシ、ウマ、ブタ）用ワクチン

ウシ、ウマ、ブタなどの大型家畜用ワクチンは、ニワトリ用ワクチンと並んで、動物用ワクチンの主要な部分を占めています。ワクチンの多くは、たとえば牛疫生ワクチンや豚コレラ生ワクチンのように、家畜特有の疾患を予防するワクチンですが、人獣共通感染症を予防するワクチンも開発・使用されています。後者に属する代表的なワクチンとしては、日本脳炎生ワクチン（ブタ、ウマ）、炭疽生ワクチン（ウシ、ウマ、ブタ）、ウェスト（西）ナイル症不活化ワクチン（ウマ）、およびインフルエンザ不活化ワクチン（ブタ）などが含まれます。

上記の疾患のうちで、日本脳炎ワクチンはヒト用のものが、日本で承認・接種されていることは周知の事実です。ブタが日本脳炎の増幅動物になっていますが、死産や神経症状を示す子豚が誕生するリスクがあるため、繁殖用雌ブタに対してワクチン接種が行われています。ヒトの日本脳炎ワクチンが不活化ワクチンであるに対し、ブタ用ワクチンは弱毒生ワクチンで、ほかのウイルス生ワクチン（ブタパルボウイルスとゲタウイルス）との混合ワクチンとなっ

Column 57 人獣共通感染症か、動物由来感染症か

エボラやマーズのように、脊椎動物からヒトに移行する、もしくは往来する感染症を指して「人獣共通感染症」と呼んでいます。ただし、山内一也は、実際は動物では病気が起こらず、本来の宿主でないヒトに感染して病気を起こすものが多いので、「動物由来感染症」という呼称の方が適切だと記述しています（『ガンより怖い薬剤耐性菌』、集英社、2018）。現在は、「人獣共通感染症」を使用する人の方が多いのですが、厚生労働省も「動物由来感染症」を使用しているところから、医療関係者たちは、こちらを使用する人たちが多くなりそうです。

ています。予防効果は良好のようです。

アメリカなどでは、バイオテロ対策用にヒト用の不活化炭疽ワクチンが承認・使用されていることは171ページで紹介した通りです。わが国では動物用のワクチンは承認・使用されていますが、ヒト用の炭疽ワクチンはありません。動物用炭疽生ワクチンはパスツールが開発した生ワクチンを改良したものです。わが国では数十年前までは、年間数百頭もの家畜が炭疽の犠牲になっており、それを介してヒトにも感染者を出していました。有名な例としては、1965年に岩手県の開拓村で３頭のウシが炭疽により病死し、その牛肉を食べた約200人に腸炭疽患者や感染者が出るという事件が起こりました。この炭疽事件では、担当医師が賢明にも早期に患者に抗菌薬の大量投与を行ったために一人の死亡者も出ませんでした。わが国の炭疽は生ワクチンの投与などによって激減し、家畜の炭疽は2000年以降、発症報告例はありません（172ページ）。

西ナイルワクチンについては、『近く導入されるかも知れないワクチン』の項でも触れていますが、わが国ではヒト用のワクチンは未承認です。一方、輸入品ですが、ウマ用の西ナイルワクチンが承認されています。ただし、ウマ用といっても、競走馬用に接種が考えられているワクチンです。競馬ファンはご存知のように、優秀な競走馬は１頭で十億円以上も稼ぎます。西ナイルウイルスが定着している海外にも出かけて金を稼いでもいますので、馬主にとってドル箱のウマが病気で頓死しては割に合いません。このため、競走馬にはいろいろなワクチンが接種されています。

ブタ用インフルエンザワクチンと書きますと、すぐに2009年にメキシコに端を発し、世界中に大流行を起こしたブタインフルエンザA/H1N1から派生したウイルス株が、ブタ用ワクチンにも使用されていると思われそうですが、そうではありません。インフルエンザウイルスは、トリの世界でも、ブタの世界でものさばっていますが、時々、変わり者が出てヒト社会に侵入し害悪を撒き散らします。以前はトリ社会でのさばっているウイルスだけが、間歇的にヒト社会に侵入し、パンデミックを起こすが、ブタインフルエンザウイルスがヒト社会でパンデミックを起こすリスクは少ない、と思われていました。しかし、2009年以降のブタ由来インフルエンザの流行により、この考えは訂正を迫られています。ブタに使用されるインフルエンザワクチンにはH1N1型とH3N2型が含まれますが、ブタの社会で流行を繰り返しているタイプと共通性が高いウイルス株が使われています。ともにホルマリンで不活化したワクチンです。混合ワクチンが使われ、効果が上がっています。

サルモネラワクチンがニワトリに使われ、ヒトのサルモネラ食中毒が減少した

家禽用のワクチンのほとんどが、ニワトリ用に使われています。家禽用ワクチンのうちで人獣共通感染症と関係が深いものは、トリインフルエンザ不活化ワクチン、鶏サルモネラ症不活化ワクチン、およびニューカッスル病ワクチンがあります。

トリインフルエンザのうちで特に問題なのは、高病原性のH5N1型トリインフルエンザです。家畜伝染病予防法により、H5型ウイルスに感染したニワトリは、ただちに殺処分されています（H7型に感染したニワトリも同様です）。わが国でも山口、大分、京都などで、高病原性トリインフルエンザウイルスH5N1感染によって、養鶏の大量死が報ぜられたように、間欠的にニワトリなどに被害が出ています。幸い、H5N1ウイルスによるヒトでの発症例は、2019年４月現在、日本では報告されていません。トリ用に使用されているインフルエンザワクチンは不活化ワクチンで、H5型対応のものと、H7型対応のものがあります。輸入ワクチ

ンも利用できますが、国内産ワクチンは、北海道大学と国内のワクチンメーカー数社が共同開発したものです。オイルアジュバントが使われており、きわめて強力な予防効果を持っています。不活化ワクチンでも不顕性感染が持続することが起きるため、使用は抑制されています。

なお、ニワトリが H5 型ウイルスに感染した場合、当該養鶏場で飼われているすべてのニワトリが殺処分されますので、業者の経済的損失は甚大なものになります。このため、「弱毒型の H5N2 株由来の動物用生ワクチンを使わせて欲しい」という要望が関係者より出されたことがあります。しかし、生ワクチンを使うと、自然界でインフルエンザウイルスの遺伝子の再構成が起こり、強毒型の H5N1 ウイルスが出現する確率が高まると予想されるために、生ワクチンの使用にはストップがかかっています。妥当な処置だと考えます。

微生物が関係する食中毒のうちで、ボツリヌス菌と志賀毒素産生菌による食中毒は激しい症状を起こしますが、サルモネラがヒトに起こす食中毒も厳しい症状を呈します。近年は卵を汚染しているエンテリティディス菌（*Salmonella* Enteritidis；以下 SE と略）を介する食中毒が多発しています。卵を産む親鳥が SE に汚染されており、それが卵に乗り移るために、ヒトでの SE 食中毒が起こるのです。鶏サルモネラ症用の不活化ワクチンは、SE やネズミチフス菌（*Salmonella* Typhimurium；以下 ST）によるヒトでの食中毒を抑えるために使用されるものです。SE だけを含むワクチンと、SE と ST の両方を含むワクチンがあります。前者は 1997 年に、後者は 2004 年に承認され、使用されています。油性アジュバントが添加されており、SE に汚染された鶏卵の出現率を 75％減少できると評価されています。全菌体不活化ワクチンで、トリに皮下接種します。事実、サルモネラワクチンがトリに使用されるようになり、鶏卵や鶏肉を介するサルモネラ食中毒（特に SE と ST による食中毒）の発生が激減しています（**図 62**）。動物用ワクチンの優れた効果が証明されています。

ニューカッスル病は、ニワトリの病気の中で最も恐れられている病気です。大半の感染雛は呼吸器疾患や下痢で死亡します。病原体はパラミキソウイルスに属しており、ヒトに感染すると結膜炎を起こすことがあります。いろいろな種類の生ワクチンや不活化ワクチンが承認・使用されています。

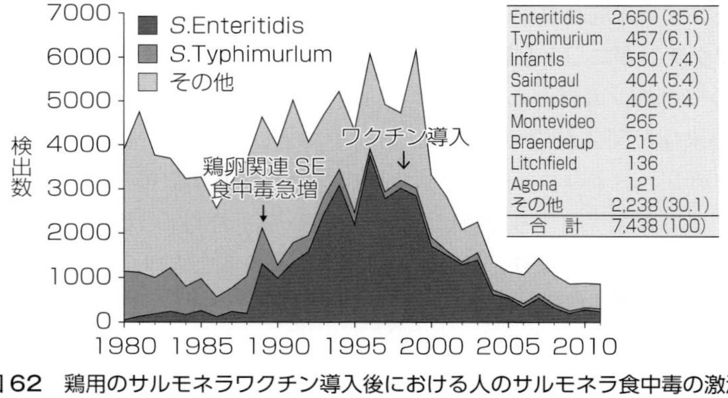

図 62　鶏用のサルモネラワクチン導入後における人のサルモネラ食中毒の激減
（病原微生物検出情報をもとに作成された図）（工藤泰雄 提供）
本図では省略されているが、2011～2017 年もサルモネラ食中毒の発生はさらに減少している。

ペット（イヌ、ネコ）用ワクチン

承認・販売されているイヌ用とネコ用のワクチンのうちで、人獣共通感染症対応のものは狂犬病ワクチンとイヌレプトスピラ症ワクチンだけです。イヌ特有の感染症予防ワクチンには、イヌパルボウイルス症ワクチン、イヌジステンバー症ワクチン、イヌコロナウイルス症ワクチンなどがあり、ネコ特有疾患の予防ワクチンとしては、ネコカリシウイルス症ワクチンやネコクラミジア症ワクチンなどがありますが、ここでは触れません。ペット用ワクチン全体に興味を持たれる方は、先に紹介した『動物用ワクチン―その理論と実際―』などを参照して下さい。

狂犬病は、野生動物がウイルスを維持・流行させている『森林型』と、都市部の野良犬が維持・流行させる『都市型』に分けられます。日本でも江戸時代の中期以降、都市型狂犬病が常在していました。しかし、野良犬の駆除などとともに、1950年に導入された狂犬病ワクチンの飼育犬に対する大規模予防接種によって、10年を待たずして都市型狂犬病は一掃され今日に至っています。狂犬病ウイルスを培養細胞で増殖させ、不活化したものがワクチンの本体になっています。ワクチンは国内の数社が製造しています。イヌの皮下、または筋肉内に接種します。狂犬病予防法により、飼育犬の所有者は毎年１回のワクチン接種が義務付けられています。ネコにもワクチンは使用できます。

イヌレプトスピラ症は、*Leptospira interrogans* というスピロヘータ科に属する病原体によって起こる疾患です。残念ながら、この病原体はわが国でも常在し、ときおり、ヒトにも病気を起こしています。イヌレプトスピラ症ワクチンは不活化ワクチンで、イヌジステンバーワクチンなどと混合したものが使用されています。予防効果は良好とされています。なお、レプトスピラ症については140ページでも触れていますので、そちらも参照してください。

水産用ワクチン

水産用ワクチンは、ブリ、マダイ、サケ、ニジマスなどの養殖魚などを微生物感染から守るワクチンです。養殖は狭い所で飼育されているだけに、人口密度ならぬ魚口密度が高いのです。このため、養殖魚が一度感染すると次々と伝染し、大打撃をこうむります。水産用ワクチンは不活化ワクチンで、効果は中程度のものが多いようです。サケ科魚類ビブリオ病不活化ワクチンや、ブリα溶血性連鎖球菌症不活化ワクチンなどといったものがあります。ワクチンの種類によって投与経路が異なり、餌と混合して経口的に取り込ませる方法と、薬浴液に魚を浸漬させる方法、および直接魚に接種する方法があります（**図63**）。

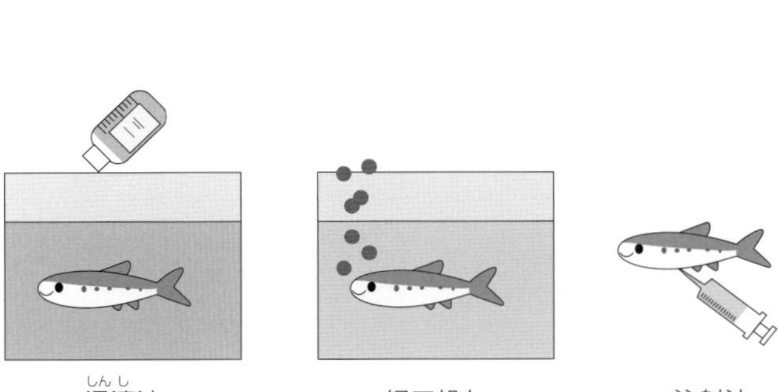

浸漬（しんし）法　　経口投与　　注射法

図63　水産用ワクチンの投与法
農水省動物医薬品検査所作成（2016年）より

第3部

予防接種時の注意と
ワクチン関連の法令

第1章　予防接種時の注意事項

本章では主に、予防接種を行う医療関係者ための注意事項がまとめてあります。なお、具体的な留意点などがまとめられている成書としては、『予防接種必携 平成29年度（2017）』予防接種リサーチセンター、2017年、岡部信彦ほか編集『予防接種の手びき（2018-19年度）』近代出版、2018年、および崎山 弘著『予防接種の事故防止ガイド』健康と良い友達社、2014年などがあります。

予防接種に関する情報をとる

ワクチン接種では極めてまれとはいえ、強い副作用が出ることがあるので、わが国ではワクチンに反感を持つ人も少なくありません。しかし、ワクチンで全く副作用がないものを求めても詮ないことです。このことは、これまでも繰り返し説明してきました。乱暴な言葉であることは分かっているつもりですが、ワクチン接種で軽い炎症などが起こることは正常な反応と言っても良いのです。病原微生物から由来した物質や、溶け難いアジュバント（免疫強化補助剤）が注射で強制的に体の中に入れられるのですから、炎症が出ない方が例外的でしょう。**ワクチンの重要な役割は、命を取られかねない危険な感染症を事前に予防することにあります。そのためには多少の副作用は甘受せざるをえません。**この事実は、接種を行う側も受ける側も、留意していただきたい点です。これとは別に、副作用の弱い良いワクチンを開発する努力が必要なことは言うまでもありません。

どのようなワクチンを接種するにしても、接種によって生ずる副作用のリスクと、免疫の獲得によって得られる病気の予防効果というメリットを秤にかけて、どちらが大きいかを冷静に評価することが必要です。現在、わが国では狂犬病の発生は報告されていませんので、日本で生活している人は特別な場合を除き、狂犬病予防ワクチンを受ける必要はありません。しかし、たとえば、狂犬病が出ている外国で野犬に咬まれた場合は、緊急にヒト狂犬病免疫グロブリンを接種するとともに、その後、数回の狂犬病ワクチン接種を受ける必要があります。免疫グロブリンやワクチン接種では、まれに重大な副作用が出ることもありますが、発症すれば確実に悲劇的な死が待ち受けているリスクの大きさとは、比べようもありません（129ページ参照）。流行地の野犬は、狂犬病ウイルスに感染している可能性が高いのです。免疫グロブリンやワクチン接種によって、狂犬病が発症するリスクを抑えることは大きな効果と言えます。

先のケースや、ポリオ、破傷風、ジフテリア、百日せき、麻しんなどの定期接種に指定されているワクチンでは、圧倒的に接種で得られる効果が大きいために判断は容易です。しかし、リスクと効果の差が歴然としない場合は、ワクチンを『打つべきか、打たざるべきか、それが問題だ』ということになります。病原性がそれほど強くない感染症の場合や、病原性は強くとも発生頻度がかなり低い感染症の場合などには、個別の判断が迫られます。特に外国に

表 17　予防接種関係のインターネット情報[*1]

http://www.nih.go.jp/niid/index.html 国立感染症研究所のホームページ。感染症情報センター（IDSC）のページから、感染症発生動向調査や予防接種情報（http://idsc.nih.go.jp/vaccine/vaccine-j.html）が読める。「感染症の話」も面白い。
http://www.forth.go.jp/ 厚生労働省検疫所のページ。海外渡航者のための重要な情報が掲載されている。予防接種場所の予約電話番号などとともに、周辺の地図も掲載されている。極めて親切である。
http://www.chieiken.gr.jp/somu/ 地方衛生研究所ネットワークのページ。感染症情報のページがあり、そこから各都道府県や政令指定都市などの感染症情報も読める。大都市を抱えている地研の記事は特に豊富で、有用である。
http://www.jpeds.or.jp/ 公益社団法人・日本小児科学会のホームページ。感染症やワクチンに関する情報提供を行うとともに、学会が推奨する予防接種スケジュールや同時接種に関する各種提言なども行っている。
http://www.pmda.go.jp/ 独立行政法人・医薬品医療機器総合機構のページ。「健康被害救済制度」のページに、ワクチンを含む医薬品の副作用被害救済制度に関する情報や、相談窓口などが紹介されている。
http://www.yoboseshu-rc.com/ 財団法人・予防接種リサーチセンターのホームページ。「予防接種ガイドライン」などの作成や、電話相談・予防接種ホットラインの運営なども行っている。TEL 03-6206-2113
http://www.mcfh.net/ 財団法人・母子衛生研究会、「海外出産＆子育てインフォ」のページ。「72 ヶ国最新予防接種情報」、「日本と海外接種比較」など、日本と海外の予防接種の状況が詳しく纏められている。
http://www.wakutin.or.jp 社団法人・日本ワクチン産業協会（旧・社団法人・細菌製剤協会）のページ。医療関係者向けの岡部信彦・多屋馨子監修「予防接種に関する Q ＆ A」が読める
http://www.travelmed.gr.jp 日本渡航医学会のページ。厚生労働省検疫所のページとともに、海外渡航者のための重要な情報が盛られている。
http://www.jsvac.jp 日本ワクチン学会のページ。ワクチンに関する研究や開発状況がわかる。予防接種についての社会への広報啓蒙活動も行っている。
http://www.know-vpd.jp VPD を知って、子どもを守ろう会のページ。VPD（Vaccine-preventable diseases；ワクチンで防げる病気）関連のニュースやワクチンに関する情報が紹介されている。

[*1] ウェブサイトのアドレスは時々変更になることがある。その場合は発信元の名称とタイトルを併記して検索するのも一方法である。

滞在する場合などは、彼の地で流行している感染症に対するワクチン接種には、医療関係者の側も判断に迷うケースが多いでしょう。このため、何よりもワクチンに関する正しい情報を知ることが重要です。幸い、この面でも改善が行われ、インターネットを通じてワクチンについての有益な情報が公開されています。**表 17** に、予防接種関係のインターネット情報を掲げておきます。医療関係者は、最終判断は接種を受ける側が行うにしても、日常的にこうした情報源に接しておき、接種を受ける側の質問に答えられる用意をしておくことが望まれます。

予防接種を行う前にやるべきこと

ワクチン接種による重大な副作用が起こるリスクを少なくするためには、接種を受ける側に、予防接種の注意事項を守らせる必要があります。体調が極めて悪い人に予防接種をすべきではありませんし、ワクチン接種を受けた者が、接種当日に過激な運動をすることなども禁物です。**定期接種の場合は、配布される小冊子などに書かれている注意事項を、接種を受ける側によく読ませ、守らせなければなりません。ワクチン接種による重大な副作用の多くは、これらの注意が守られなかったために起こっています。**

予防接種を受ける前に、医療関係者は接種を受ける側に、予防接種予診票に書かれている質問事項について、あらかじめ回答させておきます。参考までに、**表18**にインフルエンザワクチン接種の場合の予診票を示しておきます。接種を受ける側に、予診表中に意味のわからない言葉などがあれば、何でも医療関係者に質問するように伝えるべきです。接種を受ける側がつまらぬ見栄を張って、誤解に基づく回答をすることは誤った判断を引き出すために危険です。乳幼児の予防接種では、健康状態をよく知っている保護者が医師の所に連れて行きますが、その前に医療関係者は以下の項目を保護者に守らせてください。

1. **接種を受ける前日には、乳幼児を風呂に入れて清潔にしておく**
2. **当日、接種を受ける子どもの体温を測っておく**
3. **接種を受ける前には激しい運動をさせない**
4. **体も衣服も清潔にして、接種を受ける**
5. **原則として、予防接種を受けない子どもは一緒に病院に連れて行かない**

間違って、別の子どもにワクチンを打ってしまうなどの混乱の原因になるかも知れません。また、病院では感染症に罹っている患者が来ています。このため、こうした患者から病気をもらう可能性や、反対に子どもの方が病気を与える可能性もありえます。このような院内感染のリスクを低減するためにも、医師は予防接種を受ける小児と患者が接触することを避ける工夫をすべきです（たとえば、患者を診察する時間と予防接種を行う時間を別にするとか、待合室を別にするなどの配慮）。

6. **母子手帳を忘れないで持って行く**

乳幼児にワクチン接種を行う医師は、予診票の回答に沿って保護者に確認し、体温測定、聴診、打診などを行って予防接種の可否を判定します。「接種してもよい」という医師の説明に保護者が納得した場合は、予診票にサインをして接種を受けることになります。最終的な決定は、接種を受ける側にあります。医療関係者からのアドバイスは絶対に必要ですが、強制は無用で、予防接種法（213ページ参照）の精神に反します。ただし、接種を受ける人が次項で述べる「接種不適当者」である場合は、強い希望があっても医師は当日の接種を見合わせるべきです。

成人や高齢者への予防接種の場合は、母子手帳を紛失している人や、元々持っていない人もいるので同様にはなりませんが、先の注意事項の原則は守らせる必要があります。なお、井上 栄著『母子手帳から始める若い女性の健康学』（大修館書店）を読むと、母子手帳は子どもの健康に資するだけでなく、成長した暁にも母と子の絆を強める役割などを果たすなど、非常に有用であることがわかります。

なお、予防接種を行う医師の留意点として、崎山 弘は『予防接種の事故防止ガイド』（健康と良い友だち社、2014年）の中で、以下の点を挙げています。

- 事故のリスクを皆無にするゼロリスクは目標であっても、実現は不可能です。危険因子を見つけて排除すること、有用な手段はダブルチェックで、チェックリストを作成し、実行することが肝要です。
- ダブルチェックは、エラーを激減させます。100回に1回起こるエラーも、完全に独立

表 18　予防接種予診票（インフルエンザワクチン）

インフルエンザ予防接種予診票

任意接種用

※接種希望の方は、太ワク内にご記入下さい。

診察前の体温	度　分

住　所		TEL.（　　）　－		
フリガナ		男・女	生年月日	大正 昭和 平成 令和　年　月　日生（　歳　カ月）
受ける人の氏名				
（保護者の氏名）				

質問事項	回答欄		医師記入欄
1. 今日受ける予防接種について説明文（裏面）を読んで理解しましたか。	いいえ	は　い	
2. 今日受けるインフルエンザ予防接種は今シーズン１回目ですか。	いいえ（　　回目）	は　い	
3. 今日、体に具合の悪いところがありますか。	ある（具体的に）	な　い	
4. 現在、何かの病気で医師にかかっていますか。	はい（病名） 薬をのんでいますか（いる・いない）	いいえ	
5. 最近１カ月以内に病気にかかりましたか。	はい（病名）	いいえ	
6. 今までに特別な病気（心臓血管系・腎臓・肝臓・血液疾患、免疫不全症、その他の病気）にかかり医師の診察を受けていますか。	いる（病名）	いない	
7. 近親者に先天性免疫不全と診断された方がいますか。	はい	いいえ	
8. 今までけいれん（ひきつけ）をおこしたことがありますか。	ある　　回ぐらい 最後は　　年　　月ごろ	な　い	
9. 薬や食品（鶏肉、鶏卵など）で皮膚に発疹やじんましんがでたり、体の具合が悪くなったことがありますか。	ある（薬または食品の名前）	な　い	
10. これまで気管支喘息と診断され、現在、治療中ですか。	はい　　年　　月ごろ （現在治療中・治療していない）	いいえ	
11. これまでに予防接種を受けて特に具合が悪くなったことがありますか。	ある（予防接種名・症状　　）	な　い	
12. １カ月以内に家族や周囲で麻しん、風しん、水痘、おたふくかぜなどにかかった方がいますか。	ある（病名）	な　い	
13. １カ以内に予防接種を受けましたか。	はい（予防接種名：　　）	いいえ	
14.（ご婦人の方に）現在妊娠していますか。	はい	いいえ	
15.（接種を受けられる方がお子さんの場合）分娩時、出生時、乳幼児健診などで異常がありましたか。	ある（具体的に）	な　い	
16. その他、健康状態のことで医師に伝えておきたいことがあれば、具体的に書いて下さい。			

医師の記入欄
以上の問診及び診察の結果、今日の予防接種は（可能・見合わせる）

医師の署名

医師の診察・説明を受け、予防接種の効果や副反応などについて理解した上で、接種を希望しますか。 （接種を希望します・接種を希望しません）	保護者の署名（もしくは本人の署名）

使用ワクチン名		用法・用量	実施場所・医師名・接種日時
インフルエンザ HA ワクチン“化血研” Lot. No.：		皮下接種 mL	実施場所　： 医　師　名： 接種日時　：　令和　年　月　日　時　分
カルテ No.			

した人がダブルチェックをすれば100×100=10,000に1回のエラーになります。

- 予想外の出来事で作業を中断すると、再開時に接種を間違えることもあり、注意が必要です。
- 兄弟が一緒に来ているときは予防接種を間違える危険因子になります。常に警戒度を高めておき、『兄弟が一緒に来ている。ワクチンを取り違えることがないか』と自分に言い聞かせます。
- 一人一人を接種する部屋に呼び込むことで、兄弟の混在を避けることができます。

ワクチン接種不適当者の条件

ワクチン接種の可否は、医師の説明と、それを聞く接種を受ける側との話し合いで決定されます。この場合、重要な判断材料になるのが予診票の記載です。そのため予診票には、ありのままのことを書いて貰わなければなりません。予診票や診察の結果などから、予防接種を受ける予定の者は、ワクチン接種を受けても差し支えない者、接種を受けるときに注意が必要な者（医師との相談が必要な者）、および接種を受けてはならない者に分けられます。このうち、**ワクチン接種を受けるときに医師との相談が必要な者を「接種要注意者」と呼び、接種を受けてはならない者を「接種不適当者」と呼びます。接種不適当者に該当する者に対しては、当日はワクチン接種を行ってはなりません。**

接種不適当者にあたる者は以下のような条件の者です。なお、ワクチンの種類によっては、接種不適当者の条件に若干の追加や変更が入ります。以下に、予防接種実施規則（213ページ参照）に示されている接種不適当者の条件を記載します。表現を読者向けに少し変えるとともに、具体的な注意事項などを追加しています。

1. 明らかに発熱のある者

予防接種を受けるときの体温が37.5℃以上あるときは、予防接種は別の日に受けさせます。ただし、子どもは病院が大嫌いで、抵抗したり、泣き叫ぶために、その直後には体温が急激に上昇します。幼い子どもでも、意外に注射で痛い目にあった病院は覚えており、「行かない！」と大暴れすることがあります。こうしたときの体温は判断材料にはなりません。平静時に測った体温が重要です。付き添って来た保護者に確認するとともに、落ち着いたときに検温する必要があります。

2. 重篤な急性の病気に罹っている者

ひどい下痢をしたり、インフルエンザの症状を呈しているときなどは、ワクチン接種を受けるべきではありません。病気が治癒したと診断できるまでは接種を見合わせます。

Column 58　アナフィラキシー

ワクチン接種で一時的に発疹などのアレルギー反応が出ることがありますが、この場合は生命に関わることはありません。

問題になるのは極めてまれですが、ワクチン接種後、1時間以内に急激に呼吸困難に陥ったり、血圧降下でふらついたり、ひどい場合はショックで意識を失い死亡することがあります。

こうした危険な症状をアナフィラキシーと呼び、救急処置が必要です。アナフィラキシーは即時型のアレルギー反応の一つです。

3. **予防接種を受けようとするワクチン、もしくはその成分でアナフィラキシー（急激なショックを伴うアレルギー反応；コラム 58）を起こした者**

   複数回、接種しなければならないワクチン（たとえば、ジフテリア・百日せき・破傷風・不活化ポリオ（DPT＋IP）四種混合ワクチン）では、以前アナフィラキシーを起こした者には、同じワクチン接種はできません。また、ワクチンの種類によっては、卵、ゼラチン、抗菌薬エリスロマイシンなどを含んでいるものがあり、これらによってアナフィラキシーを起した者は、同じものを含むワクチンは受けられません。たとえば、現在のインフルエンザワクチンは孵化鶏卵を使って製造しているため、卵成分でアナフィラキシーを起こした者には禁忌です。

4. **妊娠している女性で、風しんなどの生ワクチンを受けようとする者**

   妊娠している女性は、風しん、麻しん、おたふくかぜ、ロタ、水痘、黄熱といった生ワクチン接種は受けられません。特に風しんワクチン接種は、先天性風しん症候群（78 ページ参照）を起こす可能性が否定できず、受けるべきではありません。**成人女性が生ワクチン接種を受ける場合は、妊娠の有無に注意を払う必要があります。また、接種後 2 ヵ月の間は避妊を心がけさせるべきです。**

5. **BCG を接種する対象者に対しては、結核やその他の予防接種などによるケロイドが認められた者**

   BCG を免疫不全者などに接種すると激しい副作用が出ることもあり、この条項が入っていると思われます。BCG を 2 回打つことはないでしょうが、DPT＋IPV 接種などでケロイドが認められる者に対しては、BCG 接種をしてはなりません。

6. **その他、診察に当たった医師がさまざまな理由から、ワクチン接種は適当でないと判断した場合は、予防接種は受けられません**

ワクチン接種要注意者の条件

先にも述べたように、接種不適当者がワクチン接種を受けてはならないのに対し、接種要注意者は、当日の健康状態、体質、過去に罹った病気の経過、抱えている慢性疾患の程度などを総合的に判断し、接種すべきかどうかを決めます。

ワクチン接種要注意者の多くは、健康面で何らかのハンディキャップを負っている人たちです。かつては、こうした人にワクチン接種を避ける傾向にありました。言うまでもなく、対象者が弱い人であるがゆえに副作用が強く出ることを恐れたためです。しかし、**健康面にハンディを負っている人は、それゆえに感染症に罹りやすく、症状も重く出ます。恐ろしい感染症に対しては、こうした人たちこそ、ワクチンで予防しなければならないという考えが、現在では支配的です。**ワクチン自体も改良が重ねられ、有効で副作用の弱いものが開発されてきています。特に成分ワクチンには素晴らしいものが多くあります。当日の体調が良ければ、できる限りワクチン接種を受けるよう勧められています。もちろん、これは一概には言えず、その人の状態や医師との話し合いの結果によりますが。繰り返しになりますが、この場合は最終的な判断は接種を受ける側が決めることになります。

なお、ワクチンを受ける者が接種不適当者か、それとも接種要注意者かは、予診票の質問に対する回答や診察の結果から、医師にはほぼ正確に判定できるようになっています。接種要注意者に該当する者は、以下の人たちです。

1. 心臓、腎臓、肝臓、脾臓、血液、脳などの病気や、発育障害などの基礎疾患を持っている者

上記の条件には喘息なども含まれます。先の症状が明らかに出ているときはワクチン接種を避け、体調の良いときを選びます。早産で生まれた乳幼児については、健康な場合は原則として、通常の乳幼児と同様に、予防接種法で示されている時期に予防接種をします(生後から数えて同じ時期)。

2. 前回の予防接種で接種後 2 日以内に発熱した子どもや、全身に発疹が現れるなどのアレルギー反応を呈したことのある者

この場合は、発熱や発疹の程度にもよりますが、量を少なくして接種するか、接種を中止することになります。

3. 過去に痙攣を起こしたことがある者

麻しんワクチンの場合は特に要注意で、痙攣の原因を調査する必要があります。

4. 過去に免疫不全と診断されている者、および近親者に免疫不全者がいる場合

生きた微生物を使う生ワクチン（BCG、麻しん、風しん、おたふくかぜ、水痘、ロタ、黄熱など）接種の場合は、ワクチンに使った微生物が体の中で増えますから、慎重な対応が望まれます。上記の人たちへの接種は、個々のワクチンや予防しようとする疾病の特性などを考慮して、接種の可否を検討すべきです。一方、不活化ワクチンの場合は、体調が良ければ、接種した方がよいようです。関連して、免疫反応に強い影響を与える薬、たとえば拒絶反応抑制薬、副腎皮質ホルモン、抗がん剤などの治療を受けている人は、予診時に必ず医師と相談する必要がありますし、医療関係者の側もこの点は留意しておくべきです。

5. 接種するワクチンに含まれる成分で、アレルギーを起こす恐れのある者

卵アレルギーや、ゼラチンアレルギーを起こす者は、要注意です。アレルギーではなく、アナフィラキシーを起こしたことのある人は接種不適当者に入ります（202 ページ参照）。アレルギーを起こしやすい体質の者においては、接種を受ける前に医師と相談する必要があります。花粉症のようなアレルギーの場合は、症状がひどい場合は別として、特に問題にする必要はないと言われています。

6. BCG 接種の場合は、過去に結核患者と長期の接触があった者。その他、結核感染の疑いがある者

現在の BCG 定期接種では、対象者は主に 8 ヵ月未満の乳児ですから、この条件に該当するものはまれでしょう。ただし、該当するものには、精密検査を受けるように指導します。その結果、結核菌感染などの異常がないと判明した場合は、BCG 接種を受けることができます。

ワクチン接種の回数と間隔、および同時接種問題

予防接種を受ける場合、原則として予防接種法などで定められている回数が接種されます。BCG のように 1 回の接種ですむものもあれば、DPT＋IPV のように合計 4 回の接種を受けるものもあります。複数回の接種を受けるワクチンの方が多いのですが、この場合は、ワクチン接種の間隔が重要になります。ワクチンは、ある程度の間隔をあけて接種する必要があるのです。

同じワクチンを複数回接種する場合の望ましい間隔については、ワクチンごとに異なりま

す。具体的な接種間隔については**巻頭付表**などにまとめて書かれていますので、参照して下さい。複数回にわけて接種しなければならない理由は、１回の接種だけでは十分に高い免疫力がつかないためです。ワクチン接種では往々にして、ブースター効果（**コラム 59**）という現象がみられます。追加して接種することにより、１回だけの接種では得られなかった非常に高い免疫力が得られるのです。

同じワクチンを複数回に分けて接種するケースとは別に、２種類以上の異なったワクチンを接種する場合は、同時に接種することには問題が出ることもありえます。トキソイドを含む不活化ワクチンの場合は６日以上の間隔をあければ、別種のワクチンを接種できます（生ワクチンでも不活化ワクチンでも可）。一方、生ワクチンを最初に接種した場合は、ワクチン本体の微生物が干渉する可能性があり、それを避けるために 27 日以上の間隔をあけて別種のワクチン（生ワクチンでも不活化ワクチンでも同様）を接種します。ただし、このルールは絶対ではなく、医師が必要と認めた場合は２種類以上のワクチンを同時に接種することができます。法令では「医師が必要と認めた場合は、同時に接種できる」とあります。この場合は、それぞれ 2.5 cm 以上離れた別の部位にワクチンを接種します。書くまでもないことですが、医師が勝手に異なるワクチンを混合して、接種することは不可です。

上記の「医師が必要と認めた場合」の多くは、①近々海外に留学や赴任（もしくは移住、長期出張）する場合、②接種を受ける側が基礎疾患を持ち、接種機会がなかなか得られない場合、③接種回数の多い乳幼児などが多いようです。日本小児科学会・感染症対策委員会では、同時接種は標準的な医療行為としています。ワクチンに詳しい臨床医や、予防接種センターなどに勤務し同時接種に慣れた医師は別にして、ワクチン接種になれていない一般の医師は接種間違いなどを避けるため、同時接種を避けた方が無難だと思われます。もちろん、強い必然性がある場合は、この限りではありません。

不活化ワクチンを接種した後、最短で６日の間隔をあけるのに対して、生ワクチンの場合は 27 日もの間隔をあけねばならない理由は、以下の通りです。すなわち、不活化ワクチンでは微生物が死滅しているため、接種を受けた者の体内でワクチン成分が強い反応を示すのは、2～3 日に過ぎないという考えがあります。一方、生ワクチンの場合は、ワクチンに使った微生物が増えてくるには十数日はかかりますので、生体に影響を与えるのもその後ということ

Column 59

ワクチンのブースター効果

ワクチンを接種した場合、特に不活化ワクチンや、トキソイドワクチンを接種した場合は、１回の接種では十分な免疫力がなかなか得られません。こうした場合は一定の期間をおいて（たとえば１ヵ月）、２回目の接種を行うと、１回の接種で得られたものとは比較にならないほど高い免疫力が得られます。

たとえば、第１回の接種で 10 の免疫力が得られたとすると、第２回の接種では 10＋10＝20 の免疫力ではなく、10×10＝100 の免疫力が得られるというように、複数回接種によって飛躍的に免疫力が高まることが多いのです。複数回接種の効果は「足し算」ではなく、「かけ算」によって増大することにあります。こうした効果を「ブースター効果」と呼びます。

多くのワクチンでは複数回の接種が推奨されていますが、最大の理由はブースター効果の発現に期待をかけているためです。

になります。生ワクチンの方が、生体に影響する時間が長くかかることが主な理由になっています。

生ワクチンの場合は、多くは乾燥生ワクチンで、接種直前に溶解して使用します。溶解したままで放置しておくと、ワクチンの力価が時間の経過とともに低下してきます。このため乾燥生ワクチンは、接種直前に溶解し、すみやかに接種する必要があります。

なお、ワクチン関係の書籍などには、いろいろなワクチンを接種する順番を示す図が掲載されています〔**巻末**（見返し）**付表**などを参照〕。一方、ときとして、接種の順番が推奨されているものと違ってくるという事態も起こります。しかし、こうした事態に対しては、生ワクチンと不活化ワクチンの間隔を除いて、それほど深刻になって気にすることはないというのがベテラン小児科医の意見です。

ワクチン接種後の注意

予防接種を受けた者は、少なくとも30分はその場に留まらせて経過をみます。アナフィラキシー（202ページ参照）の大部分は、この時間に起こるために、勝手に予防接種を受けた場所を離れさせてはなりません。また、接種を受けた当日は過激な運動を控え、安静にするように注意を与えます。以前は、接種当日は入浴を控えさせた方がよいと言われていましたが、特に禁止されているものを除き、入浴は差し支えありません。ただし、発熱したり、体調が良くないときは入浴を控えること、また、入浴中に注射したところを揉んだり、こすらないようにさせて下さい。当日だけでなく、翌日も熱を測らせます。高熱や下痢などの異常な反応が出れば、遠慮なく病院に行き、診察を受けるようにアドバイスすべきです。

不活化ワクチンでは、接種後3日以降に異常反応が出ることはほとんどありませんが、生ワクチンの場合は、1ヵ月ぐらいは体調に気をつけさせて下さい。なお、接種を受けた場合は、その日のうちに忘れずに、母子手帳にワクチンの種類など必要事項を書き込まれているか確認するように、保護者に伝えてください。それが将来、子どもの健康に役立つはずです。

第2章 予防接種関連の法規制

ワクチン関連の法規制としては、ワクチンの製造販売等に関わる法規制や、予防接種の実施に関わる法規制があります。前者に関係する主なものが「医薬品医療機器等法（以下、薬機法と略）」や「生物学的製剤基準」であり、後者の中心になるものが「予防接種法」です。また、ワクチンの使用目的は感染症の制御にありますから、「感染症法」も少なからぬ関連性を持っています。本章では、これらの法規制について解説します。なお近年、医療機器が大変に重要になってきたこともあり、以前は薬事法と呼ばれていたものが上記、「薬機法」に拡大・改変されています。

法律の常として、上記の法律なども括弧付の文章が多く、法律の門外漢であるわれわれには難解なところがあります。学生時代、不幸にして法律を読むことを強要された方はご存じの通り、法律の文章は数ページ読むだけで、眠くなってしまいます。法律というものは読む相手を理解させようと配慮して書かれたものではなく、ルールブックとして厳密であることに重きを置いているために、かような次第になっているのでしょう。森 鷗外や志賀直哉の文章の対極にある文章です。法規制を紹介する場合、原文を引き写しするのが一番楽ですが、読者に対して不親切であるというそしりは免れません。厳密さよりもわかりやすさを優先して、以下に法規制を紹介します。

これまで記述してきたワクチン学総論にしても、各論にしても、また予防接種時の注意事項などにしても、「薬機法」、「生物学的製剤基準」、「予防接種法」、「感染症法」などに定められている事項を紹介したところがたくさんありました。このため本書では、最初に法規制の紹介から書き起こすべきであったという意見が出そうですが（特に行政関係者から）、大半の読者諸氏の興味を誘いそうもないところから、意識して本書の終わりに置きました。法規制から書き始めると、嫌でも最初のページの「法律」という文字が読者の眼に飛び込んできます。そうなると、条件反射的に拒否反応を起こし、「こんな本は読みたくないし、買いたくもない」ということになりかねません。それを恐れたために、かくのごとき次第となっています。立派な動機ではないことは十分にわかっているつもりです。

ただし、断っておきますが、筆者らは法規制を貶めているのではありません。法治国家として、法令は最も重要なものであり、ワクチン関連のそれもまた同様であることは十分に認識しているつもりです。

1 ワクチンの製造販売に関わる法規制

「薬機法」と GCP

第 1 部でも触れていますが（24 ページ）、ワクチン類は医薬品の一種であるため、その製造販売は「薬機法」に基づく許認可を厚生労働大臣から得る必要があります。なお、厚生労働大臣は暇ではありませんし、まずは医薬品の専門家でもありません。このため、26 ページで紹介したように、実際の審査に関わる仕事は厚生労働省や独立行政法人・医薬品医療機器総合機構で行っています。大臣は審査の経過や結果の説明を受けて、OK であれば製造販売の承認を与えます。

ワクチンの製造販売を求める企業は、実験動物を使った非臨床試験などを行ったあとで段階を踏んだ臨床試験を行い、有効性、安全性、品質の点で良いワクチンと判断できれば、厚生労働大臣に対して承認申請を行います。こうした試験で守らなければならない基本事項などが「薬機法」や関連の法令で定められています。

非臨床試験に対しても、いろいろな基準や通知などが出されていますが、中心になるのが GLP（Good Laboratory Practice；非臨床試験の実施基準）です。ワクチンなどの有効性や安全性はヒトに使って初めて確かめられますが、いきなりヒトをモルモット代わりに使うことはできません。GLP に定められた厳格な条件の下で、有効性や安全性を確かめるとともに、ヒトに投与する場合の適正な用量や投与法などが調べられます。

一方、ワクチンを含む医薬品の臨床試験に関しては、有名な GCP（Good Clinical Practice；臨床試験の実施基準）があります。この基準には、ワクチンなどのヒトに対する有効性や安全性を科学的に評価する実施基準が定められています。臨床試験は段階を踏んで慎重に行われますが、詳細は**コラム 10**（25 ページ参照）に記載しているので省略します。GCP では、被験者の安全性と権利を遵守することに配慮し、インフォームド・コンセント（説明と同意）を取ることの重要性を強調しています。「臨床に関わる研究は医学研究を適正化する倫理的、科学的原則と合致しなければならない」という第 18 回世界医学会のヘルシンキ宣言（1964 年）に反するものであってはなりません。この宣言には、第二次世界大戦中にナチス・ドイツがユダヤ人たちに行った、忌まわしい「医療行為」などに対する批判と反省が込められています。第 2 次世界大戦中には、日本人も満州でとんでもない「医療行為」をしてきましたが（168 ページ参照）。

平成 14（2002）年の薬事法（現在の薬機法に当たる）改正で、ワクチン類は「生物由来製品」に定められ、一層厳しい安全対策が求められて来ています。ワクチンの場合は他の医薬品に比べると、はるかに多数の人たちに投与されますので、第 3 相臨床試験（**コラム 10**）の終了は入り口に過ぎないとも言えます。臨床試験の結果、良いワクチンであるとされ、厚生労働大臣の承認が得られた後で、広範な市販後調査が重要になります。一度、承認された後でも、この大規模な接種後の調査で安全性に問題があるとされ、撤退を余儀なくされたワクチンもあります。本書でも触れていますが、深刻な副作用が出たことで、FDA（米国食品医薬品庁）によって承認されたロタワクチン（ロタシールド）が、撤退を余儀なくされた例が有名です（101 ページ参照）。

ワクチンの製造と品質に関わる基準

平成 14（2002）年までの「薬事法」では、ワクチンを含む医薬品を市販するためには、自前の製造所を持ち、厚生労働大臣の製造承認を得ることが必要でした。2002 年の「改正薬事法」では、製造行為と販売行為は切り離され、それぞれ承認を得ることが必要になっています。一方、自前の製造所を持たない業者でも、これらの承認を得られれば販売することが可能になりました。

ワクチンなどの医薬品の品質を確保するためには、原料の仕入れから生産段階を経て出荷に至るまでの全工程が、科学的な根拠に基づいた管理体制が取られていることが必要です。このために定められた二つの基準があり、それらは GMP（Good Manufacturing Practice；医薬品の製造管理基準）と「生物学的製剤基準」と呼ばれているものです。GMP では品質管理部門の独立と権限が定められています。製造手順を記載した製品標準書を作成すること、製造所の構造や設備、製造工程の検証、品質不良などの処理などが厳密に定められています。各工程でワクチンなどの医薬品が GMP を遵守して製造されているかどうかは、国または都道府県、もしくは医薬品医療機器総合機構による査察によってチェックされています。

先にも少し触れたように、ワクチンはとりわけ、承認後に多方面で使用されるようになったときの安全管理や品質管理が重要になります。そのための厚生労働省令が出されており、前者を GVP（Good Vigilance Practice；製造販売後の安全管理基準）、後者を GQP（Good Quality Practice；製造販売後の品質管理基準）と呼んでいます。

最近起こったワクチン製造所の不正問題について

ワクチンや血液製剤等を製造する熊本県にある一般財団法人 化学及び血清療法研究所（化血研）が不正問題をおこして、平成 27 年 5 月のから 30 年 7 月の 3 年間、業界誌、有識者、マスコミ・報道機関等で話題になったことは、読者も記憶に残っていることでしょう。さらに、平成 28 年 4 月に、結核ワクチンの BCG、膀胱がんワクチン、ツベルクリン反応液を製造する日本ビーシージー製造株式会社（日本 BCG）の不正事例に対しても、厚生労働省の所轄部門から強い改善命令が発せられました。ワクチンの信頼性を欠くこととして、大きな社会的、保健衛生上の話題となりました。両製造所の不正、企業理念の欠如については、設立時からの企業文化、組織・地域の特異的な思考風土が、長年にわたる身勝手で安易な判断により、内部告発という形で社会的な判断・制裁を委ねることになりました。幸いにも当時製造した製品による副作用報告や、過去にあったワクチンへの国民の品質不審による接種反対運動までに至らずに収束しつつあり、今後の推移を見守りたいと思います。

コンプライアンス欠如が招いた国内ワクチン製造所の過誤 2 件

ワクチン等を含む医薬品（生物学的製剤）は、病原微生物や病原因子（毒素など）を原料にしているものがほとんどです。製品は健康な乳幼児に使用し、体力が劣っている患者に使用することもあり、極めて特徴的な医薬品であり、その製造と品質管理には法律（薬機法）で厳しい規制がかけられています。すべての医薬品などを製造する企業は、製造する施設が適切な構造を備えている必要があり、そのための厚生労働大臣からの許可をもらう必要があります。また臨床試験で安全性と有効性を確認した製品の製造方法は大臣による承認が必要で、この製造方法と同じ工程・手順で製造したものを販売することが求められます。すなわち、医薬品の製造をする者が守るべき内容を定めた医薬品及び医薬部外品の製造管理及び品質管理の基準で、通常 GMP（Good Manufacturing Practice）と呼んでいます。GMP の一つに、承認された製造方法であることを継続的に確認する調査があり、製造所はこの GMP に定められている基準を遵守しなければなりません。日本の GMP 調査の基本は、製造所が承認内容に基づき製造していることを性善説的に確認する方法であり、性悪説のように捜査する方向で調査官は教育されていませんでした。

日本における薬務行政は厚生労働省で政策の方向性を決定し、独立行政法人医薬品医療機器総合機構(PMDA)において、医薬品および医療機器の治験段階の相談、承認審査、申請データの信頼性調査、および市販後の調査（許認可と取り締まり）等を行っています。PMDAのワクチン等の承認審査業務は、製品・品目ごとに品質、有効性、安全性の審査を行っています。承認審査業務では、製造所から提出された申請資料の内容が倫理的かつ科学的に信頼できるかどうかを調査する「信頼性調査」と、信頼性調査の結果を踏まえて申請された製品の効果や副作用、品質について現在の科学技術水準に基づき、審査を行う「承認審査」、および申請された製品を製造できる能力を有するかどうかを調査する「GMP/QMS/GCTP調査」などがあります。

化血研の事件後、厚生労働省内のワクチン行政部署では、ワクチンと血液製剤産業に関して行政のビジョンおよび国家戦略が不明確であることに対応するために、国際的な観点を考慮して、国内ワクチン・血液製剤の安定供給体制のあるべき方向性を「ワクチンタスクホース」として示しました。この中では企業のガバナンスの問題、国内のワクチンと血液製剤産業は、護送船団方式で守られていた結果、国際的競争力の低下を招いていたことが指摘されています。2019年度内に厚生労働省は、「薬機法」とGMP省令の改正を予定していますが、この中には、今回の不正問題に対応して、経営者が法令遵守の責任を持つ体制づくりが必要であることが明記されるために、企業のガバナンスの強化を図るために幹部の責任範囲を明確にすることが盛り込まれています。具体的に実施した対応は、PMDAのGMP査察の見直しとして、査察体制についての質的・量的観点からの強化や、製薬企業を対象とした無通告査察（抜き打ち査察）の実施が導入されました。さらに、積極的な収去等による効果的な査察方法の検討、製造販売承認事項の変更手続きについて具体的な事例の通知発出が行われました。なお、この提言に従いPMDAのGMP査察体制強化として、査察官の増員と国内すべてのワクチン、血液製剤製造所に対しての無通告査察が開始され、今までに見つからなかった問題点が確認されています。

化血研の過誤の一部であるGMP違反は、国から認められていない方法で血液製剤などを製造していたことにあります。承認された製造方法とは異なる工程や試薬を入れるなどしていましたが、査察に際して、あらかじめ虚偽の資料提出や説明をして、上級幹部の指示により組織的に査察に対応してきていました。幸い、違反製品で事故は起こらなかったようですが、こうした違反を40年も続けていたそうです。定期的に国の査察官が製造所の査察に入りますが、そうした折には前もって、集団で査察官を騙す練習も組織的に行っていたこともわかりました。これらの行為は「薬事法」（現薬機法）違反であるとともに、悪意をもって調査官を欺く刑法の隠匿や詐欺行為にもあたるものです。製造所内では定期的に製造の適正運用を確認する担当部署の自己点検活動においても、血液製剤部門の担当者が国の査察官用の虚偽の資料を用いて説明の練習をしており、これでは査察官が騙されてしまうのは当然です。

このような違反は2015年5月、内部告発と査察などで白日の下に晒され、厚労省の対応を報じるマスコミや医療現場でも社会的に大きな話題になりました。当然のことながら、この違反により化血研は厚生労働省から厳しい処分を受け、信用は下落し、経営の根幹が揺さぶられることになりました。前経営陣は全員引責辞職し、紆余曲折はありましたが、2018年7月、化血研は明治製菓と熊本の企業および熊本県で構成する株式会社（コンソーシアム）として、KMバイオロジクス株式会社が誕生しました。今後、明治製菓は、医薬品製造所として、武田製薬、第一三共（現北里第一三共)、田辺三菱（阪大微研)、およびデンカとともに、ワクチン製造分野を有する医薬品企業となります。一部抗菌薬の製造経験はありますが、生物学的製剤であるワクチン、血液製剤等は、複雑な製造工程と特異な品質管理が求められます。国民に安心安全な製品を生産・受給を担う企業として、化血研が蓄積した製造と品質管理技術や貴重な人材財産を生かした経営方針により、海外の企業と争えるワクチン企業に成長することが期待されています。

この化血研事件のあとに、結核予防のBCGワクチンを製造する日本ビーシージー製造株式会社（日本BCG）が同様な違反をしていることが発覚しました。製造施設に許可を受けていない場所を使用していたこと、試験法を変更した際に届出を行わなかったこと、さらに、海外に輸出するBCGの菌量を基準より増量したことなどが指摘されています。これらは化血研同様に、製造所内の幹部・責任者の了解・指示により行われていたために、幹部の資質・責任も問われることになりました。BCGは、国内で1社しか製造していないことによる社会的責任を履き替えて、自社の勝手な理論で製造と品質管理が行ってきた悪しき管理体制といえるでしょう。内向きのガバナンスは、ときにより悪しきカルチャーを生む例となりました。

国家検定と生物学的製剤基準のあらまし

ワクチンの場合は原料が病原微生物ですから、製造にわずかのミスがあっても大事故につながりかねません。製造ロットごとに国家検定が実施されています。国家検定で行われる試験は、ワクチンの種類ごとに異なりますが、それらの試験は、いずれも「生物学的製剤基準」に定められています。ワクチン等の医薬品の製造に関して、どちらかと言えば、GMPは総論的に製造と品質管理の保証を確認する規則体系ですが、国家検定は製造した製品の最終確認試験（ロットリリース）を国が実施する制度です。そのために、「生物学的製剤基準」ではワクチン、血液製剤や抗毒素抗体ごとに個別に製造方法、品質、保存方法などが基準として定められています。「生物学的製剤基準」の主要部分は「通則」、「医薬品各条」、および「一般試験法」です。

「生物学的製剤基準」とは、薬機法第42条第1項の規定により定める生物学的製剤の品質に関する基準です。厚生労働大臣は、保健衛生上特別の注意を要する医薬品につき、薬事・食品衛生審議会の意見を聴いて、その製法、性状、品質、貯法等に関し、必要な基準を設けています。通則には「生物学的製剤基準」の性格、用語の定義、および国家検定などが規定されています。「医薬品各条」は「生物学的製剤基準」の中核をなすもので、ワクチンごとに原料、製法、貯蔵法、有効期限などが定められています。また、当該ワクチンについての特有の試験法も収載されています。一方、「一般試験法」では、複数のワクチンに共通する試験法が収載されています。たとえば安全性に関わる試験法として、「無菌試験法」や「発熱試験法」などが規定されています。

「生物学的製剤検定基準」とは、薬機法第43条第1項の規定による検定を受けるべき医薬品、手数料、検定基準及び試験品の数量を定めた基準です。厚生労働大臣の指定する医薬品は、厚生労働大臣の指定する者の検定を受け、かつ、これに合格したものでなければ、販売し、授受し、又は販売若しくは授受の目的で貯蔵し、若しくは陳列してはならない、と定められています。この法律に基づいて、ワクチンは検定機関である国立感染症研究所の検定に合格しなければ市場に出すことができません（ワクチンのロットリリース）。

すなわち国家検定とは「検定基準」に定められた試験項目を「生物学的製剤基準」に従って実施することです。官報告示の「検定基準」には、国家検定を行う試験項目、試験品の数量、

表 19　代表的なワクチンの保管条件と有効期間

2018 年 8 月現在のデータ（一般社団法人日本ワクチン産業協会作成の表を一部書き換えて収載）

製剤名と有効期間	保管条件
インフルエンザ HA ワクチン【製造日から 15 ヵ月・1 年】※ 成人用沈降ジフテリアトキソイド【3 年】 沈降ジフテリア破傷風混合トキソイド【2 年】 沈降破傷風トキソイド【2 年】 組換え沈降 B 型肝炎ワクチン【2 年】※※ 沈降精製百日せきジフテリア破傷風不活化ポリオ（セービン株）混合ワクチン【製造日から 2 年・27 ヵ月】※ 沈降精製百日せきジフテリア破傷風不活化ポリオ（ソークワクチン）混合ワクチン【製造日から 30 ヵ月】 沈降精製百日せきジフテリア破傷風混合ワクチン【2 年】 水痘抗原【2 年】	遮光して、凍結を避けて 10℃以下
乾燥細胞培養日本脳炎ワクチン【製造日から 3 年】 乾燥組織培養不活化狂犬病ワクチン【3 年】 乾燥組織培養不活化 A 型肝炎ワクチン【3 年】 乾燥ガス壊疽ウマ抗毒素【10 年】 乾燥ジフテリアウマ抗毒素【10 年】 乾燥はぶウマ抗毒素【10 年】 乾燥ボツリヌスウマ抗毒素【10 年】 乾燥まむしウマ抗毒素【10 年】	遮光して、10℃以下
乾燥 BCG ワクチン【2 年】 精製ツベルクリン【3 年】	10℃以下
肺炎球菌ワクチン（23 価多糖体）【製造日から 2 年】	遮光し凍結を避けて 8℃以下
乾燥ヘモフィルス b 型ワクチン【製造日から 3 年】 黄熱ワクチン【24 ヵ月】	遮光して 2〜8℃
沈降 13 価肺炎球菌結合型ワクチン【製造日から 3 年】	凍結を避け 2〜8℃
組換え沈降 2 価ヒトパピローマウイルス様粒子ワクチン【製造日から 4 年】 組換え沈降 4 価ヒトパピローマウイルス様粒子ワクチン【製造日から 3 年】 不活化ポリオワクチン（ソークワクチン）【製造日から 3 年】 4 価髄膜炎菌ワクチン（ジフテリアトキソイド結合体）【製造日から 2 年】 経口弱毒生ヒトロタウイルスワクチン【製造日から 3 年】 5 価経口弱毒生ロタウイルスワクチン【製造日から 2 年】 組換え沈降 B 型肝炎ワクチン【製造日から 24 ヵ月】**	遮光し凍結を避けて 2〜8℃
乾燥弱毒生おたふくかぜワクチン【1 年・18 ヵ月】* 乾燥弱毒生水痘ワクチン【2 年】 乾燥弱毒生風しんワクチン【2 年】 乾燥弱毒生麻しんワクチン【1 年】 乾燥弱毒生麻しん風しん混合（MR）ワクチン【1 年・製造日から 18 ヵ月】※	遮光して、5℃以下

生ワクチン（経口弱毒生ヒトロタウイルスワクチンは除く）は凍結可（添付溶剤の瓶破損に注意）

●有効期間で○年表記しているものは、国家検定合格日からの期間を表す。
製剤ラベルの最終有効年月日を確認すること。

*　メーカーによって異なるため、使用に際しては添付文書を確認すること。

**組換え沈降 B 型肝炎ワクチンは、製品により保管条件が異なるため注意すること。

手数料等が定められています。国家検定の申請は、法第四十三条第一項の規定により、厚生労働大臣の定める額の手数料を添えて、都道府県知事を経由して、生物学的製剤又は抗菌性物質製剤である医薬品については国立感染症研究所、その他の医薬品又は医療機器については国立医薬品食品衛生研究所に申請書を提出します。

微生物由来のワクチン成分の多くは不安定です。ワクチンの品質を保持するためにも、医療関係者にも慎重な取り扱いが求められています。「生物学的製剤基準」に定められているワクチンの有効期間や貯蔵条件は、特に注意して守らなければなりません。またワクチンに、目に見える異常な着色や異物の混入などがないことを確認する必要があります。

表 19 に、代表的なワクチンの貯蔵条件と有効期間をまとめておきます。表から明らかなように、すべてのワクチンは遮光して保存することが求められています。長時間日光に当てると、ワクチン成分が化学変化を起こすために、暗所での保存が必要です。また、不活化ワクチンでは、凍結を避けることが求められています。凍結融解による変質や効力の低下を防ぐためです。冷蔵庫の調子が悪く、誤って凍結した不活化ワクチンは使用できません。一方、表に示されている生ワクチンの凍結保存は差し支えありません（ロタワクチンを除く）。

2 予防接種の実施と副作用による健康被害救済に関わる法規制

予防接種の実施と、副作用による健康被害救済に関わる法規制のうちで最重要なものとして、「予防接種法」と「医薬品医療機器総合機構法」が挙げられます。この下に多くの政令、省令、告示、通知などが出されていますが、医療関係者にとって関係の深いものが「予防接種実施規則」と「予防接種法施行令」です。以下に、上記４種類の法令を中心に紹介します。

「予防接種法」の概要

まず、「予防接種法」ですが、この法律は主として定期接種と臨時接種の実施に関わる法律とも言えます。有体に書けば、「予防接種法」というタイトルながら、任意接種は対象外になっており、少し違和感を覚えます。昭和 23（1948）年に制定されました。その後、幾度か改訂が重ねられ、最も新しい大改訂が 2006 年になされています。2007 年には、「結核予防法」が「感染症法」と統合され、BCG 接種に関しては、「予防接種法」に統合されました。その後も定期接種ワクチンなどの種類が追加されるごとに、小改正が行われています。

2007 年改訂版では、「予防接種法」は６章に大別され、全体で 29 条から構成されています。すなわち、それらは

第１章　総則（第１条と第２条）
第２章　予防接種基本計画等（第３条と第４条）
第３章　定期の予防接種などの実施（第５条から第 11 条まで）
第４章　定期の予防接種などの適正な実施のための処置（第 12 条から第 14 条まで）
第５章　定期の予防接種などによる健康被害の救済処置（第 15 条から第 22 条まで）
第６章　雑則（第 23 条から第 29 条まで）
附則

です。

第１章の総則では、予防接種の目的、定期接種に指定されている疾患などが示されており、第２章では予防接種に関わる基本事項などが定められています。第３章の定期の予防接種等の実施では、臨時に行う予防接種、勧奨接種や予防接種を受ける努力義務などが記載されています。第４章では定期接種などの適正な実施のための処置が、第５章では定期の予防接種等による健康被害の救済制度が定められています。特に予防接種による健康被害の救済処置は、「予防接種法」では一番多くのページがさかれ、細かい規定がされています。国が勧奨す

る予防接種ですから、まれとはいえ健康被害が出た場合は、国として被害者に十分な救済処置をとらねばなりません。また、それに関連する告示や通知も多数出ています。ワクチン接種によって深刻な健康被害が出た場合は、医師は所轄の市町村長に報告書を添えて提出しなければなりません。

なお、以前は定期接種や臨時接種による健康被害の報告先は厚生労働省になっていましたが、2014年11月25日より、定期接種による副作用の報告先が厚生労働大臣から（独）医薬品医療機器総合機構（PMDA）に変更となりました。これまでも、任意接種による副作用の報告はPMDAに対して行われていましたので、この変更により、ワクチン接種後の副作用の報告先は、すべてPMDAに統一されることになります。副作用報告書（正式名、予防接種後副反応疑い報告書、**表20**）を送付するPMDAのFax番号は0120-176-146です。

「予防接種法」に定められている予防接種の実施条項

ここで、予防接種（定期並びに臨時接種）の実施に関わる、重要と思われる「予防接種法」の条文の内容等を紹介します。

先にも触れたように、第1条と第2条は総則で、予防接種の目的と定義、及び予防接種を行う対象疾患が規定されています。予防接種の目的と用語の定義については、われわれが持っている知識以上のことは取りたてて書かれていませんので省略します。予防接種を行う疾患としてはA類疾病とB類疾病が指定されています。以前は、A類疾患は一類疾患、B類疾患は二類疾患と呼ばれていましたが、次項で紹介する「感染症法」の疾患分類と紛らわしいこともあって、改められたものです。

A類疾病とB類疾病に対して行われる予防接種の目的は、微妙ながらも明らかに異なっています。「予防接種法」の第2条第2項と第3項において、A類疾病とB類疾病は以下のように規定されています。すなわち、「その発生及び蔓延を予防することを目的として、予防接種法の定めにより接種を行う疾病がA類疾病」であるに対し、「個人の発病またはその重症化を防止し、併せてこれにより、その蔓延の予防に資することを目的として、予防接種法の定めにより、接種を行う疾病がB類疾病」とされています。要するに、B類疾病では、A類疾病には定義されていない「個人の発病またはその重症化を防止し」という言葉が文章の最初に入っています。B類疾病に対する予防接種では、感染症に対する集団防衛に先んじて、個人の利益が得られることが強調されているのです。B類疾患の被害救済額はA類のそれに比べて明らかに劣っていますが、識者の解説によれば、この条文によって、B類疾病の予防接種で重症の副作用が出た場合も、その被害救済額は、A類疾病の被害救済額ほど一般に高くならないことが、間接的に示唆されているのだそうです。法令を読む場合は、行間も読まねばならないだけに大変です。

第5条は定期の予防接種に関わる条項が定められ、市町村が中心になって行うことが規定されています。また、予防接種法施行令では、定期予防接種の対象者（年齢）が、各ワクチンごとに定められています。巻頭の表中の定期接種ワクチンの対象者の年齢（もしくは月齢）が、それに当たります。

第6条は臨時予防接種に関する規定です。ここでは、A類及びB類疾病の蔓延を予防する必要があると認められた場合、対象者や期間を限定して、臨時に行う予防接種を指します。都道府県知事が市町村長に指示することによって行われます。また、上記の疾病が複数の都道府県にまたがって流行しそうな場合、厚生労働大臣が都道府県知事に予防接種を行わせる

表 20　ワクチンの副作用報告書（PMDA 発行）

（別紙様式 1）

報告先：（独）医薬品医療機器総合機構
FAX 番号：0120-176-146

予防接種後副反応疑い報告書

予防接種法上の定期接種・任意接種の別		□ 定期接種		□ 任意接種			
患　者 （被接種者）	氏名又は イニシャル	（定期の場合は氏名、任意の場合はイニシャルを記載）	性別	1 男　2 女	接種時 年 齢	歳　月	
	住　所	都道 府県　区市 町村	生年月日	T H S R	年　月　日生		
報 告 者	氏　名	1 接種者　2 主治医　3 その他（　）					
	医療機関名		電話番号				
	住　所						
接種場所	医療機関名						
	住　所						

ワクチン	ワクチンの種類 （②〜④は、同時接種したものを記載）	ロット番号	製造販売業者名	接種回数
	①			① 第　期（　回目）
	②			② 第　期（　回目）
	③			③ 第　期（　回目）
	④			④ 第　期（　回目）

接種の状況				
	接 種 日	平成・令和　年　月　日　午前・午後　時　分	出生体重	グラム （患者が乳幼児の場合に記載）
	接種前の体温	度　分	家族歴	
	予診票での留意点（基礎疾患、アレルギー、最近 1 か月以内のワクチン接種や病気、服薬中の薬、過去の副作用歴、発育状況等） 1 有 →（　） 2 無			

症　状 の 概 要				
	症　状	定期接種の場合で次頁の報告基準に該当する場合は、ワクチンごとに該当する症状に○をしてください。 報告基準にない症状の場合又は任意接種の場合（症状名：　）		
	発生日時	平成・令和　年　月　日　午前・午後　時　分		
	本剤との 因果関係	1 関連あり　2 関連なし　3 評価不能	他要因（他の疾患等）の可能性の有無	1 有 →（　） 2 無
	概要（症状・徴候・臨床経過・診断・検査等） ○製造販売業者への情報提供：1 有　2 無			

症　状 の 程 度	
	1 重い → 1 死亡　2 障害　3 死亡につながるおそれ　4 障害につながるおそれ 5 入院（病院名：　医師名： 平成・令和　年　月　日 入院 ／ 平成・令和　年　月　日 通院） 6 上記 1〜5 に準じて重い　7 後世代における先天性の疾病又は異常
	2 重くない

症　状 の 転 帰		
	転帰日	平成・令和　年　月　日
	1 回復　2 軽快　3 未回復　4 後遺症（症状：　）　5 死亡　6 不明	
報告者意見		
報告回数	1 第 1 報　2 第 2 報　3 第 3 報以後	

こともできます。「予防接種法」の対象疾患疾病のほかに、政令で定める疾病が含まれており、予防接種施行令では痘瘡（天然痘）が指定されています。嬉しくない話ですが、天然痘バイオテロ（174ページ参照）が万が一行われた場合（もしくはその危険性がある場合）は、その対策として種痘の臨時接種も行えるようになっているのです。

第7条は予防接種を受けさせてはならない者が規定されています。具体的には予防接種実施規則において、「明らかな発熱を呈している者」などが規定されています。202ページに述べた「接種不適当者」がこれに該当します。

第8条と第9条では、勧奨接種や被接種者の責務が規定され、「定期予防接種を受けるように努める」ことが責務をされています。定期予防接種を受けることに法的義務は課せられていませんが、訓示のような規定です。第9条と第10条は委任に関する規定で、予防接種の実施事務を保健所長に委任することができるなどが規定されています。

第6章の雑則のうち、第23条は国の責務が規定されています。予防接種の知識の普及、健康被害の発生を防止するための医療関係者に対する研修の実施、および健康被害の発生状況や予防接種の有効性と安全性の向上を図るための調査・研究などを国に課しています。言うまでもなく、極めて結構な規定ですが、国は予防接種の啓発や知識の普及に、あまり熱心ではない気がしてなりません。

第25条以下は、定期および臨時予防接種にかかる費用に関わる規定です。地方自治体や国の支出義務が規定されていますが、同時に第28条で、予防接種を受けた者から「実費を徴収することが出来る。ただし、これらの者が経済的理由により、その費用を負担することができないと認めるときは、この限りでない」と定められています。先の「実費」は、予防接種施行令で、「薬品費、材料費、及び予防接種を行うための臨時に雇われた者に支払う経費」とあります。定期予防接種でありながら、実費を徴収出来るとした理由は以下のようなものと思われます。すなわち、予防接種では、集団防衛という公共的な目的がある一方では、恐ろしい感染症から個人を守るという、個人に対する利益も付与しているという側面もあります。このため。「実費を徴収することが出来る」とされていますが、経済的な負担に耐えられない者には実費の徴収は出来ません。臨時の予防接種に関しては、集団防衛のウェイトが大きいところから実費の徴収はされません。定期接種の実費徴収に関しては、現実には市町村によって独自の判断がされています。公費で補助することによって接種費用が軽減されたり、無料になっているところなど、さまざまのようですが、A類疾病の定期接種に限っては、多くの地域で無料のようです。われわれはB類疾病も実質無料になる日が早期に来ることを期待しています。

副作用による健康被害の救済に関する法令

定期接種や臨時接種による救済のほかに、任意接種の健康被害救済は、「医薬品医療機器総合機構法」によって救済されます。まず定期接種や臨時接種の健康被害の救済ですが、救済給付を受けようとする者は、予防接種を行った市町村の担当者に申請の届け出をします。申請は医薬品医療機器総合機構（PMDA）等の審査を経て、ワクチンの副作用によると認定された場合は、法令に定められた金額が支給されます。救済給付は医療費および医療手当、障害児養育年金、障害年金、死亡一時金（B類疾病では、これに代えて遺族年金または遺族一時金）、葬祭料です。

一般にA類疾病に関わる救済給付の方が、B類疾病に関わる救済給付よりも多額になっています。その根拠は、先に述べたように、B 類疾病では個人の受益が先に規定され、次いで集団防衛が規定されているところから、公権力の関与が A 類疾病に比べて低いという法律的な解釈があるようです。

任意接種ワクチンによる副作用被害救済（「医薬品医療機器総合機構法」による救済）でも、医療費、医療手当、障害年金、障害児養育年金、遺族年金、遺族一時金、葬祭料などの給付が行われます。この場合は、給付を受けようとする者が医薬品医療機器総合機構に申し出、同総合機構内部の審査を経て、給付の可否が決定されます。連絡先などは以下の通りです。

独立行政法人・医薬品医療機器総合機構　救済制度相談窓口
〒 100-0013 東京都千代田区霞が関 3-3-2　新霞ヶ関ビル内
電話　0120-149-931（祝日、および、年末・年始を除く月曜から金曜までの午前９時から午後５時まで）
メール　kyufu@pmda.go.jp

なお、定期接種ワクチンでも、予防接種法に定められている年齢枠を外れた人が個人の都合で接種する場合（たとえば、成人が個人の意志で DPT＋IP ワクチンの接種を受ける場合）は、任意接種となります。こうしたワクチン接種で重篤の副作用が出た場合の救済も、残念ながら、定期接種による副作用の被害救済に比べて、任意接種による被害救済の給付額は少ないという問題があります。この点でも、救済制度の改善の必要性があると考えます。なお、個人輸入された本邦未承認ワクチンは、公的な補償はありません。

対象者別のワクチン接種者の優先順位

「予防接種法」には収載されていませんが、2008 年９月に、政府は新型 H5N1 インフルエンザの流行に備えたプレパンデミックワクチン（115 ページ参照）を接種する対象者の優先順位を公表しています。試案の形ですが、かなり踏み込んだ見解です。当時は高病原性の新型 H5N1 インフルエンザワクチンの生産量も 2,000 万人分も満たさず、万一流行した場合は、ワクチンの奪い合いが起こるかもしれないという恐れが背景にありました。また、国民の間にも、ワクチンに対する正当な理解が得られつつあったことも、政府が試案の公表に踏み切った理由になっているでしょう。将来は高病原性 H5N1 インフルエンザに限らず、想定外の感染症が流行し、ワクチンの備蓄や生産が需要に追い付かないケースも出てくるかもしれません。そうしたことを考慮して、試案の概要をここで紹介しておきます。

試案では、優先順位は１から５までの５段階に分けられており、優先順位が一番高いのは１で、以下２、３、４、５の順番になります。

1．感染拡大防止と被害の最小化に資する業種

具体的な対象者としては、病院・一般診療所職員、保健所職員、救急隊員、消防職員、警察職員、自衛隊員など

2．新型インフルエンザ対策に関する意思決定に携わる者（首長など）

国家機関、都道府県機関、市町村機関

3．国民の生命、健康の維持にかかわる業種など

在宅看護サービス、歯科診療所、医薬品販売業等に関わる者

4．国民の安全・安心に関わる業種

放送業、新聞業、電気通信業、国および地方議会議員、および秘書など

5. ライフラインの維持に関わる業種

電気業者、上下水道業者、ガス事業者など

医療関係者が高病原性インフルエンザで倒れてしまえば完全にお手上げですから、優先順位のトップにきているのは当然です。全体によく考えられた優先順位のように思えます。ワクチンの備蓄や生産が十分でない、ほかの感染症が流行したときにも、参考になる優先接種の順位です。ただし、この試案はあくまでも備蓄量が十分ではない場合の、高病原性 H5N1 インフルエンザワクチンに対する優先接種の順位です。あらゆるワクチンに対する優先順位ではなく、感染症の種類やワクチンの備蓄状況などによっても変わります。たとえば、高病原性 H5N1 インフルエンザとは異なり、主に小児に高率に高病原性を発揮する新型感染症が流行した場合などは、接種する優先順位は H5N1 インフルエンザワクチンの順位とは異なってくるはずです。後者の場合は、たとえば小児と接することの多い職業の人たちが優先順位の高位に置かれるでしょう。

3 「感染症法」の目指すもの

「伝染病予防法」から「感染症法」への移行

予防接種の対象になる感染症は、いずれもヒトの健康に重大な被害を及ぼす感染症です。手を打たなければヒトからヒトに伝染し、広範な被害を及ぼします。このため、個人の健康を守るという観点だけでなく、社会全体で感染症を押さえ込むという対策も必要とされます。感染症に関する規制や責務を定めているのが「感染症法」です。

明治年間には抗菌薬も、ワクチンもほとんどありませんでした。公衆衛生のレベルが低く、赤痢、腸チフス、コレラ、結核、肺炎といった感染症（当時の言葉で言えば、伝染病）は野放し状態でした。赤痢や腸チフスの恐怖は、今日では想像もできないほど大きなものがありました。制御できない伝染病の流行によって、当時のヒトの生命は、今日とは比較にならぬほど危うい基盤の上に置かれていたのです。伝染病が猛威を振るっているときには、「明日ありと定かならぬ」毎日を送らねばならなかったのです。

こうしたこともあり、明治 30（1906）年に制定された「伝染病予防法」では、感染症から個人の健康を守るという立場よりも、如何にして集団で感染症を押さえ込むかという方策が前面に出ていました。流行を早期に抑えるために、伝染病予防法では患者の人権は大きく抑制されていました。赤痢患者たちを強制的に隔離したり、患者が出た家は全面的に消毒することなどが定められていました。今日の常識からはすれば酷い法律ということになりますが、「伝染病予防法」は伝染病の流行をそれなりに食い止めたという点で、大きな意義もあったのです。

太平洋戦争後には、「結核予防法」（1948 年）をはじめとして、性病予防法や寄生虫予防法など、感染症ごとの法律が制定されてきます。その間、公衆衛生の急速な改善、医療の進展、抗菌薬やワクチンの開発などによって、感染症は大幅に押さえ込まれることになります。同時に個人の人権を尊重する気運が高まったこともあって、集団防衛という「錦の御旗」の下で、患者の強制的な隔離などを定めた「伝染病予防法」は種々の矛盾をきたしてきました。特に、「伝染病予防法」では、赤痢はコレラや腸チフスといった 10 種あまりの感染症とともに「法定伝染病」に指定され、患者は隔離されることになっていました。しかし、軽い下痢しか発症していない、病原性の弱いソンネ型赤痢菌（**コラム 60**）患者でも、お上の権威を振りかざして患者を強制隔離することには無理があります。こうした場合には、人の出入りしないところに短時間、待機させて隔離したことにして終わりにしたこともあったようです。こういう法令の融通無碍な運用（「弾力的な運用」とも言われています）ができるという点で、日本人は他国民には見られない優れた才能を発揮します。

「弾力的な運用」はともかくとして、時代にそぐわなくなった「伝染病予防法」は平成 10（1998）年に廃止され、「感染症の予防及び感染症の患者に対する医療に関する法律」が制定されました。長たらしい名前のため、一般に「感染症法」と呼ばれているものです。感染症の専門家でも、この法律の正式名を正確に言える人は珍しいでしょう。筆者たちも、「珍しい人」には含まれていません。このため本書では、すでに紹介したいくつかの箇所で、正式名ではなく「感染症法」で通しています。「感染症法」は 1998 年に制定されたあとで、2003 年と 2006 年に大きな改正を受けています。その後も改訂が続いています。

「感染症法」の基本的立場と歩み

「感染症法」と「伝染病予防法」は、相互に大きく異なっています。際だった相違は、「感染症法」では、可能な限り大幅に患者の人権と意思を尊重する立場をとっていることです。こうした立場をとることが可能になった理由は、言うまでもなく、公衆衛生や医療の進歩により感染症がある程度、制御されたことにあります。また、これまで制定されていた「結核予防法」や感染症の種類ごとに制定されていた法令が順次廃止され、「感染症法」に統合されています（最後に残った「結核予防法」の統合は 2006 年）。一方では、新型インフルエンザなどの新興感染症対策も急務となり、法令や告示に盛り込まれました。

「感染症法」のもう一つの特徴は、病原性の強さ、治療の難易度、対策を基に各感染症を類型化したことにあります。なお、1998 年に出された感染症の類型分類は、一類から四類まで

Column 60　さまざまな赤痢菌と志賀毒素

赤痢菌は「感染症法」では三類に指定されています。赤痢菌には、ディゼンテリエ菌、フレキシネル菌、ボイド菌、ソンネ菌の 4 種類があります。病原性は、志賀菌を含むディゼンテリエが一番強く、次いでフレキシネル、ボイド、ソンネの順です。志賀菌の病原性の強さは、猛毒の志賀毒素（**コラム 49**）を作ることにあります。ほかの赤痢菌は志賀毒素を作りません。なお、腸管出血性大腸菌 O157 なども志賀毒素を作ることが知られていますが、O157 の志賀毒素も志賀型赤痢菌が作る志賀毒素も、ほとんど同じです。

赤痢菌と志賀毒素の第一発見者は、志賀 潔（しがきよし；1870-1957）です。赤痢菌の属名は Shigella ですが、これは志賀の菌という意味です。赤痢菌の発見は 1897 年になされましたが、当時の志賀は大学を卒業して間もない 27 歳の青年でした。現在は、志賀が発見した恐ろしい志賀菌による赤痢患者は日本ではほとんど出ていません。日本人の患者数では、病原性の弱いソンネ菌が最も多く、次いで、フレキシネル菌となっています。ボイド菌は長年にわたって大きな流行を起こしたことがありません。赤痢菌という名前の通り、志賀菌などでは赤い血便が出ますが、ソンネ菌に感染した場合などは単なる下痢で終わることが多いようです。一般に赤痢菌感染では、嘔吐、高熱、悪心などのほかに、左下腹部に強い腹痛が出ます。抗菌薬が効かない多剤耐性菌が多くなっていますが、治療にはフルオロキノロン系やホスホマイシンなどが使われています。

表 21　感染症の各類型とその考え方（厚労省）

分類		実施できる措置等	分類の考え方
一類感染症		・対人：入院（都道府県知事が必要と認めるとき）等 ・対物：消毒等の措置 ・交通制限等の措置が可能	感染力と罹患した場合の重篤性等に基づく総合的か観点から見た危険性の程度に応じて分類
二類感染症		・対人：入院（都道府県知事が必要と認めるとき）等 ・対物：消毒等の措置	
三類感染症		・対人：就業制限（都道府県知事が必要と認めるとき）等 ・対物：消毒等の措置	
四類感染症		・動物への措置を含む消毒等の措置	一類～三類感染症以外のもので、主に動物等を介してヒトに感染
五類感染症		・発生動向調査	国民や医療関係者への情報提供が必要
新型インフルエンザ等感染症		・対人：入院（都道府県知事が必要と認めるとき）等 ・対物：消毒等の措置 ・政令により一類感染症相当の措置も可能 ・感染したおそれのある者に対する健康状態報告要請、外出自粛要請 等	新たに人から人に伝染する能力を有することとなったインフルエンザであって、国民が免疫を獲得していないことから、全国的かつ急速なまん延により国民の生命および健康に重大な影響を与えるおそれ
指定感染症		一類から三類感染症に準じた対人、対物措置（延長含め最大２年間に限定）	既知の感染症で、一類から三類感染症と同等の措置を講じなければ、国民の生命および健康に重大な影響を与えるおそれ
新感染症	症例積み重ね前	厚生労働大臣が都道府県知事に対し、対応について個別に指導・助言	ヒトからヒトに伝染する未知の感染症であって、重篤かつ、国民の生命および健康に重大な影響を与えるおそれ
	症例積み重ね後	一類感染症に準じた対応（政令で規定）	

表 22　感染症別の類型分類リスト（2016 年 2 月 15 日改訂）

感染症の分類	疾病名	
一類（7）	エボラ出血熱	ペスト
	クリミア・コンゴ出血熱	マールブルグ病
	痘そう	ラッサ熱
	南米出血熱	
二類（7）	急性灰白髄炎	中東呼吸器症候群（MERS）*2
	結核	鳥インフルエンザ（H5N1）
	ジフテリア	鳥インフルエンザ（H7N9）
	重症急性呼吸器症候群（SARS）*1	
三類（5）	コレラ	腸チフス
	細菌性赤痢	パラチフス
	腸管出血性大腸菌感染症	
四類（44）	E 型肝炎	東部ウマ脳炎
	ウエストナイル熱（ウエストナイル脳炎含む）	鳥インフルエンザ *4
	A 型肝炎	ニパウイルス感染症
	エキノコックス症	日本紅斑熱
	黄熱	日本脳炎
	オウム病	ハンタウイルス肺症候群
	オムスク出血熱	B ウイルス病

感染症の分類	疾病名	
四類（44）	回帰熱	鼻疽
	キャサヌル森林病	ブルセラ症
	Q 熱	ベネズエラウマ脳炎
	狂犬病	ヘンドラウイルス感染症
	コクシジオイデス症	発しんチフス
	サル痘	ボツリヌス症
	ジカウイルス感染症	マラリア
	重症熱性血小板減少症候群 *3	野兎病
	腎症候性出血熱	ライム病
	西部ウマ脳炎	リッサウイルス感染症
	ダニ媒介脳炎	リフトバレー熱
	炭疽	類鼻疽
	チクングニア熱	レジオネラ症
	つつが虫病	レプトスピラ症
	デング熱	ロッキー山紅斑熱
五類（48）	アメーバ赤痢	咽頭結膜熱
	ウイルス性肝炎（E 型肝炎および A 型肝炎を除く）	A 群溶血性レンサ球菌咽頭炎
	カルバペネム耐性腸内細菌科細菌感染症	感染性胃腸炎
	急性脳炎 *5	水痘
	クリプトスポリジウム症	手足口病
	クロイツフェルト・ヤコブ病	伝染性紅斑
	劇症型溶血性レンサ球菌感染症	突発性発しん
	後天性免疫不全症候群	ヘルパンギーナ
	ジアルジア症	流行性耳下腺炎
	侵襲性インフルエンザ菌感染症	インフルエンザ *6
	侵襲性髄膜炎菌感染症	急性出血性結膜炎
	侵襲性肺炎球菌感染症	流行性角結膜炎
	水痘（入院例に限る）	性器クラミジア感染症
	先天性風しん症候群	性器ヘルペスウイルス感染症
	梅毒	尖圭コンジローマ
	播種性クリプトコックス症	淋菌感染症
	破傷風	感染性胃腸炎（ロタウイルスに限る）
	バンコマイシン耐性黄色ブドウ球菌感染症	クラミジア肺炎（オウム病を除く）
	バンコマイシン耐性腸球菌感染症	細菌性髄膜炎 *7
	百日せき	マイコプラズマ肺炎
	風しん	無菌性髄膜炎
	麻しん	ペニシリン耐性肺炎球菌感染症
	薬剤耐性アシネトバクター感染症	メチシリン耐性黄色ブドウ球菌感染症
	RS ウイルス感染症	薬剤耐性緑膿菌感染症
新型インフルエンザ等感染症	新型インフルエンザ	再興型インフルエンザ

＊1　病原体がベータコロナウイルス属 SARS コロナウイルスであるものに限る。
＊2　病原体がベータコロナウイルス属 MERS コロナウイルスであるものに限る。
＊3　病原体がフレボウイルス属 SFTS ウイルスであるものに限る。
＊4　鳥インフルエンザ（H5N1 および H7N9）を除く。
＊5　ウエストナイル脳炎、西部ウマ脳炎、ダニ媒介脳炎、東部ウマ脳炎、日本脳炎、ベネズエラウマ脳炎およびリフトバレー熱を除く。
＊6　鳥インフルエンザおよび新型インフルエンザ等感染症を除く。
＊7　インフルエンザ菌、髄膜炎菌、肺炎球菌を原因として同定された場合を除く。

の4類型分類でしたが、2003年に改定された「感染症法」では5類型分類に改められ、今日に至っています（**表21、22**）。一類が、最も危険で厳しい感染症です。その他、バイオテロ対策がらみで天然痘が、2003年の改訂で一類に追加されました。さらに、輸入動物の感染症対策も強化されています。

わが国の類型分類の問題点の一つは、外国では最も危険で厳しい感染症には大きな番号が振られているのに対し、わが国では逆に最も小さい番号、すなわち一類感染症に最も危険な感染症が並んでいる点です。国際調和の観点からも、日本が諸外国の方法に合わせることが必要でしょう。

「感染症法」は2006年にも大幅に改正がされています。また、その後の2008年に、トリインフルエンザ（H5N1）が二類感染症、2018年に梅毒と急性弛緩性麻痺（急性灰白髄炎を除く）が五類感染症に追加されました。個々の改正点については次項で解説しますが、2006年の主な改正点は以下の通りです。

1. 「結核予防法」を廃止し、「感染症法」に統合したこと。
2. 感染症分類を見直し、一部の感染症分類を追加したこと。
3. バイオテロ対策のために、病原体や微生物毒素の管理体制などを定めたこと。

現行の感染症法の概要

先の改正点1にあるように、旧来の「結核予防法」が「感染症法」に統合されましたが、予防接種に関する事項は「予防接種法」に移行しています（219ページ参照）。また、改正点3のバイオテロ対策のための管理体制の一環として、結核菌の所持などにも規制がかけられ

Column 61

全数把握と定点把握

感染症の発生動向に関する調査は、感染症制御対策のうえからも極めて重要です。こうしたデータが感染症の蔓延を防ぐ有力な情報になります。

また、一類から四類の感染症では、法令に従い患者への入院の勧告、消毒処置の遂行、就業制限などが行われるために、医師からの正式の届け出が必要となります。一類から四類の感染症患者が出たときは、診断後、直ちに最寄りの保健所長に届け出することが要求されています。この場合は、患者の氏名、職業、住所、年齢、性別などを届け出します。

一方、五類感染症の場合は、一～四類感染症の届け出の場合と違って、診断後1週間以内に患者の年齢や性別を保健所長に届け出することになっています。ただし、五類感染症の届け出の場合は、個人に関する情報（患者の氏名や住所など）は届け出しません（**表21**）。

なお、五類感染症は「全数把握」感染症と「定点把握」感染症に分かれています。全数把握五類感染症には後天性免疫不全症候群（エイズ）や破傷風などが含まれ、定点把握五類感染症には感染性胃腸炎などが指定されています。

前者の場合はエイズで代表されるように、感染症の拡大を防ぐことが必要な場合や、発生数が少ない感染症であるため、定点方式では全体的な傾向がつかめない感染症が該当します。全数把握感染症を診断したすべての医師は、届け出の責任があります。

一方、定点把握の場合は、定められた病院や診療所が把握し届け出する感染症です。感染性胃腸炎が代表的な例ですが、患者数が多く出るため、全体の傾向がわかればそれでよく、すべての患者数を把握する必要がない場合などが当てはまります。定点把握疾患を届け出する病院などは、都道府県知事が病院側の同意を得て決定しています。

ています。「結核予防法」に比べて、人権尊重の観点が強く貫かれています。

改正点 2 の、感染症類型分類の見直しですが、新たに南米出血熱が一類に、「結核予防法」の統合により結核が二類に追加されています。こうした追加・変更のうちで特に目を引くものが、これまで二類感染症であったコレラ、赤痢、腸チフス、パラチフスの 4 種類の細菌性感染症が三類感染症に格下げされた点です（**表 22**）。これらの 4 種類の感染症は「伝染病予防法」の時代では法定伝染病に指定され、患者は強制隔離されていました。しかし、抗菌薬の開発を初めとする医学などの進歩により、恐怖の疾患ではなくなっています（ただし、腸チフスの症状は特に厳しいものがあります）。三類感染症での主な対応・措置は、特定職種への就業制限（食品製造に関わる仕事に就けないなど）と消毒薬の対物措置となっています（**表 21**）。もちろん、症状によっては即入院も必要ですが、それにしても、かつての強制隔離とは大きな隔たりがあります。医師は一類感染症から四類感染症までの患者を診察した場合は直ちに、五類感染症の患者を診断した場合は 7 日以内に、最寄りの保健所長を通じて知事に届け出ることが義務化されています。症状を示していない保菌者を診断した場合も同様です。なお、五類感染症に限っては、すべての患者数を把握しなければならない感染症（全数把握）と、あらかじめ指定されている医療機関のみの患者数を把握しなければならない感染症（定点把握）に分かれます（**コラム 61**）。

最後の改正点 3、すなわち、「バイオテロ防止対策に関連した病原体の管理体制の見直し」に関しては、2001 年にアメリカで行われた炭疽テロ（171 ページ参照）が契機の一つになっています。わが国では、これまで強毒病原微生物の管理体制は確立しておらず、アメリカのバイオテロ対策の専門家たちは日本を名指しして、「バイオテロ容認国家ではないか」と非難する人もいました。こうしたこともあって、2006 年の法律改正で、強毒病原体や毒素の所持、輸入、運搬、保管、譲渡などに規制がかけられました。ここでの分類方法は、病名や病気の種類ではなく、病原体そのものを社会に拡散させた時に、危険度の指標としてバイオセフティおよびバイオセキュリティの考え方により危険度分類しています。したがって、危険度の高い方から一種病原体（一類病原体ではない）から四種病原体までに分けて分類し、原則所有禁止、許可制、届出制などの規則が設けられています。各種病原体ごとの規制を以下に述べます。ここでも、多くの諸外国の規制とは逆に、一種病原体に対する規制が最も厳しくなっています。

一種病原体：生命に重大な被害を及ぼす恐れのある感染症。現在は日本で研究目的でも保有されていない。原則、所持禁止。国、独立行政法人、もしくは政令で定められている法人で、厚生労働大臣が指定したものに限って所持できる。この規制に違反して所持した場合は罰則を受ける。なお、天然痘ウイルス（ワクチンの製造株は除き）は、アメリカとロシアの 2 研究機関に限って保有が許され、日本を含むその他の国では保有は許されていない。

二種病原体：一種病原体と同様に、生命に重大な被害を与える恐れのあるもの。なかには検査や治療などに有用な材料になるものも含まれる。所持するにあたっては、安全性を確保するための条件を満たすこと。厚生労働大臣の許可を得たもののみが所持・使用できる。

三種病原体：一種病原体や二種病原体とは違って、所持に関して事前に所有者を制限するまでの必要性はない。ただし、適正な管理体制を図るとともに、所持した場合は必ず届け出しなければならない。また、所持者には、その病原体を扱うに必要な封じ込め施設を使うことが求められている。

表 23　感染症の種型分類に基づく病原体等管理規制のリスト（厚労省）

	規制事項	一種	二種	三種	四種	備考
	病原体の所持	禁止	許可	届出	基準の遵守	一種病原体等は国、独立行政法人、その他政令で定める法人であって厚労大臣が指定した者のみ所持、輸入が可能
	病原体の輸入	禁止	許可	届出	—	
	所持者の欠格条項		○	—	—	許可を受ける所持者の条件
	許可の基準		○	—	—	所持目的が検査、治療、医薬品その他省令で定めるもの
	許可の条件		○	—	—	許可に条件を付することができる。
	許可証		○	—	—	許可証の交付
	許可事項の変更		○	—	—	
	譲り渡し・譲り受けの制限	○	○	—	—	
所持者の義務	感染症発生予防規程の作成	○	○	—	—	関係者への周知・自主的な病原体等の適正な取り扱いの確保
	病原体等取扱主任者の選任	○	○	—	—	医師、獣医師、歯科医師、薬剤師、臨床検査技師、その他
	教育訓練	○	○	—	—	病原体等の適正な取り扱いを図る。
	運搬の届出（公安委員会）	○	○	○	—	移動途中の盗取、交通事故による感染症の発生・まん延の防止
	記帳義務	○	○	○	—	病原体等の使用状況を明らかにする、規制当局の把握
	施設の基準	○	○	○	○	バイオセーフティ、バイオセキュリティの項目が含まれる。
	保管等の基準	○	○	○	○	
	事故届出	○	○	○	○	盗取等が生じた際は遅滞なく警察（海上保安庁）に届出
	滅菌譲渡	○	○	○	○	
	災害時の応急措置	○	○	○	○	地震、火災その他災害が生じた際の応急措置および警察への通報
監督	感染症発生予防規程の変更命令	○	○	—	—	
	解任命令	○	○	—	—	病原体等取扱主任者の解任命令
	指定・許可の取り消し	○	○	—	—	
	滅菌等の措置命令	○	○	—	—	
	報告徴収	○	○	○	○	適正な病原体等の取り扱いについて報告を求めることができる。
	立入検査	○	○	○	○	厚生労働省、警察（海上保安庁）が実施可能
	改善命令	○	○	○	○	施設基準、保管等の基準について改善を求める。
	災害時の措置命令	○	○	○	○	

四種病原体：その病原体を所持・使用する場合、基準（病原体を扱う施設の封じ込め基準など）に適合していなければならない。違反が判明した場合は、改善命令や立ち入り検査が行われる。

なお、具体的な種型分類に基づく諸規制を**表 23** に、また、病原体別の種型分類のリストを**表 24** にまとめておきます。臨床の医療関係者が、病原体を管理するケースは少ないと思われますが、以下に記す、病原体に感染した患者に遭遇する機会は少なからずあるはずです。

そのため簡単に触れておきます。ボツリヌス菌と毒素、および野兎病菌が二種に、Q 熱リケッチア、ブルセラ、および多剤耐性結核菌が三種に、腸管出血性大腸菌、オウム病クラミジア、クリプトスポリジウム、チフス菌、パラチフス A 菌、コレラ菌、赤痢菌、日本脳炎ウイルス、デング熱および多剤耐性結核菌を除く結核菌が四種病原体に指定されています。

なお、先の項で述べた感染症の類型分類は一類、二類、三類、四類、五類ですが、病原体の管理に関わる種型分類では**一種、二種、三種、四種**となっています。上記の定義からも、一種が一番厳しい条件が課せられているのは類型分類の場合と同様です。しかし、**表 22** と次頁の**表 24** を比較されればわかることですが、一類に含まれる微生物と一種に含まれる微生物とは必ずしも同じではありません。二類以下と二種以下についても同様です。種型分類ではバイオテロ兵器に使用される可能性が高い微生物に対して、特に厳しい管理が求められています。たとえば炭疽やボツリヌス症は、類型（病名・疾病）分類では四類感染症ですが、種型（菌名・病原体）分類では二種感染症になっています。

表 24　病原体別の種型分類のリスト

対象病原体等		病原体等の名称		参考 疾患の名称	疾病分類	BSL
一種病原体等	A	アレナウイルス属	ガナリトウイルス サビアウイルス チャパレウイルス フニンウイルス マチュポウイルス	南米出血熱	1	4
		アレナウイルス属	ラッサウイルス	ラッサ熱	1	4
		エボラウイルス属	アイボリーコーストエボラウイルス ザイールウイルス ブンディブギョエボラウイルス スーダンエボラウイルス レストンエボラウイルス	エボラ出血熱	1	4
		オルソポックスウイルス属	バリオラウイルス（別名痘そうウイルス）	痘そう	1	4
		ナイロウイルス属	クリミア・コンゴヘモラジックフィーバーウイルス（別名クリミア・コンゴ出血熱ウイルス）	クリミア・コンゴ出血熱	1	4
		マールブルグウイルス属	レイクビクトリアマールブルグウイルス	マールブルグ病	1	4
二種病原体等	B	エルシニア属	ペスティス（別名ペスト菌）	ペスト	1	3
	C	クロストリジウム属	ボツリヌム（別名ボツリヌス菌）	ボツリヌス症	4	2
	B	コロナウイルス属	SARS コロナウイルス	重症急性呼吸器症候群（病原体が SARS コロナウイルス）	2	3
	B	バシラス属	アントラシス（別名炭疽菌）	炭疽	4	3
	B	フランシセラ属	ツラレンシス（別名野兎病菌）（亜種ツラレンシスおよびホルアークティカ）	野兎病	4	3
	C	ボツリヌス毒素		ボツリヌス症	4	2
三種病原体等	D	アルファウイルス属	イースタンエクインエンセファリティスウイルス（別名東部ウマ脳炎ウイルス）	東部ウマ脳炎	4	3
	D	アルファウイルス属	ウエスタンエクインエンセファリティスウイルス（別名西部ウマ脳炎ウイルス）	西部ウマ脳炎	4	3
	D	アルファウイルス属	ベネズエラエクインエンセファリティスウイルス（別名ベネズエラウマ脳炎ウイルス）	ベネズエラウマ脳炎	4	3
	E	オルソポックスウイルス属	モンキーポックスウイルス（別名サル痘ウイルス）	サル痘	4	2
	D	コクシエラ属	バーネッティイ	Q 熱	4	3
	D	コクシディオイデス属	イミチス	コクシジオイデス症	4	3
	D	シンプレックスウイルス属	B ウイルス	B ウイルス病	4	3
	D	バークホルデリア属	シュードマレイ（別名類鼻疽菌）	類鼻疽	4	3
	D	バークホルデリア属	マレイ（別名鼻疽菌）	鼻疽	4	3
	D	ハンタウイルス属	アンデスウイルス シンノンブレウイルス ニューヨークウイルス バヨウウイルス ブラッククリークカナルウイルス ラグナネグラウイルス	ハンタウイルス肺症候群	4	3
	D	ハンタウイルス属	ソウルウイルス ドブラバーベルグレドウイルス ハンタンウイルス プーマラウイルス	腎症候性出血熱	4	3
	D	フレボウイルス属	SFTS ウイルス	重症熱性血小板減少症候群	4	3
	D	フレボウイルス属	リフトバレーフィーバーウイルス（別名リフトバレー熱ウイルス）	リフトバレー熱	4	3
	D	フラビウイルス属	オムスクヘモラジックフィーバーウイルス（別名オムスク出血熱ウイルス）	オムスク出血熱	4	3
	D	フラビウイルス属	キャサヌルフォレストディジーズウイルス（別名キャサヌル森林病ウイルス）	キャサヌル森林病	4	3
	D	フラビウイルス属	ティックボーンエンセファリティスウイルス（別名ダニ媒介脳炎ウイルス）	ダニ媒介脳炎	4	3

対象病原体等			病原体等の名称	参考		
				疾患の名称	疾病分類	BSL
三種病原体等	D	ブルセラ属	アボルタス（別名ウシ流産菌）	ブルセラ症	4	3
			カニス（別名イヌ流産菌）			
			スイス（別名ブタ流産菌）			
			メリテンシス（別名マルタ熱菌）			
	D	ヘニパウイルス属	ニパウイルス	ニパウイルス感染症	4	3
		ヘニパウイルス属	ヘンドラウイルス	ヘンドラウイルス感染症	4	3
	D	ベータコロナウイルス属	MERS コロナウイルス	中東呼吸器症候群	指*2	3
	D	マイコバクテリウム属	ツベルクローシス（別名結核菌）（イソニコチン酸ヒドラジドおよびリファンピシンに対し耐性を有するもの（多剤耐性結核菌）に限る；下記の脚注※を参照）	結核	2	3
	D	リケッチア属	ジャポニカ（別名日本紅斑熱リケッチア）	日本紅斑熱	4	3
	D	リケッチア属	ロワゼキイ（別名発しんチフスリケッチア）	発しんチフス	4	3
	D	リケッチア属	リケッチイ（別名ロッキー山紅斑熱リケッチア）	ロッキー山紅斑熱	4	3
	D	リッサウイルス属	レイビーズウイルス（別名狂犬病ウイルス）	狂犬病	4	3
	E		レイビーズウイルス（別名狂犬病ウイルス）のうち固定毒株（弱毒株）		4	2
四種病原体等	G	インフルエンザウイルスA属	インフルエンザ A ウイルス（血清亜型が H2N2 のもので新型インフルエンザ等感染症の病原体を除く）	インフルエンザ	5	2
	F	インフルエンザウイルスA属	インフルエンザ A ウイルス（血清亜型が H5N1 または H7N7 のもので新型インフルエンザ等感染症の病原体を除く）	鳥インフルエンザ	4*1	3
	G		インフルエンザ A ウイルス（血清亜型が H5N1 または H7N7 のもので新型インフルエンザ等感染症の病原体を除く）のうち弱毒株		4*1	2
	F	インフルエンザウイルスA属	インフルエンザ A ウイルス（血清亜型が H7N9 のもので新型インフルエンザ等感染症の病原体を除く）	鳥インフルエンザ	指*2	3
	F	インフルエンザウイルスA属	インフルエンザ A ウイルス（新型インフルエンザ等感染症の病原体）	新型インフルエンザ等感染症	新*3	3
	G	エシェリヒア属	コリー（別名大腸菌）（腸管出血性大腸菌に限る）	腸管出血性大腸菌感染症	3	2
	G	エンテロウイルス属	ポリオウイルス	急性灰白髄炎	2	2
	G	クラミドフィラ属	シッタシ（別名オウム病クラミジア）	オウム病	4	2
	G	クリプトスポリジウム属	パルバム（遺伝子型がⅠ型、Ⅱ型のもの）	クリプトスポリジウム症	5	2
	F	サルモネラ属	エンテリカ（血清亜型がタイフィのもの）	腸チフス	3	3
	F	サルモネラ属	エンテリカ（血清亜型がパラタイフィ A のもの）	パラチフス	3	3
	G	シゲラ属（別名赤痢菌）	ソンネイ	細菌性赤痢	3	2
			デイゼンテリエ			
			フレキシネリー			
			ボイデイ			
	G	ビブリオ属	コレラ（別名コレラ菌）（血清型が O1、O139 のもの）	コレラ	3	2
	F	フラビウイルス属	イエローフィーバーウイルス（別名黄熱ウイルス）	黄熱	4	3
	F	フラビウイルス属	ウエストナイルウイルス	ウエストナイル熱	4	3
	G	フラビウイルス属	デングウイルス	デング熱	4	2
	G	フラビウイルス属	ジャパニーズエンセファリティスウイルス（別名日本脳炎ウイルス）	日本脳炎	4	2
	F	マイコバクテリウム属	ツベルクローシス（別名結核菌）（多剤耐性結核菌を除く）	結核	2	3
	G	志賀毒素		細菌性赤痢、腸管出血性大腸菌感染症等	3	2

＊参考の「疾病の名称」は**表 21** と**表 22** で示した感染症の類型分類名を指す。また、BSL はバイオセーフティレベルの略号。BSL は数字の大きい方が、病原体が漏れ出さないための、より厳しい物理学的封じ込めレベルが要求されている。この点で、数字の少ない方が、厳しい取り扱いを要求されている種型分類や類型分類とは逆になっている。

なお、三種病原体等中のマイコバクテリウム属の多剤耐性結核菌の定義は、2017 年 2 月 24 日付の厚生労働省健康局結核感染症課長通知により、「イソニコチン酸ヒドラジドおよびリファンピシリンに対し耐性を有するもの」から、「これら両剤に耐性を示すものに加えて、(1) オキフロキサシン、ガチフロキサシン、シプロフロキサシン、スパルフロキサシン、モキシフロキサシン、またはレボフロキサシンのうち一種以上に耐性、(2) アミカシン、カナマイシン、またはカプレオマイシンのうち一種以上に耐性のもの」が多剤耐性結核とされることになった。

※1　別名等については『微生物学用語集 英和・和英』（南山堂）（日本細菌学会選定、日本細菌学会用語委員会編）を参考とした。

※2　A～G については「施設の位置、構造および設備の技術上の基準一覧」および「病原体等の保管等の技術上の基準一覧」を参照。

*1 鳥インフルエンザ（H5N1）に限り 2 類感染症　*2 指定感染症　*3 新型インフルエンザ感染症

第4部

予防接種に関する Q＆A

お母さん方や一般の方々から質問が出てきそうなものについて，Q&A を作成してみました。本文を読まれた方には、回答は重複するかも知れません。（　）内に示されている p○○ などの数字は、該当する事項が書かれているページを示します。

Q Question 1 水痘ワクチンやおたふくかぜワクチンの接種間隔は、6ヵ月程度と2年以上などと長くとった場合で、抗体価の上昇など何か違いはあるのでしょうか？

Answer 抗体価の上昇に関しては、いずれの間隔もほぼ同等です。米国などのようにおたふくかぜワクチンも水痘ワクチンも定期接種になり長年経過した国では、おたふくかぜも水痘もほとんど流行がみられないため接種間隔を開けても自然感染することもないのですが、日本のように、いまだに毎年流行している国では、接種間隔を開けると2回目の接種をする前に自然感染する機会が多いため、接種間隔があまり長くならないほうが良いと考えられます。

Q Question 2 ワクチンを接種した後は、接種部位を「揉む」のと「揉まない」のと、どちらがよいですか？

Answer ワクチン接種部位は揉まない方が良いようです。評価に耐えうる詳細な検討は少ないのですが、3種混合DPTワクチンの接種時に接種部位を1〜2分間揉んだり温めたりしても、効果（抗体価の上昇）は変わらないが、痛みや腫脹など局所の副反応が増すとの報告があります[1)]。

1) Huang FY, Huang LM : Effect of local massage on vaccination ; DTP and DTPa. Acta Paediatr Taiwan 1999 ; 40 : 166-170

Q Question 3 予防接種注射時には大血管に入っていないことを確認するために、吸引したほうがよいですか？

Answer 予防接種注射時に吸引は不要です。カナダのガイドラインでは、吸引しないことを強く推奨されています[1)]。予防接種注射時の吸引は痛みを増すだけで、所定の注射部位には大血管がないので不要であると説明されています。また、同じガイドラインで複数同時接種時には、最後に最も痛い注射をするように勧めています。その他、予防接種注射時の痛みを軽減するために、注射前の母乳や甘いシロップの摂取、親による抱擁、局所麻酔パッチや軟膏の使用なども推奨されています。

1) Taddio A et al : Reducing pain during vaccine injections ; clinical practice guideline. CMAJ 2015 ; 22 : 975-982.

Q Question 4 ウイルス性疾患罹患後、ワクチン接種との接種間隔は、どれぐらいあければ良いですか？

Answer 予防接種法施行細則では、明らかな発熱を呈している者や重篤な急性疾患に罹っていることが明らかな者は接種不適当者です。また、公益財団法人予防接種リサーチセンターの予防接種ガイドライン2018年版には、最近1ヵ月以内の病気に関して「小児期は、急性疾患に罹りやすく免疫学的に回復不十分であることも考えられる。罹患した疾患の種類によって、免疫機能の低下や続発疾患の可能性が考えられる場合には治癒後2〜4週間（麻しんは4週間）を一応の目安として間隔をおく。」とあります。したがって、麻しんは、治癒後4週間、風しん、水痘、おたふくかぜでは、治癒後2〜4週間、その他の突発性発疹やその他のウイルス性感染症では、病状などを総合的に考慮しながら治癒後1〜2週間の間隔を開けてワクチン接種を行うのがよいと考えられます。

Q Question 5 同時接種をする機会が増えていますが、安全性は大丈夫ですか？

Answer 生ワクチンの接種を受けた場合は中27日以上、不活化ワクチンを受けた場合は中6日以上間隔をおいて別の種類のワクチンの接種を行いますが、医師が特に必要と認めた場合には、他のワクチン（生ワクチン、不活化ワクチンの両方）と同時に接種することができます。米国小児科学会のRED BOOK2018-2021では、「ほとんどのワクチンの同時接種は、安全で、有効で推奨されるとし、小児用ワクチンでは後述の2つの例外以外は同時接種を勧めています。2つの例外とは、1）4価結合型髄膜炎菌ワクチン（製品名：メナクトラ®）は、お互いに干渉する可能性があるので13価結合型肺炎球菌ワクチンの接種がすべて終わってから4週間以上の間隔を開けて接種するが望ましい。2）23価多糖体肺炎球菌ワクチンは、より良い反応が期待されるので13価の結合型肺炎球菌ワクチン接種後8週間以上後に接種するのが望ましい」。また、日本小児科学会から予防接種の同時接種に対する考え方が、以下のとおり発表されています。要約すると、「国内においては、2種類以上の予防接種を同時に同一の接種対象者に対して行う同時接種は、医師が特に必要と認めた場合に行うことができるとされています。一方で、諸外国においては、同時接種は一般的に行われている医療行為です。現在、わが国においても多くの予防接種を行う必要があることから、同時接種をより一般的な医療行為として行っていく必要があります。」とされています。なお、同時接種を行う際、以下の点について留意する必要があります。

1）複数のワクチンを1つのシリンジに混ぜて接種しない。

2）皮下接種部位の候補場所として、上腕外側ならびに大腿前外側があげられる。

3）上腕ならびに大腿の同側の近い部位に接種する際、接種部位の局所反応が出た場合に重ならないように、少なくとも2.5 cm以上あける。

Q Question 6 卵アレルギーやゼラチンアレルギーのある人にワクチンを接種する注意点は？

Answer 製造過程で培養基材に孵化鶏卵を用いているワクチンには、インフルエンザワクチン（発育鶏卵）と、黄熱ワクチン（ニワトリ胚細胞、SPF鶏卵）の2種類があります。インフルエンザワクチンについては、発育鶏卵の尿膜腔で増殖したインフルエンザウイルスを原材料として製造されています。近年は、高度に精製されていますが、ごく微量の鶏卵由来成分が残存し、これによるアレルギー症状がまれに起こることもあります。したがって、鶏卵アレルギーの人は接種要注意者に該当します。インフルエンザに罹った場合のリスクと鶏卵アレルギーの程度により、ワクチン接種に伴う副反応とのバランスを考慮し、接種を判断します。黄熱ワクチンについては、ワクチンウイルスを培養する際にニワトリの胚細胞を使い、さらにそれをSPF鶏卵で培養増殖後精製しているため、鶏卵、鶏肉、その他鶏由来のものに対してアレルギーを呈するおそれのある人には注意が必要です。なお、MRワクチンや麻しんワクチン（ニワトリ胚細胞）、おたふくかぜワクチン（ニワトリ胚細胞）については、卵白蛋白質と交叉反応性を示す蛋白質の含有量は製造企業により多少の差はありますが、いずれも極めて少ないので、鶏卵アレルギーがあっても接種可能です。鶏卵そのものは使用しておらず、鶏卵アレルギーを理由に接種できないということはありません。たとえ鶏卵アレルギーがあっても、全身症状あるいはアナフィラキシーを起こしたことがなければ、通常特に問題なく接種が可能てです。

ゼラチンが含まれているワクチンとして、黄熱ワクチンと狂犬病ワクチンの2種類があります。ゼラチンアレルギーのある人へのこれらのワクチン接種時には注意が必要です。ゼラチンでアナフィラキシーを起こしたことがある人は、接種不適当者であり、接種することができません。

鶏卵に限らず強いアレルギー症状を有する者には、問診を含む予診を十分に行い、接種医師が可否を判断します。あるいは、必要に応じて専門医に相談してください。

Question 7 年齢によって、インフルエンザワクチンの接種回数が違いますが、なぜですか？

Answer ヒトは年齢を重ねるに従い、インフルエンザの罹患や予防注射によって基礎免疫を獲得します。ある程度基礎免疫があると1回目の接種で高い抗体反応を示して、2回目の接種をしても抗体価はほとんど変わりません。通常13歳以上は、インフルエンザワクチン1回の接種で十分な免疫効果が得られるので1回の接種が勧められます。インフルエンザにあまり罹患したことがなく、インフルエンザワクチンを子どもの時にあまり接種したことがなく場合は、基礎免疫が不十分かも知れないので2回の接種が勧められます。13歳以上は、1〜2回、13歳未満は2回というのはこのような理由からです。

Question 8 インフルエンザワクチンの接種間隔が13歳未満は2〜4週間、13歳以上は1〜4週間になっていますが、どの間隔が最も効果的ですか？

Answer 免疫学では免疫のプライミングの間隔は、4週〜8週がベストと考えられており、米国では各種不活化ワクチンの接種間隔は8週間を標準としています。今回の質問の2〜4週間、あるいは1〜4週間の中では、4週間が最も効果的と考えられます。しかし、インフルエンザは、流行期に急いで接種して免疫を上昇させたい場合もあるので、接種間隔が短くなる場合も想定して幅を持たせていると思います。

Question 9 不活化ワクチンは海外では筋肉注射されていますが、どうして日本では皮下注射が多いのですか？

Answer 1970年代に約3,600名と多発した大腿四頭筋などの拘縮症問題が影響していると思われます。大腿四頭筋などの拘縮症の主な原因となった筋注は、解熱剤や抗菌薬の混合注射の頻回投与であり、ワクチンによるものではありません。しかし、これ以降日本で認可されたワクチンは皮下注がほとんどです。一方、欧米では、一般的に生ワクチンは皮下注、不活化ワクチンは筋注で行っていますが特に問題ありません。さらに、筋注は皮下注に比べて発赤、腫脹、疼痛などの局所反応が少なく、免疫原性は同等か優れていますので、今後日本でも不活化ワクチンが筋注で一般的に接種できるようになることが期待されます。

Question 10 一部のワクチンに含まれるチメロサールは有害ですか？

Answer チメロサールは、エチル水銀チオサルチル酸ナトリウムの商品名で1930年頃からワクチンの細菌汚染防止のため防腐剤として広く使用されてきました。これは、複数人数に使用するバイアル製剤がよく使用されていたためです。1999年から2000年にかけて米国小児科学会やWHOなどは、米国環境保護庁の水銀基準を超えないようにチメロサールの含量を可能な限り減らすように勧告を出しました。2001年Bernardらは、チメロサール曝露と自閉症増加の関連性を示唆しました[1)]。同年、米国科学アカデミーの医学協議会は、「チメロサールを含むワクチン接種と神経発達障害が関連するかもしれない」という仮説は現時点で根拠が不十分なため否定も肯定もできないと結論し、チメロサールを含まないワクチン使用を勧告しました。2004年米国科学アカデミーの医学協議会は、チメロサールを含むワクチン接種と自閉症の因果関係を否定しました。しかし、その後も世界でチメロサールの減量あるいは除去は進んでいます。現在わが国のワクチンにおいて、チメロサールはインフルエンザワクチン、DPTワクチン、DTワクチン、破傷風ワクチン、B型肝炎ワクチンの一部に少量使用されています。

1) Bernard S et al : Autism : a novel form of mercury poisoning. Med Hypotheses, 2001 ; 56 : 462-471.

Q Question 11 ワクチンは感染症の予防に使うものとばかり思っていましたが、がんの治療などに使うものもあると聞きました。現状を教えてください。

Answer 一部のウイルスはがんの発生に関わることが発見され、子宮頸がん予防ワクチンなども開発・承認されています（p 95）。こうしたがん予防ワクチンでは、がんの原因となるウイルスについて、その構成蛋白を精製してワクチンの抗原として使用し、発がんウイルスの感染を阻止しています。病原微生物の感染を阻止することで、病気を予防するという点で従来のワクチンと基本的に同じ方策をとっていると言えます。

一方、ご質問のがんの「治療」に用いるワクチンですが、がん免疫療法の一手段ともいえるでしょう。がんの治療については外科手術、放射線療法、および抗がん剤を使った化学療法がありますが、これらの治療法に続く第4の治療法として期待されているのががん免疫療法です。この分野では、免疫チェックポイント阻害剤オプジーボの開発で、本庶 祐教授が2018年のノーベル医学賞を受賞されたことはご承知のとおりです。

本庶教授の優れた業績はさて置き、がん細胞には、正常細胞にはほとんど作られていない成分蛋白質が過剰に作られているものがあります。こうした成分蛋白質の一部ががん細胞の表面に多数のがん抗原ペプチドとして発現しており、細胞障害性T細胞（CTL；キラーT細胞とも言います）などがこれを異常細胞として認識し、攻撃・排除します。ただし、CTLの免疫力は十分でないとがん細胞を殺せず、がんは成長し人を死に至らしめます。今日では、化学合成によるがん抗原ペプチド（10個前後のアミノ酸よりなる）や、組み換えDNA技術などのバイオテクノロジー技術によるがん抗原の配列を含む蛋白質の製造も簡単です。合成されたペプチドを患者に注射し、特異的なCTLを活性化させて免疫の力でがん細胞を退治しようとするのが、代表的ながんワクチン療法のコンセプトです。なお、先のペプチドワクチンとは別に、「自家ワクチン」と呼ばれる治療用ワクチンなどもあります。自家ワクチンは手術で取り出したがん細胞組織を無毒化し、同じ患者に接種してがんを抑制する免疫療法の一つです。BCGも結核の予防だけでなく、免疫療法にも使用されています（p 71）。

2019年2月現在、先のBCGを除くと、わが国では承認されたがん治療用ワクチンはありませんが、アメリカでは2010年に患者自身の白血球を元に作られた前立腺がん治療用ワクチン（シプリューセルT）が承認されています。対象になる患者は、標準的なホルモン療法が効かない転移を持つ前立腺がん患者とされています。ワクチン接種を受けた患者は数ヵ月の生存期間の延長がみられていますが、高価で、患者の経済的負担が膨大であることも難点に挙げられています。わが国では免疫チェックポイント阻害剤はオプジーボをはじめとして、承認された医薬品数が急増していますが、がん治療用ワクチンとしてはBCGが唯一のものです（p 71参照）。ただし、種々のがんに対するがん治療用ワクチンの研究開発は多くの国でなされており、今後の進展が期待されます。

Q Question 12 予防接種をすれば、どれくらいの割合で、感染症の発症を予防できるのでしょうか？

Answer 予防接種で感染症を予防できる割合は、ワクチンの種類によって違います。予防率が100%に近いワクチンはあっても、どのようなワクチンでも、決して予防率100%になるものはありません。定期予防接種ワクチンのうちで、DPT（ジフテリア・百日せき・破傷風）、MR（麻しん・風しん）、日本脳炎などのワクチンの予防効果は優れており、いずれも90%を超えると言われています。生後3〜6ヵ月の乳幼児に接種されるBCGの場合は、結核の発病を75%ぐらい抑え、粟粒結核や結核性髄膜炎に対する予防効果も明らかであるとされています。ポリオワクチンに関しては、従来の生ワクチンの予防率は100%に近いのですが、DPTと混合接種される不活化ワクチン（IPV）の方は2012年に承認され、長期間を経過していないこともあり、効果についての明快な回答は差し控えるべきでしょう（p 62）。

一方、現在は65歳以上の高齢者や易感染者に接種されるインフルエンザワクチンの予防効果は、MRワクチンなどに比べるとかなり落ちます。それはインフルエンザウイルスが経時的に変異を遂げることが大きな理由です。幸い、ワクチン株と流行株が一致した場合は、高齢者の有効率は70%を超えると言われています。インフルエンザワクチンの小児に対する有効率は、高齢者に対する有効率よりも劣り、20〜30%と言われています。ただし、このデータは、小児へのワクチンの接種量が少なかった2011年以前のもので、WHOの推奨用量が接種されるようになった今日では、先の数字よりも、もう少し高い予防効果が得られると推測されます（p 110）。

任意接種ワクチンや海外渡航者用のワクチンでは、おたふくかぜ、A型肝炎、B型肝炎、黄熱などのワクチンは、いずれも90%以上の予防効果を示しています。WHO推奨の経口コレラワクチンの予防効果は、これより低く80%前後です。経口コレラワクチンは日本では未承認です（2019年4月現在）。

Q Question 13 欧米では、日本で承認されていない多くのワクチンが、感染症の予防に使われていると聞いています。ある雑誌には、日本は北朝鮮並みのワクチン後発国と書かれたこともあるようですが信じられません。本当でしょうか？

Answer 北朝鮮のワクチン情報が少ないために、日本が北朝鮮並みの後発国かどうかは明言できませんが、日本が世界の開発国の中で、ワクチン後発国であることは紛れもない事実です。以前は、欧米で10年以上前に承認されたワクチンが未承認のままに残されていましたが、このところ遅ればせながら、承認されるワクチンの種類が増えてきています。しかし、アメリカなどと比べると、劣っていることは明らかです。おまけに、接種を受ける側にとって費用が少なくてすむ定期接種ワクチンの種類が、日本では少ないのです。たとえば、アメリカでは定期接種になっているロタワクチン、A型肝炎ワクチン、おたふくかぜワクチンなどは、日本では任意接種に留まっています（p 33）。こちらの方がより大きな問題かも知れません。承認されている渡航者用のワクチンの種類も少なく、海外に出かける渡航者数が増えているだけに問題です。

日本がワクチン後発国に留まっていた理由についてはいくつもありますが、国民全体にぼんやりとしたワクチンに対する不信感があったことも否めないでしょう。しかし、2009年に発生した新型ブタ由来インフルエンザの流行などが契機となり、ワクチンの役割が再評価されてきているようです。行政もワクチンで予防できる感染症は可能な限り、ワクチンで予防するという立場にシフトしてきています。遠からず日本はワクチン後発国を脱却して行くものと期待しています。

Q Question 14 BCGは、以前は学校でも接種していましたが、現在は中止になっています。一方では乳児に対するBCG接種は続けられています。なぜでしょうか？　アメリカではBCGの予防接種はしないと聞いています。

Answer BCGは以前には学童にも接種されてきましたが、学童や成人などの結核の予防には、あまり効果がなさそうだということで廃止になりました。一方、乳幼児の結核予防に対しては、BCGの効果は高く、継続になっています。特に乳幼児の粟粒結核や結核性髄膜炎の症状は重篤で後遺症も恐ろしく、わが国でも患者が出ています。乳幼児を襲うこうした疾患に対して、BCGは予防効果があるため、生後5～8ヵ月の乳幼児を対象にしたBCG接種は継続になっています（p 66）。一方、アメリカでは質問の通り、BCG接種は行われていないようです。主な理由としては、アメリカではわが国に比べて結核の発症率が数分の一以下に抑えられていることや接触者健診の徹底などが考えられます。わが国は先進国のなかでも結核の発生率が最も高い国であるという、芳しからぬ問題を抱えています。現状では、乳児のBCG接種は必要と考える専門家が多いようです。

Q Question 15 ポリオウイルスに感染しても発症しないケースがあるのですか？

Answer 質問の通りです。病原微生物の専門家たちは、感染と発症は別のものと考えています。感染症に関する限り、病気を発症するためには、病原体が感染することが不可欠ですが、感染すれば必ず発症するわけではありません。病原微生物が感染によりヒトの体内に入りこんでも、ヒトの側は生体防御機構を発動して、病原微生物を抑えにかかり、発病を阻止します。こうした症状が現れないケースを「不顕性感染」と呼んでいます。ポリオウイルスのような恐ろしいウイルスでも、感染者のうちで急性弛緩性麻痺を発症する例は1%以下です。ただし、発病する確率が低いからといって、安心できるものでもありません。一度、ポリオを発症してしまうと、命を取り留めても、神経系が侵されるので、厳しい後遺症が残るケースが多いのです（p 60）。

不顕性感染が多い別の例としては、現在、熱帯や亜熱帯で流行を繰り返しているコレラも有名で、感染者約30人あたり1人が発症するにすぎないと言われています（p 134）。特に感染を受けた人が心身ともに健康な人である場合は、相手が強毒微生物であっても、濃厚に感染しない限り、その人に備わっている生体防御機構で病原微生物を抑え込んでしまうことがほとんどです。この事実は感染症の予防には、日頃の健康管理が極めて重要であることを教えてくれます。なお、症状がなくとも感染した人は、他の人に感染させる可能性があります。

Q Question 16 過去に麻しんワクチンを接種した人や麻しんに罹った人は、二度と麻しんに罹らないと言われていましたが、罹る人もいるようです。なぜですか？

Answer このところ、わが国で麻しんの散発的な発生がテレビなどで報ぜられています。そして、質問のように、ワクチン接種をした人でも、また、過去の麻しんに罹った人でも、再感染するケースが出ています。実は麻しんワクチンが本格的に導入される以前は、多発する麻しんの流行によって、麻しんウイルスに感染する機会が頻繁にありました。こうした自然感染によって、すでに麻しんに罹った人も発症することなく、知らず知らずのうちに、免疫が強化されていたのです。このため、これまでは麻しんに罹ると、二度と麻しんに罹る人は皆無に近かったのです。

今日でもわが国では依然として、麻しん患者が出ています。それでもワクチンの導入効果によって、四半世紀以前と比べると、麻しんの流行が劇的に減っています。このため、再感染によって免疫が強化される機会が減少しているのです。また、麻しんワクチン自体も、1回の接種だけでは十分な免疫が得られないようです。残念なことに、わが国では2006年までは、麻しんワクチンの接種は1回だけで麻しんに対する免疫が十分でない成人が多数います。麻しんが流行すると（現在は大半が外国から持ち込まれる事例になっていますが）、ワクチンを接種したにもかかわらず、麻しんに罹る人が出る理由の一つになっています。なお、現在は麻しんワクチンの接種回数は欧米などと同様2回になっています（p 72）。

Q Question 17

インフルエンザワクチンを接種したのに、私はよくインフルエンザに罹ります。お金を払い痛い思いをしたのに、全く割に合わないと思います。何ゆえでしょうか？『この世は元々不条理に充ち溢れているのだから、諦めが肝腎だ』と友人は慰めてくれますが、とてもそのような心境にはなれません。

Answer　定期接種に指定されている麻しん・風しん二種混合ワクチンなどが90％以上という高い予防効果を示すのに対し、インフルエンザワクチンの予防効果はせいぜい70％に過ぎないこともあって、インフルエンザワクチンの効果に不満を持たれる方も多いようです。季節性インフルエンザワクチンの効果が高くない理由は、インフルエンザウイルス自身が変異を起こしやすいことが一番大きな理由です。ウイルスが高率に変わってしまうために、以前のウイルスを使ったワクチンでは予防できないのです（p 108）。インフルエンザワクチンの効果が悪いとみられるもう一つの理由は、風邪をインフルエンザと見間違ってしまうことにあります。風邪を起こす病原体にはアデノウイルス、コロナウイルス、RSウイルスなど実にさまざまなものがありますが、こうしたウイルス感染などによって起こる風邪には、インフルエンザワクチンは全く予防効果がありません。

インフルエンザワクチンについて、厳しい見方をしたかも知れませんが、大規模な治験などから、65歳以上の高齢者や易感染者に対しては、インフルエンザワクチン接種は統計学的にも十分に意味のあるレベルに死亡率を低下させる効果があることが証明されています。また、易感染者たちに常時接する医療関係者たちは、年齢の如何を問わず、相手にインフルエンザを伝染させないためにワクチン接種をすべきです。ただし、一般の健康な若者は、大学受験などの大事を控えている場合は別として、ワクチン接種や抗インフルエンザ薬などに頼るよりは、健全な日常生活を送るように努めることが重要と考えます。

Q Question 18

恐ろしい新型インフルエンザ（高病原性インフルエンザ；H5N1型）には、従来のインフルエンザワクチンが少しは効くのでしょうか？

Answer　2019年2月現在、幸いなことに、ヒトからヒトに高率に感染するタイプの新型インフルエンザ（高病原性H5N1）は、世界の何処にも流行していません。東南アジア、中国、トルコ、エジプトなどで、50％強という異常な高率で死亡者を出している新型インフルエンザ（H5N1）では、感染経路が不明なケースもありますが、大半の患者は新型インフルエンザウイルスに感染しているトリから、高濃度のウイルスを受け取った人たちです（p 116）。現状ではデータが少ないこともあって、従来の季節性インフルエンザワクチンが新型インフルエンザに効くかどうかという最初の質問について、確定的なことは何も言えません。しかし、免疫学やウイルス学の常識からは、季節性インフルエンザワクチンは新型インフルエンザには全く効かないと思われます。季節性と新型インフルエンザウイルスでは、血清型が違うからです。

Q Question 19

私は現在、妊娠中の女性ですが、これまで風しんワクチンの予防接種を受けたことがありません。妊娠中に風しんに罹ると、先天性異常児が生まれると聞きました。予防のために、風しんワクチンを接種したいのですが、胎児への影響はないのでしょうか？

Answer 2018年から風しんが流行しているだけに、予防接種を受けておられないとは心配ですね。妊娠中に風しんに罹ると、先天性異常児が生まれる可能性が高まることは、紛れもない事実です。心疾患、白内障、緑内障、難聴などの障がいが新生児に出ることがあり、これを「先天性風しん症候群」と呼んでいます。特に妊娠初期に、風しんに感染した場合が危険です（p 78）。先天性風しん症候群の発生を避けるためにも、小児期にMR（麻しん・風しん）ワクチンの2回接種を終了しておくべきでしょう。ただし、貴女のような妊婦や、近く妊娠する可能性が高い成人女性には、MRワクチンや単味の風しんワクチンの接種は避けなければなりません。なお、誤って妊婦にMRワクチンや風しんワクチンを接種したために、先天性異常児が生まれたという報告はありませんが、胎児にワクチンウイルスが感染していたという報告も出ています（p 79）。妊婦への風しんワクチンの接種で、先天性異常児が生まれるという可能性を否定できないところから、安全確保のためにも、妊婦には風しんワクチンを打つべきでないとされています。

Q Question 20

家族の中に妊娠中の女性がいますが、同居している子どもが風しんワクチンを受けても良いのでしょうか？

Answer 同居している子どもに風しんワクチンの接種をするのは、問題がないとされています。風しんワクチンウイルスがヒトからヒトに感染するリスクは極めて低いのです。むしろ風しんの流行期などでは、子どもから妊婦に風しんウイルスが感染する可能性がありますので、妊婦と同居する子どもに、風しんワクチン、もしくはMR（麻しん・風しん）ワクチンを接種した方が安全ではないかと考えられます。

Q Question 21

日本脳炎の患者が発生していない地方に住んでいるのですが、日本脳炎ワクチンを接種すべきでしょうか？

Answer わが国では患者数は毎年10人以下ですが、西日本を中心に日本脳炎の患者が出ています。東北地方や北海道で感染したと思われる患者は2018年の時点までは出ていません。しかし、温暖化傾向が顕著になっていることもあり、日本脳炎ウイルスも北上を続けて行くものと思われます。間接的な知見ですが、北海道などでも夏季に日本脳炎ウイルスがブタに感染していたことを示す証拠が出ています。こうした事情も勘案され、これまで任意接種であった北海道でも、日本脳炎ワクチンは2016年から定期接種になりました。農業従事者の高齢化などにより、管理が行き届かない田畑も増えています。このため、日本脳炎ウイルスを運ぶ蚊の生息に適した水たまりや草むらも多くなっています。日本脳炎をめぐる情勢は悪化していると言えるでしょう（p 83）。

結論としては、各都道府県が決めた判断に従うのが良いのですが、先に述べた状況も心に留めておいて欲しいと思います。

Q Question 22 **肺炎球菌ワクチンを打っても、全く効果がない場合もあると聞きました。本当でしょうか。私の友人には肺炎球菌ワクチンを接種したのに、1年後に肺炎球菌に感染した者がいます。何ゆえでしょうか？**

Answer 2019年2月現在、定期接種ワクチンとして承認されている肺炎球菌ワクチンには、高齢者など易感染者用の23価ワクチン（製品名；ニューモバックス®）と乳幼児用の13価と7価ワクチン（製品名；プレベナー®）があります。その他に、定期接種ワクチンとしては認められていませんが、乳幼児用の10価ワクチン（製品名；シンフロリックス®）が承認されています。ここでは、ニューモバックス®と13価のプレベナー®を中心に説明します。

ニューモバックス®は主として、肺炎が重症化しやすい生活習慣病を抱えている2歳以上の易感染者や、65歳以上の高齢者のためのワクチンです。こうした人たちには、肺炎球菌による肺炎予防には一定の予防効果がありますが、健康な青少年にはお勧めのワクチンではありません。なお、免疫力が劣った患者に接することが多い医療関係者などの場合は、例外になります。ニューモバックス®自体は約百種類ある肺炎球菌の莢膜タイプのうちで、患者から検出される頻度が高いものが選ばれてワクチンに使われています。日本人に肺炎を発症させる肺炎球菌の8割強をカバーしています。残り2割弱の莢膜型を持つ肺炎球菌には予防効果はありません。肺炎球菌ワクチンを打ったにもかかわらず肺炎球菌に感染した場合は、ワクチンに含まれていない莢膜型の肺炎球菌に感染したケースがまず考えられます。その他、ワクチンに含まれる莢膜型に感染したにもかかわらず、ワクチン接種後の抗体のレベルが十分に高くなかったために、発症を防止できなかったなどの理由が考えられます。

一方、プレベナー®（7価のワクチンが先に承認されましたが、もっぱら13価の方が使われています）の方は、2歳未満の乳幼児を接種対象者にしています。乳幼児には髄膜炎などの侵襲性肺炎球菌性感染症（IPD）は大変に厳しいものがあり、その予防は重要です。プレベナー®は、肺炎球菌の莢膜とジフテリアトキソイドを結合させたワクチンで、接種を受けたヒトに強力な免疫を付与できます。2歳未満の乳幼児にIPDを起こす7割以上の肺炎球菌の莢膜型を抑える効果があります（p 90）。これも、ワクチンに含まれない莢膜型に感染した場合は効果がありません。なお、プレベナー®もニューモバックス®も、肺炎球菌以外の微生物による肺炎に対しては予防効果がありません。

Q Question 23 **髄膜炎を起こす細菌やウイルスはいろいろあるようですが、その他に髄膜炎菌という名前の菌もあるようです。また、髄膜炎を予防するワクチンも開発されていると聞きました。これらの関係が複雑でよく分かりません。教えてください。**

Answer 髄膜炎を起こす微生物には種々のものが知られていますが、大まかに分けると、細菌が起こす髄膜炎とウイルスが起こす髄膜炎に分かれます。細菌が起こす髄膜炎を「化膿性髄膜炎」と呼び、ウイルスが起こす髄膜炎を「無菌性髄膜炎」と呼んでいます。例外はもちろんありますが、無菌性髄膜炎に留まっている場合は予後が良いのですが、細菌の混合感染によって、化膿性髄膜炎を起こすと重症化しがちです（p 73）。

わが国で小児の髄膜炎を起こす細菌としては、インフルエンザ菌が最も重要です。ワクチンが開発・使用されるまでは、年間約1,000人発症していた小児の細菌性髄膜炎患者の50～60%をインフルエンザ菌感染者が占めていました。インフルエンザ菌は6種類の血清型に分かれていますが、小児の髄膜炎起因菌として、b型菌（ヒブ菌）が圧倒的に重要で、インフルエンザ菌による髄膜炎の実に95%以上がヒブ菌感染によって起こっていました。西欧の開発国では、二十世紀の終わりごろからヒブ菌に対する評判の高いワクチンが使用されてきましたが、わが国ではヒブ菌用のワクチンが2007年に、遅ればせながら承認されました（p 92）。

次いで発症数が多かったのが肺炎球菌で、小児の細菌性髄膜炎の20～30%を占めていました。肺炎球菌による髄膜炎はヒブ菌による髄膜炎よりも死亡率が高いという困った問題があります。わが国では小児の肺炎球菌によるIPD予防ワクチンは2009年に承認されています（p 89）。

上記2種の細菌に比べると、わが国では髄膜炎菌による髄膜炎（「流行性髄膜炎」や「侵襲性髄膜炎菌感染症」とも言います）患者数は少なく、発生数は1年間に10〜20人です。1950年頃までは、流行性髄膜炎患者が小児の間で多数出ていました。流行性髄膜炎の症状は厳しく大流行を起こしがちですから、警戒しなければなりません（p 131）。髄膜炎菌ワクチンは長くわが国では承認されていませんが、2014年、4価のワクチン（製品名；メナクトラ®）が承認を受けました。本ワクチンは渡航者用ワクチンとしても重要ですが、脾臓摘出者などの髄膜炎菌感染症のハイリスク者にとっても重要なワクチンです。

Question 24

抗菌薬はウイルスが起こす病気の治療には全く効かないという話です。本当でしょうか？　少しは効くものもありそうですが。

Answer　細菌感染症の治療に使用される抗菌薬は、ウイルス感染症には全く効果がありません。「逆も真なり」で、ウイルス感染症に効果のある抗ウイルス薬は細菌感染症には効果がありません。少しは効果があるのではないかという考えはわからないではありませんが、効果は限りなくゼロに近いはずです。細菌とウイルスでは構造が基本的に違っていますし、増殖する仕組みも両者では大幅に違っています（p 12）。こうしたことが、抗菌薬がウイルス感染症に効かない理由になっています。一例を挙げると、抗菌薬・ペニシリンは細菌の外膜を形成する細胞壁の合成を阻害することで、抗菌作用を発揮します。一方、ウイルスにはペニシリンの標的になる細胞壁がありませんので、ペニシリンの作用は全く受け付けません（弱みがなければ、攻撃を受けてもビクともしないのは、微生物の世界でも人間の世界でも同じです）。インフルエンザ患者にペニシリンを与えても、インフルエンザウイルスそのものを抑える効果は期待できません。ただし、インフルエンザ発症後に起こるかもしれない、肺炎球菌感染などによる細菌性肺炎に対する予防効果は有り得ますが。

Question 25

ワクチンには白濁したものがありますが、不純物が入っていないのか心配です。大丈夫でしょうか？

Answer　ワクチンの中に「沈降型ワクチン」と呼ばれるものがあります。DPT＋IPV（ジフテリア・百日せき・破傷風・不活化ポリオ四種混合ワクチン）が沈降ワクチンの代表的なものです。沈降ワクチンにはアジュバント（ワクチンの抗原性を高める物質；p 40）として、アルミニウム塩などが加えられています。こうしたワクチンではワクチン主成分がアルミニウム塩に吸着しており、安定化しています。アルミニウム塩は本来、難溶性で白く濁っています。心配は要りません。接種時に良く振ってから、均一にして使います。振っても均一にならないものは、問題があります。沈降ワクチンであれ、通常のワクチンであれ、保存条件などが守られていないと、カビなどが増えてこないとも限りません。こうしたこともあり、各ワクチンで定められている貯蔵条件や有効期間は遵守なければなりません。**表19**「代表的なワクチンの保管条件と有効期間」（p 212）も参照して下さい。

Q Question 26 わが国では肝臓がんによる死亡者の大部分は、肝炎ウイルス感染が原因だと聞きました。このため、肝炎ウイルスワクチンで、大部分の肝臓がんは予防できるはずだということですが、正しいでしょうか？

Answer　わが国の肝臓がんの死亡者の約8割はC型肝炎患者で、約1割がB型肝炎患者です。残りの約1割の死亡原因には、何らかの形で食品が関係しているケースが多いのではないかと推測されています（p 102）。一方、熱帯や亜熱帯の発展途上国では、特殊なカビが生産するアフラトキシンという強力発がん毒素に汚染された食品を食べることで、肝臓がんを発症している人が多いと思われます。

ワクチンに関しては、B型肝炎ワクチンがすでに1984年に承認され、感染するリスクの高い人たちに接種されて優れた予防効果を上げています。C型肝炎ワクチンの方は、残念ながらいまだ開発されていませんが、将来は良いワクチンが開発され、ワクチンである程度、予防可能になると信じています。なお、C型肝炎の治療薬に関しては、近年、良いものが次々と開発・承認され、治療効果を上げています。

Q Question 27 何ゆえ、ワクチンは何回も接種するのですか？　ワクチン量を多くして、一度の接種ですませられないのですか。

Answer　生ワクチンならば、単回接種で終了するものもありますが、DPT＋IPVなどの不活化ワクチンでは、数回の予防接種をしなければならないものも、たくさんあります。これらのワクチンでは、単回接種では、感染症を予防するに足る免疫力を付与することができないためです。

生ワクチンであれ、不活化ワクチンであれ、ワクチンの主成分は病原微生物から由来したものですから、毒力がゼロというワクチンは有り得ません。このため、1回に接種するワクチンの量を多くすると、それに比例して高い免疫力がつく可能性もありますが、副作用が強く出る可能性も出てきます。そうした禍を避けるためにも、ワクチンごとに臨床試験などを通じて、十分な予防効果を引き出し、かつ、有害な副作用が出ることの少ない接種量が探り当てられています。その量が各人に接種されるのです。接種量が多すぎても、少なすぎても良くありません。

こうした理由のほかに、多くのワクチンで複数回の接種が推奨されているのは、「ブースター効果」の発現を期待しているためで、こちらの理由の方が大きいでしょう。ワクチン接種では、1回目の接種をした後、一定の間隔（たとえば1ヵ月）をおいて、同一ワクチンの2回目の接種をすると、1回目の接種で得られたものとは比較にならないほどの高い免疫力が得られるのです。1回目の接種で得られた免疫力を仮に10とすると、2回目の接種では1桁多い100の免疫が得られるというように、複数回の接種で得られる免疫力は相加的ではなく、相乗的に増大するのです。こうした効果を「ブースター（booster）効果」と呼んでいます（p 205）。

Q Question 28

発展途上国に長期滞在するのですが、渡航者用のワクチン接種について、どこで相談したらよいでしょう？　また、ワクチンについての参考情報が公開されていると聞きましたが、どうすれば入手できるのでしょう？

Answer 黄熱が流行している国では、予防接種の証明書（イエローカードと言います）がないと、入国が拒否されます。国によっては留学などに際して、その国で要求されている予防接種が完了していることを求めるところもあります。また、世界のいろいろな国では、日本では制御されている致死的感染症（たとえば狂犬病）が蔓延しているところもありますので、長期間、危険地帯で仕事に従事する人は、ワクチン接種を受けるべきでしょう。海外渡航者のための感染症や予防接種についての情報を得るには、厚生労働省検疫所や日本渡航医学会のホームページ（http://www.forth.go.jp；http://www.travelmed.gr.jp）が役立ちます。また、母子保健・家庭保健教育普及グループのホームページ（http://www.mcfh.or.jp）でも、海外感染症の発生状況、代表的な予防接種実施機関、海外旅行における具体的な注意などが掲載されています。さらに、予防接種の対象となる感染症全体について詳しい情報を得たい人は国立感染症研究所・感染症情報センターのホームページ（http://www.nih.go.jp/niid/index.html）なども貴重な情報源です（p 124）。参考書としては、日本渡航医学会が作成した「海外渡航者のためのワクチンガイドライン（協和企画）」があります。

Q Question 29

定期接種ワクチンは無料と聞きましたが、定期接種に入っているはずの破傷風ワクチンを18歳の息子が接種したときには、かなりの予防接種代を取られました。何ゆえですか？

Answer 破傷風ワクチンは定期接種ワクチンの一つですが、質問者のケースでは接種を受けた息子さんの年齢が予防接種法（p 213）で定められている年齢を外れています。こうした場合は定期接種の範疇には該当せず、任意接種になります。このため、かなりの代金を負担しなければならなかったのでしょう。ただし、該当する感染症が、ある特定の地域などで流行しそうな場合などには、予防接種法に規定されている「臨時接種」としてワクチン接種が行われることがあります。こうした場合は、定期接種で定められている年齢を外れていても、臨時接種の対象に指定された人は、原則として無料で接種を受けられます。

Q Question 30

任意接種では、定期接種の場合とは違って、重篤な副作用が出ても補償は得られないと聞きました。本当でしょうか？

Answer 重篤な副作用がワクチンによるものと考えられる場合は、定期接種の場合も、任意接種の場合も、ともに補償（以下、救済）が受けられます。救済は独立行政法人・医薬品医療機器総合機構に申請します。詳細は213ページを参照して下さい。

なお、救済額は定期接種と任意接種では異なり、一般に任意接種の救済額は定期接種のそれに比べて低くなっているという問題があります。同じワクチン接種による事故でも救済額が異なるのは非常に困った問題です。これに対しては、欧米並みに定期接種ワクチンの種類を増やすようにすべきであると考えます。行政当局は任意接種の救済額の改善に向けて、早期に対応して欲しいと思います。

参考文献

全体にわたる参考文献

1) 岩田健太郎：抗菌薬の考え方，使い方（ver. 4），魔弾よ，再び…．中外医学社，2018.
2) 岡部信彦ほか編：予防接種の手引き（2018-19年度版），近代出版，2018.
3) 小熊惠二，堀田 博，若宮伸隆編：シンプル微生物学（改訂第6版），南江堂，2018.
4) 岡 秀昭：感染症プラチナマニュアル 2018，メディカル・サイエンス・インターナショナル，2018.
5) 加藤茂孝：続・人類と感染症の歴史—新たな恐怖に備える—，丸善出版，2018.
6) 荒川創一（監修）木下承晧（編）：ひと目でわかる微生物検査アトラス第2版，金原出版，2013.
7) 後藤 元（監修）：最新・感染症治療指針（改訂16版），医薬ジャーナル社，2011.
8) 寺田喜平 編：よくわかる予防接種のキホン—小児，高齢者用から渡航用ワクチンまで（第2版），中外医学社，2018.
9) 中野貴司 編著：予防接種の現場で困らない！ まるわかりワクチン Q&A，日本医事新報社，2015.
10) 中野貴司 編著：予防接種コンシェルジュ—現場で役立つワクチン接種の実践法，中山書店，2015.
11) 山内一也，三瀬勝利：ワクチン学，岩波書店，2014.
12) 山内一也：ウイルスの意味論—生命の定義を超えた存在，みすず書房，2018.
13) 吉田眞一，柳 雄介，吉開泰信 編：戸田新細菌学（改訂34版），南山堂，2013.
14) 渡辺 彰，尾内一信 編集：そこが知りたい！成人の予防接種パーフェクト・ガイド，診断と治療社，2014.
15) 渡辺 博：わかりやすい予防接種（改訂第6版），診断と治療社，2018.
16) 日本薬学会編：必携・衛生試験法（第2版），金原出版，2016.
17) 日本ワクチン学会編：ワクチン—基礎から臨床まで，朝倉書店，2018.
18) パスカル・コサール（矢倉英隆 訳）：これからの微生物学—マイクロバイオータからCRISPRへ，みすず書房，2019.
19) ポール・オフィット（ナカイサヤカ 訳）：反ワクチン運動の真実—死に至る選択，地人書館，2018.
20) ロブ・デサール，スーザン・L・パーキンズ（斉藤隆央 訳）：マイクロバイオームの世界—あなたの中と表面と周りにいる何兆もの微生物たち，紀伊國屋書店，2016.
21) 感染症症候群（第2版，上，下），別冊日本臨床，日本臨床社，2013.
22) Blaser MJ：Missing microbes：how the overuse of antibiotics is fueling our modern plagues, Henry Holt and Company, LLC, 2014.
23) Plotkin S, Orenstein W, Offit P：Vaccines（6th Ed.）Saunders-Elsevier, 2013.
24) 岡部信彦，多屋馨子 監修：予防接種に関するQ&A集 2018，（一社）日本ワクチン産業協会.

第1部　ワクチン概論

1) 市橋伯一：協力と裏切りの生命進化史，光文社，2019.
2) 竹末芳生 総監修：感染症治療のエッセンス&ピットホール，じほう，2018.
3) 三瀬勝利，山内一也：ガンより怖い薬剤耐性菌，集英社，2018.
4) 山田 毅：病原体とヒトのバトル—攻撃・防御そして共生へ，医歯薬出版，2005.
5) Schiffer JT, Lowy DR：Raising expectation for subunit vaccine. J Infect Dis, 2015；211：1373-1375.
6) zur Hausen H：Infections causing human cancer. Wiley-VCH, 2007.
7) Antimicrobial Resistance：Tackling a crisis for health and wealth of nations. The O'Neill Commission, UK, 2014.

第1章　歴　史

1) 審良静男，黒崎智博：新しい免疫入門—自然免疫から自然炎症まで，講談社，2014.
2) ウィリアム・ブロード，ニコラス・ウェイド著（牧野賢治 訳）：背信の科学者たち—論文捏造はなぜ繰り返されるのか？，講談社，2014.
3) Allen A：Vaccine：The controversial story of medicine's greatest lifesaver, WW Norton & Company, 2007.

第2章　効果と役割

1) 及川 馨：ワクチン行政の歴史的変遷と問題点．薬局，2016；67：337-343.
2) 佐藤健太郎：「ゼロリスク社会」の罠．「怖い」が判断を狂わせる，光文社，2012.
3) Kresse H, Shah M：Strategic trends in the vaccine market. Nature Rev Drug Discovery, 2010；9：913-914.
4) Sato Y, Kimura M, Fukumi H：Development of a pertussis component vaccine in Japan. Lancet, 1984；323：122-126.

第3章　医薬品としてのワクチン

1) 東 雄一郎，井口豊崇：ワクチンの承認審査について．ファルマシア，2008；44(7)：663-667.
2) 内海 聡：ワクチン不要論，三五館シンシャ，2018.
3) 村中璃子：10万個の子宮—あの激しいけいれんは子宮頸がんワクチンの副反応なのか，平凡社，2018.
4) 厚生労働省健康局結核感染症課監修：逐条解説 予防接種法，中央法規，2014.

第4章　ワクチンの分類と成分

1) 田井中克人：京都ジフテリア予防接種禍事件—69人目の犠牲者，新風舎，2015.
2) 鉄谷耕平，石井 健：アジュバント開発研究の新展開；自然免疫から審査行政．PHARM TECH JAPAN，2012；28：45-52.
3) 林 正行，石井 健：ワクチン効果と自然免疫，臨床とウイルス，2013；41：187-195.
4) Mata-Haro V et al：The vaccine adjuvant monophosphoryl lipid A as a TRIF-biased agonist of TLR4. Science, 2007；316：1628-1632.
5) Hagan DT, Fox EC：New generation adjuvants—from empiricism to rational design. Vaccine, 2015；33（Suppl 2）：B14-20.

第5章　被害者に対してなすべきこと

1) 三輪亮寿 編著：薬事関連法規（改訂第4版），南江堂，2015.
2) 一般財団法人医薬品医療機器レギュラトリーサイエンス財団企画・編集：知っておきたい薬害の教訓—再発防止を願う被害者からの声—，2012.
3) Kurokawa M, Murata R：On the toxicity of the "toxoid" preparation responsible for the Kyoto catastrophe in 1948. Jap J M Sc & Biol, 1961；14：249-256.

第2部　ワクチン各論

第1章　わが国で承認・使用されている主なワクチン

① DPT＋IPV

1) 平山宗宏：ポリオ生ワクチンの緊急導入の経緯とその後のポリオ．小児感染免疫，2007；19：189-196.

2) 片山和彦：沈降精製百日せきジフテリア破傷風不活化ポリオ混合ワクチンの品質管理. PHARM TECH JAPAN, 2012；28：1987-1991.
3) Acosta AM et al：Tdap vaccine effectiveness in adolescents during the 2012 Washington State pertussis epidemic. Pediatrics, 2015；135：981-989.
4) Bhasin VK：Problems with the oral polio vaccine. Nat Med, 2008；14：9.
5) Klein NP et al：Waning protection after fifth dose of acellular pertussis vaccine in children. N Engl J Med, 2012；367：1012-1019.
6) Koike S et al：Transgenic mice susceptible to poliovirus. Proc Natl Acad Sci USA, 1991；88：951-955.
7) Maes EF et al：Surveillance systems to track progress towards polio eradication-worldwide, 2015-2016. The Global Polio Eradication Initiative.
8) Roper MH, Vandelaer JH, Gasse FL：Maternal and neonatal tetanus. Lancet, 2007；370：1947-1959.

② BCG
1) Bloemberg GV et al：Acquired resistance to Bedaquiline and Delamanid in therapy for tuberculosis. N Engl J Med, 2015；373：1986-1988.
2) Dawn SD, Zumla AI：Tuberculosis. Lancet, 2012；378：57-72.
3) Gler MT et al：Delamanid for multidrug-resistant pulmonary tuberculosis. N Engl J Med, 2012；366：2151-2160.
4) Gupta V et al：Tuberculosis among homeless-preventing another outbreak through community action. N Engl J Med, 2015；372：1483-1485.
5) Kaufman SH：Fact and fiction in tuberculosis vaccine research：10 years later. Lancet Infect Dis, 2011；11：633-640.

③ MMR
1) 庵原俊昭, 落合 仁：ムンプスワクチン：定期接種化への流れ. 臨床とウイルス, 2014；42：174-182.
2) 多屋馨子：輸入感染症としての麻疹, そして国内排除をめざす風疹. モダンメディア, 2019；65：29-37.
3) MMR ワクチン薬害事件弁護団編：MMR, ワクチン薬害事件―新3種混合ワクチンの軌跡（非売品）, 2007.
4) Hunt E et al：Multistate measles outbreak associated with an international youth sporting event - Pennsylvania, Michigan, and Texas, August-September, 2007. JAMA, 2008；299：1536-1538.
5) Moss WJ, Griffin DE：Measles. Lancet, 2012；379：153-164.
6) Okafuji T et al：Persistence of immunity acquired after a single dose of rubella vaccine in Japan. Jpn J Infect Dis, 2016；69：221-223.

④ 水 痘
1) Cunningham AL et al：Efficacy of the herpes zoster subunit vaccine in adults 70 years of age or older. N Engl J Med, 2016；375：1019-1032.
2) Lal H et al：Efficacy of an adjuvanted herpes zoster subunit vaccine in older adults. N Engl J Med, 2015；372：2087-2098.
3) Nguyen HQ et al：Decline in mortality due to varicella after implementation of varicella vaccination in the United States. N Engl J Med, 2005；352：450-458.
4) Sato K et al：Burden of herpes-zoster and postherpetic neuralgia in Japanese adults 60 years of age or older：results from an observational, prospective, physician practice-based cohort study. J Dermatol, 2017；44：414-422.
5) Zhou F et al：Impact of Varicella vaccination of health care utilization. JAMA, 2005；294：797-802.

⑤ 日本脳炎
1) 大谷 明, 三瀬勝利, 田中慶司：ワクチンと予防接種の全て, 改訂第2版, 金原出版, 2013.
2) 横手公幸, 石川優二：乾燥細胞培養日本脳炎ワクチンの製造技術開発. PHARM TECH JAPAN, 2012；28：1981-1986.
3) Tauber HK et al：Safety and immunogenicity of a Vero-cell-derived, inactivated Japanese encephalitis vaccine：a non-inferiority, phase III, randomized controlled trial. Lancet, 2007；370：1847-1853.

⑥ 肺炎球菌
1) 松本慶蔵 監修：肺炎球菌ワクチンの新しい展開（改訂版）, 医薬ジャーナル社, 2009.
2) Croucher NJ et al：Rapid pneumococcal evolution in response to clinical interventions. Science, 2011；331：430-434.
3) Grijalva CG et al：Decline in pneumonia admissions after routine childhood immunisation with pneumococcal conjugate vaccine in the USA：a time-series analysis. Lancet, 2007；369：1179-1186.
4) Hsu HE et al：Effect of pneumococcal conjugate vaccine in pneumococcal meningitis. N Engl J Med, 2012；60：244-256.
5) Kraicer-Melamed H et al：The Effectiveness of pneumococcal polysaccharide vaccine 23（PPV23）in the general population of 50 years of age and older：A system review and meta-analysis. Vaccine, 2016；34：1540-1550.
6) Maruyama T et al：Efficacy of 23-valent pneumococcal vaccine in preventing pneumonia and improving survival in nursing home residents：double blind, randomized and placebo controlled trial. BMJ, 2010：340；c1004.
7) Miller E et al：Herd immunity and serotype replacement 4 years after seven-valent pneumococcal conjugate vaccination in England and Wales：an observational cohort study. Lancet Infect Dis, 2011；Oct 11（10）：760-768.
8) Suga S et al：Nationwide population-based surveillance of invasive pneumococcal disease in Japanese children：Effects of the seven-valent pneumococcal conjugate vaccine. Vaccine, 2015；33：6054-6060.
9) Suzuki M et al：Serotype-specific effectiveness of 23-valent pneumococcal polysaccharide vaccine against pneumococcal pneumonia in adults aged 65 years or older：a multicentre, prospective, test-negative design study. Lancet Infect Dis, 2017；17：313-321.
10) van Gils EJM et al：Pneumococcal conjugate vaccination and nasopharyngeal acquisition of Pneumococcal serotype 19A strains. JAMA, 2010；304：1099-1106.

⑦ ヒ ブ
1) Adams WG et al：Decline of childhood Haemophilus influenzae type b(Hib) disease in the Hib vaccine era. JAMA, 1993；269：221-226.
2) Ishiwata N et al：The incidence of pediatric invasive Haemophilus influenzae and pneumococcal disease in Ciba prefecture, Japan before and after the introduction of conjugate vaccines. Vaccine, 2014；32：5425-5431.
3) Mcintyre PB et al：Effect of vaccines on bacterial meningitis worldwide. Lancet, 2012；380：1703-1711.
4) Thigpen MC et al：Bacterial meningitis in the United States, 1998-2007. N Engl J Med, 2011；364：2016-2025.

⑧ パピローマ
1) 岩田健太郎ほか：HPV ワクチンを考える. J-IDEO, 2018；2：464-489.
2) 笹川寿之：HPV ワクチン. 薬局, 2016；67：114－124.
3) Sanjose S et al：Worldwide prevalence and genotype distribution of cervical human papillomavirus DNA in women

with normal cytology：a meta-analysis. Lancet Infect Dis, 2007；7：453-459.
4) Tabrizi SN et al：Assessment of herd immunity and cross-protection after a human papillomavirus vaccination programme in Australia：a repeat cross-sectional study. Lancet Infect Dis, 2014；14：958-966.
5) GlaxoSmithKline Vaccine HPV-007 Study Group et al：Sustained efficacy and immunogenicity of the human papillomavirus (HPV)-16/18 AS04-adjuvanted vaccine：analysis of a randomized placebo-controlled trial up to 6.4 years. Lancet, 2009；374：1975-1985.
6) zur Hausen H：Infections causing human cancer, Wiley-VCH, 2006.

⑨ロ タ
1) 津川 毅，堤 裕幸：ロタウイルスワクチンと腸重積症．感染症内科，2014；2：326-333.
2) Armah GE et al：Efficacy of pentavalent rotavirus vaccine against severe rotavirus gastroenteritis in infants in developing countries in sub-Saharan Africa：a randomised, double-blind, placebo-controlled trial. Lancet, 2010；376：606-614.
3) Gastanaduy PA et al：Gastroenteritis hospitalizations in older children and adults in the United Sates before and after implementation of infant rotavirus vaccination. JAMA, 2013；310：851-853.
4) Gladstone BP et al：Protective effect of natural rotavirus infection in an Indian birth cohort. N Engl J Med, 2011；365：337-346.
5) Patel MM et al：Intussusception risk and health benefits of rotavirus vaccination in Mexico and Brazil. N Engl J Med, 2011；364：2283-2292.

⑩肝 炎
1) 徳永亮之ほか：急性ウイルス肝炎と近年の動向と感染源．Medicina, 2015；52：226-229.
2) 四柳 宏：B型肝炎ワクチン．診断と治療，2015；41：1445-1448.
3) 脇田隆字ほか：〔肝炎ウイルス〕．ウイルス感染症―研究と臨床の最前線，別冊・医学のあゆみ（小池和彦編），医歯薬出版，2006；218：883-910.
4) Fukushima S et al：immunogenicity of aluminium-absorbed hepatitis A vaccine (Havrix®) administered as a third dose after primary doses of Japanese aluminium-free hepatitis A vaccine (Almmugen®) for Japanese travelers to epidemic countries. Vaccine, 2017；35：6412-6415.
5) McHutchison JG et al：Telaprevir for previously treated chronic HCV infection. N Engl J Med, 2010；362：1292-1303.
6) Zhu FC et al：Efficacy and safety of a recombinant hepatitis E vaccine in healthy adults：a large-scale, randomised, double-blind placebo-controlled, phase 3 trial. Lancet, 2010；376：895-902.

⑪インフルエンザ（季節性；新型）
1) 田代眞人：新型インフルエンザの危機対応．モダンメディア，2009；55(6)：153-176.
2) 野田岳志，喜田 宏，河岡義裕：新型インフルエンザウイルス襲来．「世界を脅かす感染症とどう闘うか」別冊日経サイエンス，2003；143：pp 10-13.
3) Nelson JC et al：Effectiveness of influenza vaccination. N Engl J Med, 2007；357：2728-2729.
4) Govorkova EA et al：Immunization with reverse-genetics-produced H5N1 influenza vaccine protects ferrets against homologous and heterologous challenge. J Infect Dis, 2006；194：159-167.
5) Herfst S et al：Airborne transmission of influenza A/H5N1 virus between ferrets. Science, 2012；336：1534-1541.
6) Kandun IN et al：Factors associated with case fatality of human H5N1 virus infections in Indonesia：a case series. Lancet, 2008；372：744-749.
7) Jackson ML et al：Influenza vaccine effectiveness in the United States during the 2015-2016 season. N Engl J Med, 2017；377：534-543.
8) Lehman HC et al：Guillian-Barre' syndrome after exposure to influenza virus. Lancet Infect Dis, 2010；10：643-651.
9) Louie JK et al：Severe 2009 H1N1 influenza in pregnant and postpartum women in California. N Engl J Med, 2009；362：27-35.
10) Qin Y et al：Differences in the epidemiology of human cases of avian influenza A(H7N9) and A(H5N1) virus infection. Clin Infect Dis, 2015；61：563-571.
11) Thijs C et al：Mortality benefits of influenza vaccination in elderly people. Lancet Infect Dis, 2008；8：460-461.
12) Xu R et al：Structural basis of preexisting immunity to the 2009 H1N1 pandemic influenza virus. Science, 2010；328：357-360.
13) Yasuda H et al：Preparedness for the spread of influenza：prohibition of traffic, school closure, and vaccination of children in the commuter towns of Tokyo. J Urban Health, 2008；85：619-635.
14) Yu H et al：Human infection with avian influenza A H7N9 virus：an assessment of clinical severity. Lancet, 2013；382：138-145.
15) WHO：Cumulative number of confirmed human cases of avian influenza A(H5N1) reported to WHO, 2003-2017. 2017, Geneva：WHO.

第2章　トラベラーズワクチン

1) 尾内一信：国内未承認輸入ワクチンの「今」と「これから」．薬局，2016；67：363-367.
2) 高山直秀：ヒトの狂犬病―忘れられた死の病（改訂新版），時空出版，2015.
3) 日本渡航医学会海外渡航者のためのワクチンガイドライン2010作成員会編：海外渡航者のためのワクチンガイドライン〈2010〉，協和企画.
4) Engel AR et al：Characterization of a viscerotropic yellow fever vaccine variant from a patient in Brazil. Vaccine, 2006；24：2803-2809.
5) Gossger N et al：Immunogenicity and tolerability of recombinant serogroup B meningococcal vaccine administered with or without routine infant vaccinations according to different immunization schedules：a randomized control trial. JAMA, 2012；307：573-582.
6) Khatib AM et al：Effectiveness of an oral cholera vaccine in Zanzibar：findings from a mass vaccination campaign and observational cohort study. Lancet Infect Dis, 2012；12：834-844.
7) Khromava AY et al：Yellow fever vaccine：an updated assessment of advanced age as a risk factor for serious adverse events. Vaccine, 2005；23：3256-3263.
8) Lionel KK：Advances in the development of vaccines against *Neisseria meningitidis*. N Engl J Med, 2010；362：1511-1520.
9) Sur D et al：A cluster-randomized effictiveness trial of Vi typhoid vaccine in India. N Engl J Med, 2009；361：335-344.
10) Sur D et al：Efficacy and safety of modified killed-whole-cell oral cholera vaccine in India：an interim analysis of a cluster-randomised, double-blind, placebo-controlled trial. Lancet, 2009；374：1694-1702.
11) Wain J et al：Typhoid fever. Lancet, 2015；385：1136-1145.
12) 杉山純一，末原章宏：ワイル病秋やみ混合ワクチン，日本のワクチン（山崎修道監修），2014，pp 103-114.

第3章　近く導入が期待されている新ワクチン

1）立川夏夫ほか：HIV，ウイルス感染症―研究と臨床の最前線―，別冊・医学のあゆみ（小池和彦 編），医歯薬出版，2007；218；pp 911-930.
2）横山琢磨ほか：当院における主要グラム陽性菌6菌種の薬剤感受性の過去5年間の年次動向：1999-2003．杏林医会誌，2007；38：11-20.
3）八木澤守正，Fostre PJ，黒川達夫：我が国において抗生物質医薬品の品質基準の果たした役割に関する薬史学的・公衆衛生学的考察（第1報）抗生物質医薬品の発展．薬史学雑誌，2015；50：119-130.
4）Brasil P et al：Zika virus infection in pregnant women in Rio de Janeiro. N Engl J Med, 2016；375：2321-2334.
5）Capeding MR et al：Clinical efficacy and safety of a novel tetravalent dengue vaccine in healthy children in Asia：a phase 3, randomised, observer-masked, placebo-controlled trial. Lancet, 2014；384：1358-1365.
6）Cohen J：The race for a Zika vaccine is on. Science, 2016；351：543-544.
7）Cohen J：Controversial HIV vaccine strategy gets a second chance. Science, 2016；354：535.
8）Fattom A et al：Safety and immunogenicity of booster dose of *Staphylococcus aureus* types 5 and 8 capsular polysaccharide conjugate vaccine（StaphVAX）in hemodialysis patients. Vaccine, 2004；23：656-663.
9）Ferguson NM et al：Benefits and risks of the Sanofi-Pasteur dengue vaccine：modeling optimal deployment. Science, 2016；353：1033-1036.
10）Hawass Z et al：Ancestry and pathology in King Tutankhamun's family. JAMA, 2010；303：638-647.
11）Kilpatrick AM：Globalization, land use, and the invasion of West Nile virus. Science, 2011；334：323-327.
12）Klevens RM et al：Invasive methicillin-resistant *Staphylococcus aureus* infections in the United States. JAMA, 2007；298：1763-1771.
13）Marr JS, Calisher CH：Alexander the Great and West Nile virus encephalitis. Emerg Infect Dis, 2003；9：1599-1603.
14）Murray CJL et al：Global malaria mortality between 1980 and 2010：a systematic analysis, Lancet, 2012；379：413-431.
15）Redi D et al：*Staphylococcus aureus* vaccine preclinical and clinical development：current state of the art. New Microbiol, 2018；41：208-213.
16）Rerks-Ngarm S et al：Vaccination with ALVAC and AIDSVAX to prevent HIV-1 infection in Thailand. N Engl J Med, 2009；361：2209-2220.
17）Stranger-Jones YK, Bae T, Schneewind O：Vaccine assembly from surface proteins of *Staphylococcus aureus*. Proc Natl Acad Sci USA, 2006；103：16942-16947.
18）The RTS, S Clinical Trials Partnership：A phase 3 trial of RTS,S/AS01 malaria vaccine in African infants. N Engl J Med, 2012；367：2284-2295.
19）The RTS, S Clinical Trials Partnership：Efficacy and safety of RTS,S/AS01 malaria vaccine with or without a booster dose in infants and children in Africa：first results of a phase 3, individually randomised, controlled trial. Lancet, 2015；386：31-45.
20）Waddington CS, Darton TC, Pollard AJ：The challenge of enteric fever. J Infect, 2014；68（Suppl 1）：S38-50.
21）Wakita T et al：Production of infectious hepatitis C virus in tissue culture from a cloned viral genome. Nat Med, 2005；11：791-796.

第4章　新興感染症用ワクチンとバイオテロ用ワクチン

1）青木冨貴子：731，新潮社，2005.
2）志賀 潔：或る細菌学者の回想．日本図書センター，1997.
3）山内一也，三瀬勝利：忍び寄るバイオテロ，日本放送出版協会，2003.
4）山本達男：炭疽菌 Bioterrorism ―炭疽菌とは何か―，考古堂書店，2002.
5）日経メディカル編：グローバル感染症―必携70疾患のプロファイル．日経PB社，2015.
6）Cho SY et al：MERS-CoV outbreak following a single patient exposure in an emergency room in South Korea. an epidemiological outbreak study. Lancet, 2016；388：994-1001.
7）Henderson JA, Inglesby TV：Bioterrorism；Guidelines for medical and public health management. 1st Ed, AMA Press, 2002.
8）Imai M et al：Experimental adaptation of an influenza H5 HA confers respiratory droplet transmission to a reassortant H5 HA/H1N1 virus in ferrets. Nature, 2012；486：420-428.
9）Menne J et al：Validation of treatment strategies for enterohaemorrhagic Escherichia coli O104：H4 induced haemolytic uraemic syndrome：case-control study. BMJ, 2012；345：e4565.
10）The Siberian Times reporter：Experts warn threat of born-again smallpox from old Siberian graveyards. Siberian Times, 12. August, 2016.

第5章　これからのワクチン

1）山内一也：ウイルス・ルネッサンス―ウイルスの知られざる新世界，東京化学同人，2017.
2）三瀬勝利，山田 尚，岡部信彦：ワクチンの現状と将来．成人病と生活習慣病，2014；44：1373-1386.
3）ウィリアム・HR・ラングリッジ：注射のいらない食物ワクチン，ポストゲノム時代の医薬革新．別冊日経サイエンス139，日経サイエンス社，2002：114-122.
4）Forde GM：Rapid-response vaccines-does DNA offer solution？ Nat Biotechnol, 2005；23：1059-1062.
5）Ledgerwood JE et al：DNA priming and influenza vaccine immunogenicity：two phase 1 open label randomised clinical trials. Lancet Infect Dis, 2011；11：916-924.
6）Warren JR, Marshall B：Unidentified curved bacilli on gastric epithelium in active chronic gastritis. Lancet, 1983；8336：1273-1275.

第6章　抗毒素抗体と急増する抗体医薬

1）西島正弘，川崎ナナ 編：バイオ医薬品―開発の基礎から次世代医薬品まで．化学同人，2013.
2）本庶 佑：生命科学の未来―がん免疫治療と獲得免疫―．藤原書店，2018.
3）日本PDA製薬学会バイオウイルス委員会編：バイオ医薬品ハンドブック― Biologicsの製造から品質管理まで（第3版）．じほう，2018.
4）Neil Canavan（河本宏監 訳，三枝小夜子 訳）：がん免疫療法の誕生―科学者25人の物語―．メディカル・サイエンスインターナショナル，2018.
5）Lowy I et al：Treatment with monoclonal antibodies against Clostridium difficile toxins. N Engl J Med, 2012；362：197-205.
6）Piccart-Gebhart MJ et al：Trastuzumab after adjuvant chemotherapy in HER2-positive breast cancer. N Engl J Med, 2005；353：1659-1672.

第７章　人獣共通感染症の予防対策と動物用ワクチン

1）動物用ワクチン・バイオ医薬品研究会編：動物用ワクチン―その理論と実際―，文永堂出版，2011.
2）動物用ワクチン・バイオ医薬品研究会監修：動物用ワクチンとバイオ医薬品―新たな潮流―，文永堂出版，2017.

第３部　予防接種時の注意とワクチン関連の法令

第１章　予防接種時の注意事項

1）岡部信彦ほか：予防接種の手びき（2018-19 年度版），近代出版，2018.
2）崎山　弘：予防接種の事故防止ガイド，健康と良い友だち社，2014.
3）厚生労働省健康局結核感染症課監修：逐条解説 予防接種法，中央法規，2013.
4）予防接種ガイドライン等検討会監修：予防接種必携 平成 30 年度（2018），予防接種リサーチセンター，2018.

第２章　予防接種関連の法規制

1）佐々木次雄，棚元憲一，菊池 裕（編集）：新 GMP 微生物試験法 第十七改正日本薬局方対応（第 3 版），じほう，2016.
2）厚生労働省健康局結核感染症課（監修）：詳解 感染症の予防及び感染症の患者に対する医療に関する法律（四訂版），中央法規，2016.
3）ワクチンの基礎―ワクチン類の製造から流通まで 2018：（一社）日本ワクチン産業協会，2018.

第４部　Q&A

1）Bernard S et al：Autism：a novel form of mercury poisoning. Med Hypotheses, 2001；56：462-471.
2）Huang FY, Huang LM：Effect of local massage on vaccination：DTP and DTPa. Acta Paediatr Taiwan, 1999：40；166-170.
3）Kimberlin DW et al（eds）：Red Book 2018-2021（31st ed），American Academy of Pediatrics, 2018.
4）Taddio A et al：Reducing pain during vaccine injections：clinical practice guideline. CMAJ, 2015；22：975-982.

後書き

「ワクチンと予防接種のすべて」改訂第３版を上梓することが出来、安堵しています。2009年に出版された初版が全体で約210ページであったのに対し、第３版は250ページを超える増ページになっています。ページ数の増加だけでなく、改訂第３版の内容も大変に充実したものになったと自負しております。

初版の執筆者は大谷 明先生と三瀬勝利の二人でしたが、改訂第２版では厚労省の要職などを歴任された田中慶司先生に参加していただき、全体的な目配りと、審査分野などに関する貴重な知見を紹介していただきました。この改訂第３版では、本書の弱点であった臨床分野を強化するために、ワクチン学の権威である尾内一信先生（川崎医科大学）に加わって頂き、とりわけ第３部と第４部の充実が図られました。また近年、ワクチンの製造販売分野で、大スキャンダルが続出しました。本書では、高橋元秀先生（国立感染症研究所）が事件の経過の紹介だけでなく、より優れたワクチンの製造販売に向けての具体的な提案をしていただいております。

当初、改訂第３版の出版は2018年春を予定しておりましたが、三瀬の発病で完成が遅れ、関係者のご迷惑をおかけしたことを申し訳なく思っております。病気の方は虎の門病院の名医の方々のおかげで凌げたのですが、当初予定していた生物統計分野の先生の執筆参加が不可能になり、改訂第４版以降の課題になっています。本書での三瀬の参加は第３版が最後になるでしょうが、田中先生、尾内先生、及び高橋先生は今後も引き続き改訂版の執筆に関与されるはずです。より良い本が刊行されるものと信じております。

本書で掲載しましたいくつかの図表は、国立感染症研究所や厚生労働省（検疫所を含む）のホームページから転載したもので、関係者にお礼申し上げます。特に脇田隆字国立感染症研究所長からは図表の使用許可だけでなく、温かいお言葉をいただきましたことに感謝しております。また、貴重な図表や写真の使用の許可をいただきました石井 健、石川豊数、奥谷晶子、小熊恵二、加藤茂孝、工藤泰雄、黒川達夫、佐藤勇治、清水友紀、鈴木健之、棚元憲一、八木澤守正、山内一也、山本達男の諸先生に心よりお礼申し上げる次第です。

三瀬　勝利

索引

主として予防接種やワクチンと関連が深い用語を選んでいます。該当する解説が書かれているページを早く知るために項目の数は限定しております。特に重要な箇所は**太字**で示してあります。

あ行

い行

う行

え行

さ行

し行

す行

人名索引

ワクチンと予防接種のすべて

見直されるその威力　　定価（本体 4,500 円＋税）

2009 年 7 月 7 日　第 1 版発行
2013 年 4 月 10 日　改訂第 2 版発行
2019 年 10 月 15 日　改訂第 3 版第 1 刷発行

編著者　尾内一信，高橋元秀，田中慶司，三瀬勝利

発行者　福村　直樹

発行所　金原出版株式会社
〒113-0034 東京都文京区湯島 2-31-14
電話　編集（03）3811-7162
　　　営業（03）3811-7184
FAX　　（03）3813-0288
振替口座　00120-4-151494
http://www.kanehara-shuppan.co.jp/

ISBN 978-4-307-17074-1
印刷・製本／教文堂

IDSC Infectious Disease Surveillance Center

日本の定期/

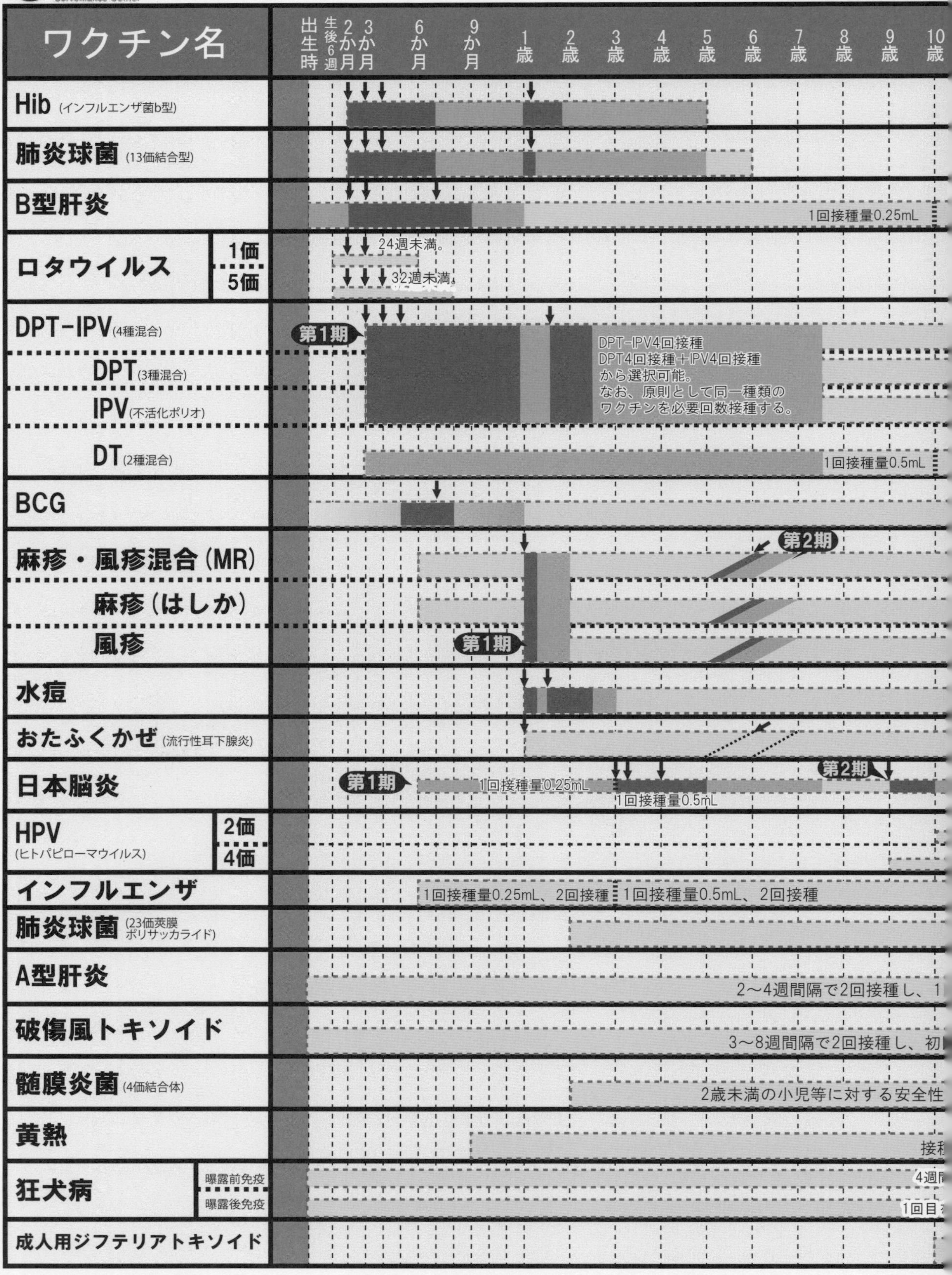

ワクチン名
出生時
生後6週
2か月
3か月
6か月
9か月
1歳
2歳
3歳
4歳
5歳
6歳
7歳
8歳
9歳
10歳
Hib (インフルエンザ菌b型)
肺炎球菌 (13価結合型)
B型肝炎
1回接種量0.25mL
ロタウイルス
1価
5価
24週未満。
32週未満。
DPT-IPV(4種混合)
DPT(3種混合)
IPV(不活化ポリオ)
DT(2種混合)
第1期
DPT-IPV4回接種
DPT4回接種＋IPV4回接種
から選択可能。
なお、原則として同一種類の
ワクチンを必要回数接種する。
1回接種量0.5mL
BCG
麻疹・風疹混合(MR)
麻疹(はしか)
風疹
第1期
第2期
水痘
おたふくかぜ (流行性耳下腺炎)
日本脳炎
第1期
第2期
1回接種量0.25mL
1回接種量0.5mL
HPV (ヒトパピローマウイルス)
2価
4価
インフルエンザ
1回接種量0.25mL、2回接種
1回接種量0.5mL、2回接種
肺炎球菌 (23価莢膜ポリサッカライド)
A型肝炎
2〜4週間隔で2回接種し、1
破傷風トキソイド
3〜8週間隔で2回接種し、初
髄膜炎菌 (4価結合体)
2歳未満の小児等に対する安全性
黄熱
接種
狂犬病
曝露前免疫
曝露後免疫
4週間
1回目
成人用ジフテリアトキソイド